존엄사 - Ⅲ

(尊嚴死 - Ⅲ)

(臨終醫療와 醫學敎育)

의학박사 김 건 열 편저

최신의학사

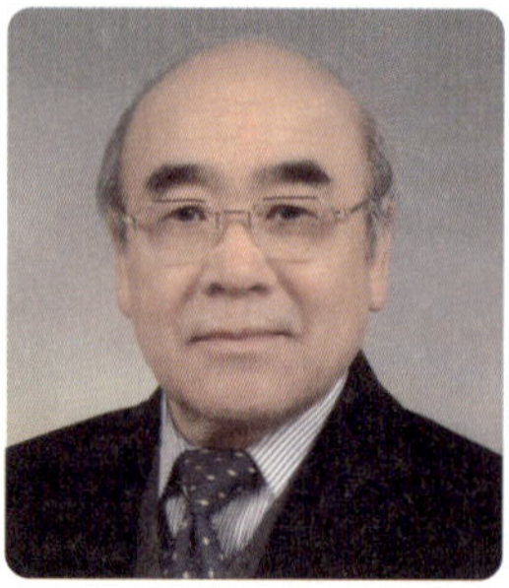

김 건 열(金 建 烈)(醫博)

한국노인과학학술단체연합회 자문위원
세계 결핵제로운동 본부 사무총장
한국 호스피스 완화의료학회 회원
서울강남구청담동 64-1 (135-953)
keunkim@kornet.net

* 서울대학교 의과대학 졸업 (의학사) / 서울대학교 대학원 졸업 (의학박사)
* 미국 '하와이' 주립대학교 보건대학원 졸업 (보건학석사)
* 미국 '씬시나티' 주립대학교 대학원('케터링' 인스티튜트) 수료
* 전문의 (내과, 호흡기내과, 노인병, 스포츠의학)
* (전) 서울대학교 의과대학 (호흡기내과학 교수, 학장보, 결핵연구소장)
* 서울대학교병원 (호흡기내과 분과장, 특수검사부장, 폐기능검사실장)
* 서울대학교 (관악캠퍼스) 보건진료소 소장,
* 단국대학교 (의과대학장, 부속병원장, 의료원장, 의무부총장)
* 대한노인과학 학술단체연합회 회장. 대한결핵협회 회장
* 학회 회장(대한노인병학회, 대한 결핵 및 호흡기학회, 대한스포츠의학회)
* 한국도핑방지위원회 (Korea Anti-Doping Agency) 위원장 (초대)
* 세계반도핑기구 (World Anti-Doping Agency, WADA), 치료목적사용심의위원회(TUEC) 심사위원
* 국제올림픽위원회(IOC) 의무위원회 위원 및 동위원회 아세아대표
* 아세아올림픽위원회(OCA) 의무위원회 위원 및 동 TUEC 위원회 위원장
* 대한올림픽위원회 (위원, 경기력향상위원회 위원, 의무위원회 부위원장)
* 환경부 (중앙환경분쟁조정위원회 비상임 위원 및 환경부 정책자문위원)
* 노동부 직업병심의위원회 위원
* 감사원 자문위원

〈관련 저술〉

(1) 김건열: '보라매병원 사건' 재발방지를 위한 의료인의 대비. 최신의학사 2004.
(2) 김건열: 존엄사(尊嚴死)(회복가능성이 없는 환자에 대한 연명치료 중단) 최신의학사 2005.
(3) 김건열: 존엄사(尊嚴死) - II (죽음의 바른길을 성경에 묻다). 최신의학사 2011.

머 리 말

우리나라(대한민국)에서는 2011-12년 시점으로, 의학적으로 "회복이 불가능한" 말기환자(末期患者)에 대한 "연명치료(延命治療) 중단"과 관련된 입법안(立法案)이, 제18대 국회에서, (1) "자연사법안(自然死法案)" (김세연의원 대표발의) (2) 존엄사법안(尊嚴死法案)" (신상진의원 대표발의) (3) '호스피스', 완화의료에 관한 법안(김충환의원 대표발의) 등, 법안 명칭아래 국회에 상정 되어 있는 단계에 있다.

이는 2009년도에 발생했던, 연세의대 부속 '세브란스' 병원 환자였던 '金할머니'의 "연명치료(인공호흡기) 중단 여부" 대법원 판례로 촉매(觸媒)된 사회 상규(常規)의 변천 상황을 반영하고 있다고 할 수 있다.

〈그러나 실지로는 우리나라 법정판례로, 이미 2005년 대법원 판결의 유사사건에서 서울의대 교육병원 '보라매병원'에서 발생 되었던 "연명치료 중단"과 관련된 담당 교수를 포함한 의료진을 "살인죄/ 살인방조죄"로 판결한 대법원 판례가 있다.[1]〉

2009년 5월 21일, 우리나라 대법원 '연명치료 중단(존엄사)사건' 판결문의 일부는, (가) 회복불가능한 사망의 단계에 들어선 환자가 (나) 환자 자신의 '자기결정권'에 의해 결정한 (다) 무의미한 연명치료 중단은, 환자의 인간으로서의 존엄과 가치 및 행복 추구권을 보호하는 우리나라 헌법정신에 어긋나지 아니한다는, 다음과 같은 분명한 판결문을 남기고 있다.[3]

〈인용시작〉

[의식의 회복가능성을 상실하여 더 이상 인격체로서의 활동을 기대할 수 없고 자연적으로는 이미 죽음의 과정이 시작 되었다고 볼 수 있는 회복불가능한 사망의 단계에 이른 후에는, 무의미한 신체 침해 행위에 해당하는 연명치료를 환자에게 강요하는 것이 오히려 인간의 존엄성과 가치를 해하게 되므로, 이와 같은 예외적인 상황에서 죽음을 맞이하려는 환자의 의사결정을 존중하여 환자의 인간으로서의 존엄과 가치 및 행복추구권을 보호하는 것이 사회 상규에 부합하고 헌법정신에도 어긋나지 아니 한다고 할 것이다.]

〈인용 끝〉

우리나라 대법원이 합법이라고 인정하는, 의료(醫療) 임상(臨床)에서의 "연명치료의 중단" 선행조건(先行條件)으로서, 의사가 역할 해야 하는; (1) 환자가 회복불가능한 사망의 단계에 들어섰다는 의료전문성에 근거한 임상진단과 (2) 진행되고 있는 연명치료(인공호흡기 등)가 죽음의 과정을 연장시키고 있을 뿐 환자의 원래의 질병을 치료하는데 효과가 없다는 "무의미한 치료"라는 '의료적 전문 임상진단'이 먼저 이뤄져야 한다고, 명시 되어 있다.

이상과 같이, 말기환자의 임종진료에서는, 의사(醫師)의 전문성에 입각한 소신 있는 "무의미한 치료(futile treatment)"라는 진단과 판단이, 임종환자의 존엄성과 행복추구권을 보호할 수 있는 중요 관건이 됨을, 우리나라 대법원 판결문은 이미 2009년 판결에서 밝히고 있다.

2007년 8월에, KBS 방송문화연구팀에 의해서 실시된 우리나라 여론 조사에 의하면, 조사 대상자의 65%가 '연명치료'를 받는 것을 반대하고 있고, 87.9%가 '존엄사(尊嚴死)'를 찬성하고, 91%가 '사전의료지시서(事前醫療指示書)' 작성에 찬성하고 있다. 또한 2012년에 발표된 보건복지부의 '생명나눔인식도 조사'에 의하면, 조사 대상 국민 72.3%, 즉;10명 중 7명이, '무의미한 연명치료중단'에 찬성을 나타내고 있다.(의사신문 2012.1. 30. 제4950호, 조선일보 2012.1.20)

이제 주사위는 법정판단으로부터 의료계로 던져졌고, '뜨거운 감자' (hot potato)를 의료계가 떠안게 되었다고 할 수 있으며, 의료계가 결정하고 법조계와 현행법(現行法)이 인정하고 국민이 이해하고 수용하는, "무의미한 치료(futility/ futile treatment)"가 무엇을 의미하고, 어떻게 정의(定義) 되어야 하고, 어떻게 임상현장에서 결정되어야 하는가에 대한 답변을, 의료계/의학계가 의료계 내부적 심의와 토의를 통해 합의된 정의(定義)를 이룩해 내놓고, 이것이 사회적 합의를 통한 법적 수용을 이끌어내야 하는 중대한 과업을 수임(受任) 받고 있다고 할 수 있다.

우리나라는, 2009년도 통계청 발표의 총사망자 24만 7천명 중, 사망원인으로 암성질환이 1위, 심장혈관질환이 2위, 그리고 자살이 세 번째 원인으로 집계되어 있으며, 특히 전년도 국민 자살률보다 19.3% 증가추세를 보이고 있고, 40-50대의 사망원인 중 자살이 2위를 차지하고, 우리나라 75세 이상 노인의 자살률은 10만명 당 160명으로 OECD 평균의 8배가 넘고, 67-74세 노인의 경우에도 10만명 당 81명으로 OECD 국가 중 최고치를 나타내고 있다. 2010년 통계청발표는 한 해 동안 우리나라에서 자살로 인한 사망자가 15,566명으로 33분 마다 1명이 자살로 사망하고 있으며, 하루 평균 자살 사망자는 42.6명에 달하고, 우리나라 성인 대상 563만명 조사에서 6명 중 한 사람이 한번 이상 자살을 심각하게 생각해 보았다는 충격적인 사실이 발표되는 등(중앙일보, 2012년 2월 18일 보도), 중심 잃은 죽음의 문화가 우리 국민의 공허한 정신세계를 반영하고 있다.

한편, 100세 장수시대(長壽時代)에 들어선 우리나라는, 2009년도 집계에서 남자 77세, 여자 83.8세의 기대수명을 나타내고 있고, 실제로 가장 많은 사람들이 사망하는 나이인 최빈사망연령(最頻死亡年齡)은 2008년에 85세

였고 2020년에는 90세를 넘어 100세 시대에 돌입할 것으로 전망하고 있다.

그러나 이런 장수시대를 맞은 이들 노년인구가 당면한 노인삼고(老人三苦), 즉; 빈곤(貧困), 질병(疾病), 고독(孤獨) 문제는, 개인, 지역사회, 국가가 감당하기에는 큰 부담이 되고 있으며, 특히 장,노년(壯,老年)의 높은 자살률과, 노화와 회복불가능한 질병으로 신음하고 있는 환자에 대한 연명치료(延命治療) 문제는, 우라나라 국민의 '죽음문화'의 정립을 위해서도 정부와 법체계 등 제도적 보완이 필요한 사회문제로 대두 되고 있다. 우리나라 국민의 "삶의 질(質)"은, 32개 OECD 국가 중 31위(꼴찌 두 번째)를 차지하는 후진성을 나타내고 있다.(중앙 일간지 보도:2012.2.27.)

우리나라 국민의 죽음에 대한 성찰과 죽음 문화의 격상(格上)이 경제 발전 못지 않게, 세계 G20정상회의 개최 중심국(의장국) 및 2012년 세계핵안보정상회의 개최국의 국민에 걸맞는 죽음에 대한 성찰이 필요하고, 국민의, 인간의 행복이 목적이 되고 그러한 행복이 지속 되도록 국가와 사회 제도가 구축될 필요가 있다.

우리나라 국민의 '삶의 질' 뿐 아니라 '죽음의 질'을 생각해야 하고 죽음이 평안하고 아름다워야 한다고 표현 되고 있다.[105)]

사람의 인명(人命)을 다루는 의사(醫師)는 동서고금(東西古今)을 막론하고, 소정의 교육을 받고 의사 자격시험을 통과한 후, 의사가 되기 전에 "히포크라테스 선서"(Hippocrates Oath)를 하며, 이 선서에는 기밀성(confidentiality) 유지, 금지사항으로서 유산(abortion), 안락사(euthanasia), 환자와의 성관계(性關係)등이 거론 되어 있으며, 또 다른 '히포크라테스' 문서는, 환자에게 진실을 말할 것과 '치료 중단'등에 대한 문제를 제기하고 있다.(참고: 제2부, II-[4])

즉, 이상과 같이 많은 생명윤리 문제는, 의료기술의 발달로 유발되는 것이 아니고 다만, 의료기술의 발달이 이런 생명윤리 문제를 더 자주 발생시키고 그 정황(情況)이 변화되고 있을 뿐, 의료윤리 문제는 시대를 초월해 '히포크라테스' 시대부터 우리와 함께 있어 왔음을 보여주고 있다.

오늘날에도, 의료 현장에서는 유전학, 생식(生殖)의 선택(Reproductive

choices) 및 치료중단 등등 수많은 생명윤리 문제를 당면하게 되지만, 그러나 임상현장에서 가장 어렵게 대두되는 문제가, 환자동의(患者同意)(informed consent)관련 문제와, 연명치료의 중단, 안락사 및 '의사도움자살(醫師도움自殺)' 등 문제로 집약되고 있다.

복합과학(複合科學)(Complex science)이고 예술(藝術)(Art)로 상징 되어온 20세기 서양의학은, 전통적으로 질병을 인간의 적(敵)/ 원수(怨讐)로, 환자의 죽음을 의사의 의료(醫療)의 실패(失敗)로 간주해 왔다.

그러나 20세기말에서 21세기 초엽에 걸친 지난 60년간, 세계 의학교육에 많은 변화가 일었으며, '의사교육(醫師教育)'과 '의학교육(醫學教育)'은 사회환경이 변하고 의학자체의 발달/변화로 '의사교육'도 반드시 변해야 하고, 이에 따라 '의학교육'도 함께 변해야 된다는 불변의 원칙이 적용되고 있다.[74,75,76,77,78,131)]

그 중에서도, 환자의 자율성/자기결정권등에 근거한 환자중심의학/의료가, 의학교육의 목표와 교육과정 변화의 중심이 되고 있고, 이 목적을 수행하기 위한 환자/환자 가족과의 소통(疏通)(communication) 및 사회구성원과의 소통을 중요한 의학교육의 과제로 제시하고 있고, 의사(醫師)의 "질병중심/의료기술 중심 의료"에서 "전인진료(全人診療)/인간중심진료(人間中心診療)"로의 전환(轉換)을 하고 있다.[74,75)]

21세기 현대의학은, 진료의사(診療醫師)와 환자(患者) 모두에게, 치료에 임(任)함에 있어서, 각 환자 사정(事情)의 적합한 평가가 요구됨을 제시하고 있는 것이다.

암(癌) 환자 치료를 위해서는, 외과적 치료와 화학요법 및 방사선 치료 등의 병합 요법과 함께 치료방법 선택을 포함한 지적 판단과 지식 이상의 판단이 필요하며, '상호 소통(疏通)(communication)'을 통한, 환자 자신의 의견과 환자 가족의 뜻을 중요하게 받아들여야 하며, 환자 각 개인의 소망에 따른 적합한 치료가 환자에게 제공되어야 함을 제시 하고 있다.

인간의 죽음을 초래할 질병과 불가피한 죽음을 맞게 될 환자를 직면(直面)

해야 할 사람은, 연민(憐憫)의 마음과 이해(理解)를 가진 의사(醫師)이며, 이러한 환자를 치료하는 의사에게는 이런 환자를 치료하기 위한 교육과 감성(感性)(sensitivity)이 갖추어져야 함이 매우 중요하게 인식되고 있다.

현대의학이, 초년(初年) 의사(醫師)에게 의학지식과 의료기계 사용기술을 교육함으로서, 유능한 의료(醫療) 기술인(技術人)이 될 수는 있지만, 죽음에 당면한 '말기 환자' 를 대하는 연민(憐憫)의 마음과 이해(理解)가 없이는 훌륭한 의사가 될 수 없으며, 또한 사회 상규와 지역사회의 실정법의 이해와 소통이 없이는 유능한 의사가 될 수 없음이, 많은 국내외 의료사건 판례로서도 증명되고 있다.(참고:제 1부-[V])

2008년도 발행 세계 표준 내과학 교과서인 "Cecil 내과학" 에서 교육하고 있는 "연명치료중단(延命治療中斷)(Termination of Life-Sustaining Treatment)" 에 관한 항목 내용을 인용하면, "소극적안락사(消極的安樂死)(Passive euthanasia)" 와 "간접적안락사(間接的安樂死)(Indirect euthanasia)" 는 "안락사" 용어 정의에서 잘못된 명칭(misnomers)이고, 이들 두 가지는 "안락사" 범주에 속하지도 않고 법적으로나 윤리적으로 수용되고 있는 항목이라고 정의하고 있고, 안락사 및 의사조력자살(醫師助力自殺)(Physician-Assisted Suicide, PAS)과도 구별되어야 한다고 정의하고 있다.[15,17]

우리나라의 의학교육은, 아직 이런 문제와 관련하여, 윤리학계, 의료윤리학계, 및 법조계의 담론(談論)속에, 내과학 등 교과서에서 이런 문제에 대한 교육을 교과내용에 포함하지 못하고 있으며[12,13,14], '무의미한 연명치료' 나 '臨床죽음學' 에 대한 임상교육(臨床教育)이 충분히 이뤄지지 못하고 있는 단계에 머물러 있다.

우리나라 전체 41개 의과대학에서 일 년에 3500여명의 젊은 의사를 배출하는 의학 교육 현장의 교육과정에서 소외 되어 있는 "臨床죽음學" 분야를, 세계의학의 시류(時流)에 맞추고 우리나라 실정법(實定法)과 법(法)-의(醫)간의 괴리(乖離)를 이해 하고 실정법 앞에 수세(守勢)에서 벗어나 적극적으로 의학(醫學)/ 의료(醫療)의 전문성(專門性)과 자율성(自律性) 및 환자/사회와의 소통(疏通)(communication)등 바탕위에, 의권(醫權)을 지키며 소신있게 인술(仁術)을 시술(施術) 할 수 있는, 사회가 필요로 하는 유능한 의사를 교육하는 의학교육 교과과정이 절실히 필요한 단계에 와 있다고 할 수가 있다.

우리는 지금, 미증유(未曾有)의 급변하는 생명과학, 의과학, 유전체학등 분야의 발전과 의료환경(醫療環境)의 변화 및 인문 사회과학의 발전 변화 환경에 살고 있으며, 지나간 40-50년간의 변화는 과거 수 백년간의 변화를 뛰어넘는 발전상을 이룩하며, 우리들의 삶과 '삶의 질'을 변화시켜가고 있다.

우리나라의 의학교육은, 이러한 시대적 변화와 환경변화에 미급한 대응에 그쳐 의학교육과정의 경직화(硬直化)에 머물러 있다고 할 수 있고[85, 김용일], 이러한 사실은, 2000년대에 발생한 두 건의 연명치료와 관련된 우리나라 2대 의료관계송사(訟事)(2005년 보라매병원사건, 2009년 세브란스병원사건)에서, 담당의사들의 당면한 임상 상황 판단에 대한 오판(誤判)〈오진(誤診)이 아닌〉으로, 의사가 살인죄/살인방조죄 및 고소대상의 범죄자 표적(target)이 되고 있는 것으로도 실증되고 있다.[1,2]

지나간 오랜 세월, 의사(醫師), 의학교육자, 내과학 호흡기내과학 전문의사, 노인병 학자, 보건학자, 환경의학자, 의학교육행정 실무자등으로 역할했던 과거 경험을 바탕으로, 우리나라 의학교육에 말기환자 치료(末期患者治療)(End-of-Life Care, ELC), 임상죽음학(臨床죽음學)(臨死學)(Clinical Thanatology)의 도입 필요성이 시급하다는 의견을, 특히 내과학(內科學)의 분야(分野)로 교육되고 발전되어야 할 것이라는 강한 의견을 담어, 관련 저술[1,2,3,4]의 종결과 그리고 관련 외국문헌의 참고 인용으로 이 研究書册(monograph)을 발간하는 노욕(老慾)을 발휘하고 있다.

이 책 "존엄사-III (임종의료와 의학교육)"은, 2004년 발간된 저자의 저서인; "'보라매병원 사건'의 재발 방지를 위한 의료인의 대비"(최신의학사)의 개정(改訂) 증보판(增補版)이며, 이 번 "존엄사-III" 책은 의사(醫師)를 교육해 배출하는 의학교육(醫學敎育)에서의 임상죽음학 교육의 필요성을 더 강조한 '연명치료중단'의 연구총서(叢書)의 성격을 가지고 있다.

제 1부는, 〈법원 판결에 의존하는 '죽음의 과정' 〉(연명치료 중단과 환자의 권리)이라는 제목 하에, 2009년 우리나라 대법원 판결문에 명시된 '무의미한 연명치료'에 대한 정의(定義)와, "무의한 치료(futile treatment)"가 의학적으로 어떻게 정의되며 그 정의가 어떻게 논란되고 있으며, 법정과 지역사회에서는 어떤 의미로 받아드려지고 있는가에 대해서 논의하고, 그 대안으로서의 "절차적정당화(節次的正當化)(Procedural Fairness as a solution)"에 대해서 미국의 경우를 인용하고 우리나라의 경우와 비교하고, 평석을 시도하며, 우리나라의 입지를 논했다. 그리고 '연명치료중지', '안락사', '소극적안락사', '존엄사', '자연사' 등 용어 선택의 문제, 말기환자의 사망예측지수(死亡豫測指數)의 의학적 /법률적 의미와 해석 및 2005년의 '보라매병원사건'과 2009년 '세브란스병원사건'에 예시된, 〈법(法) - 의(醫)〉 간의 말기환자 생존률(회복률) 해석/판단의 괴리(乖離)에 대해서 기술했다.

제2부는, 이 책의 핵심 부분으로서, "우리나라 의과대학 의학교육과 의료인 교육에서 소외(疎外)되어 있는, 臨床죽음學(Clinical Thanatology) 제목" 하에, '죽음學의 태동'과 '죽음학의 원칙', '일반 교육과 의학교육에서의 죽음학 교육의 필요성'과 세계 유명 의학교과서의 임종의료(臨終醫療)와 완화의학(緩和醫學)(Palliative Medicine)에 대해서 거론 했으며, 전문직 의사(醫師)의 입장에서 맞게 되는, "중환자실 (ICU)에서의 '환자 죽음'과 '연명치료중단'의 원칙"을 포함한 전문 분야의 어려운 결정 근거와 절차에 대해서 기술했다. 또한, 말기환자, 연명치료 중단 결정 등 어려운 결정 앞에서, 문제가 되는 '죽음의 순간'의 결정, 고통 받고 있는 임종의료(臨終醫療)의 실제, 연명치료 중단의 불가피성과 그 절차적정당화(節次的正當化)(Procedural Fairness) 수순의 필요성과, 그 과정에 필요한 환자 및 환자 가족과의 진솔하고 계속적인 소통(communication)이, 말기환자담당의사(擔當醫師)의 필수의 조건임을 기술하고, 이는 의학 교육과정에서부터 이뤄져야 함을 거론했고,

우리나라 의학교육의 개선점의 하나임을 지적했다.

첫번째 책 〈'보라매병원 사건'의 재발 방지를 위한 의료인의 대비(2004년)〉와, 두번째 〈존엄사(尊嚴死)(회복가능성이 없는 환자에 대한 연명치료 중단)(2005)〉, 그리고 세 번째 책 〈존엄사-II(죽음의 바른길을 성경에 묻다)(2011년)〉에 이어, 마지막 네 번째의 〈존엄사-III(臨終醫療와 醫學敎育)(2012년)〉까지 출판 할 수 있게 도움 주시는 최신의학사 엄철 사장님께 감사하고 있다.

2012년 5월 10일

김 건 열

머 리 말 (2)

〈'보라매병원 사건'의 재발방지를 위한 의료인의 대비〉 (2004년 발행)

1997년 12월에 서울 보라매병원(서울대학교 의과대학 교육병원)에서 "생존가능성이 적은 중증환자"를, 환자 부인의 반복되는(협박조의) 퇴원요구에 못이겨, 중환자를 병원에서 퇴원, 가정으로 후송해준 후, 환자가 사망케 한 담당의사 3명을 대상으로, 서울지방법원은 "살인죄"를 선고하고 (1998.5.18. 선고, 98고합9 판결), 항소심의 서울 고등법원은 "살인방조죄"를 선고 (2002.2.7. 선고 98노1310판결) 한 바 있었다.

이에 대해 의료계에서는 경악과 노여움뿐만 아니라, 의료 현장에서의 많은 혼란이 가중되면서, 그렇지 않아도 어려운 우리나라의 취약한 의료환경(醫療環境)을 더욱 힘들게 만들어 주는 계기가 되었고, 또 다른 "살인죄"를 면하기 위한 의료인들의 "방어진료(防禦診療)(defensive medical practice)"를 불가피하게 만들어 주고 있으며, 그 어려움의 부담은 우리들 의료계뿐만 아니라 결국 국민 모두가 부담해야 하는 무거운 짐으로 남아 있고, 또 우리들 자신의 문제로 가까이 다가오고 있다.

'보라매' 병원에서 경험된, 환자 보호자의 강력한 요청에 의해 담당의사가 서약서를 받고 환자를 퇴원시키는 일은, 우리나라의 모든 대학병원이나 종합병원에서 오래전부터 관행적으로 시행되 내려오는 하나의 진료 형태였고, 필자 자신을 포함하여 어떤 원로 의료인도 마찬가지로 오래전 인턴(수련의) 시절에 몇 번이나 감수해야 했던 의료행위의 일부였고, 일반 국민들도 이를 자연스럽게 받아들이고 요구하는 관습(관습법, Common Law)으로 여겨져 왔다고 해도 잘못된 표현은 아니다.

그러나 우리나라의 실정법과 형법은, 이러한 관행과 의료인들의 상식과도 같은 인식에 대해 "살인죄"나 "살인방조죄"라는 무거운 범죄로 단죄함으로서 경각심과 법이 무섭다는 면을 각인 시켜주는 계기를 만들어 주었다.

따라서 의료인의 입장에서 무엇보다 시급한 것은, 일년에도 수천명의 의사와 수만 명의 간호사가 사회에 배출 되어 임상 진료 현장에 투입되고 있다는 현실에서, 또 다른 '보라매' 병원사건의 반복을 피하고 죄의식도 없이 당해야 하는 새내기 의료인들에게 덮혀 씌워지는 법체계의 단죄를 면하게 하기 위한 교육과, 잠재적 범법자를 양산하는 뒤처진 현행법의 무모한 단죄를 면하게 하는 대책, 자기를 방어할 수 있는 지혜를 마련해 주는 것이 급한 현안으로 되고 있다.

〈'보라매' 병원 사건〉의 제 1심과 항소법원 판결문의 중요항목의 일부를 개관하면, [II-(39)-(45)], 다음과 같은 10가지 종류의 핵심용어(키 워드)를 찾아볼 수 있다.

(1) 환자의 회복가능성(회복확률) / 환자의 생존가능성(생존확률)

(2) 환자 본인의 자기결정권(自己決定權)

(3) 작위(作爲), 부작위(不作爲)에 의한 살인행위/살인방조행위
(참고: 작위; 의식적인 의사(意思)에 의한 적극적인 행위.
부작위; 마땅히 해야 할 일을 하지 않는 행위)

(4) 인공호흡기(장치)

(5) 급성호흡부전증, 급성신부전증, 파종성혈관내응고증(播種性血管內凝固症)

(6) 정범의 고의성 / 인과관계

(7) 의료행위 중지에 요구되는 법적 허용 요건

(8) 병원윤리위원회

(9) 현행법에 의한 책임(범죄)

(10) 살인죄 / 살인방조죄

따라서, 우리나라의 법체계와 실정법이 현실에 맞게 바뀔때 까지는, 이상 10 가지 법률 용어의 정확한 이해와 법체계와 의료체계 사이에 존재하는 간격, 괴리를 파악하고, 이를 헤쳐 나가는 지혜와 지식을 갖추는 것이 현명한 일이라고 생각한다.

그 중에서도, 특히 (1) "환자의 회복가능성(회복 확률) / 생존가능성(생존확률)과 (2) 환자 본인의 자기결정권 등, 두 가지 항목에 대해서는 담당의사들의 법정 진술 과정에서의 준비없는 대비, 미비함이 들어나 있다고 생각되어, 앞으로 얼마든지 의료인쪽에서 옳은 방향으로 이끌어나갈 수 있는 항목이라고 생각되는 한편, 환자 본인의 "자기결정권 의무"의 실행은 모든 병원에서 곧 마련될 수 있는 "윤리위원회의 활성화"로 해소될 수 있는 항목이라고 생각되고 있다.

그동안 의사협회나 의학회 주관으로 많은 토론회, 세미나, 공청회 등의 실효 있는 성과와 "한국의료윤리심의기구협의회"의 발족등 역동적인 활동이 기대되고 있지만, '보라매' 병원사건의 경위와 법원의 판결문을 함께 검토하며, 또 다른 '보라매' 병원 사건을 예방하고 스스로 보호할 수 있는 방책이 준비되고 교육되어야 하는, 의료인들 자신의 의무도 있다고 판단되고, 또 그것은 시급한 법개정에 앞서 곧바로 시행할 수 있는, 그리고 먼저 시행해야 하는 〈의료인의 "교육문제(教育問題) (medical education)"〉라는 점을 지적할 수 있다.

이하 법원의 유죄판결의 핵심용어가 되었던 두 항목, 즉 (1) "환자의 생존률" 과 (2) "환자의 자기결정권" 을 중심으로 기술하고, 이어서 우리에게 시급한 현안과 과제를 정리해 보기로 한다.

2003년 6월 25일

김 건 열

추 기

이 책의 내용은, 2003년 6월-7월 "의협신보"(제3727호 - 3737호)에 7회에 걸쳐 연재되었던 필자의 글을 단행본으로 출간한 소책자로서, 앞으로 의료 현장에 새롭게 투입될 후배들을 위하여 마련된, '참고책자'의 형태를 갖추고 있다.

이 책의 출판을 위하여 큰 도움을 주신 '최신의학사' '엄철' 사장님께 심심한 감사의 말씀을 드리면서, 되도록 많은 의료 현장의 후배들에게 읽혀지는 가운데에, 현실에 안 맞게 뒤 쳐져 있는 현행 실정법의 개정과, '호스피스' 제도 등의 제도권 수렴 등 미비한 우리나라의 관련법의 개정에 적은 보템이라도 됐으면 하는 소망이 담겨 있다.

이 글이 세상에 빛을 본 이후에도, 국내외에서 "임종의학" 분야의 여러 가지 문제들이 계속 논의/결정되고 발전되는 가운데에, '환자의 죽을 권리'를 인정하는 영국 법원의 판결을 위시하여, 우리나라에서도, 식물인간 딸의 생명유지 장치인 인공호흡기의 전원을 뽑아, 딸을 숨지게 해 살인죄에 해당하는 ('보라매' 병원사건 참조) 실정법 위반을 한 비정의 아버지에게, 가정 사정과 경제적 사정 등의 주변 정황을 참작해서, 징역 2년에 집행유예 3년이라는 이례적인 판결을 함으로서 (2004년 1월 15일, 서울지법 서부지원 형사1부 김남태 판사 판결), 인간생명 유지를 법의 최우선으로 앞세워 만 오던 법리에 많은 융통성을 보여주는 선례를 보여주고 있기도 하다.

물론 이 판례는 2002년 2월에 고등법원에서 선고된 '보라매병원' 사건의 판례에 비하면 많이 진전된 판결이지만, 아직도 의료 현장의 전문적인 정황이나 의료진의 전문적인 의견 등이 법정의 판결에 참조되고 해당 의료기관의 "의료윤리위원회"의 기능 등이 피고의 가정적 및 경제적 정황에 앞서 법정 판결의 근간이 되어야 할 것으로 믿고 있다.

앞으로 계속 발생될 이런 문제들과 관련해서, 특히 "병원 임종(病院 臨終)"이 계속 증가하고, 회복 불가능한 말기 임종환자(末期 臨終患者)의 의료적 측면을 다루는 〈완화의료(緩和醫療)(Palliative Medicine)〉의 이해와 보급이 미급한 우리나라의 의료 현실에서, 법조계 외에도 각 사회계층의 관심과 의료계와의 긴밀한 협의와 많은 관심이 있어야 된다고 생각되며, 법을 전공하는 법조인의 경지는 아니더라도 법에 대한 관심과 개선점 등이 계속 추구되고 논의되는 가운데에 현실에 맞고, 고통 받는 환자에게 도움이 되는 좋은 법이 형성되어 갈 수 있으리라고 기대하고 있다.

2004년 1월 20일

김 건 열

추천의 글 (1)

권 이 혁

• 서울대 명예교수

• 세계결핵제로운동본부 총재

• (전) 서울대학교, 총장, 의과대학장, 병원장

• 교육부장관, 환경부장관, 학술단체연합회장

김건열(金建烈)박사가 존엄사(尊嚴死) 제 1 권을 2005년에, 제 II 권을 2011년에 출판하여 사계에 큰 감동과 자극을 주었던 일은 주지되어 있는 사실이다.

김박사는 제1권에서 죽음은 출생과도 같이 생명의 일부분이라고 주장했고, 제II권 에서는 죽음의 바른길을 성경에 묻고 있다. 그는 독실한 기독교인이다.

존엄사의 권위자인 김박사가 이번에는 의학교육에서 '임종의료(臨終醫療, End-of-Life Care)' 가 보다 수준 높게 다루어져야 한다는 주장에 초점을 맞추어 제III권을 출판하는 것이니 참으로 뜻 깊고 값진 일이라고 하겠다.

필자는 김박사와 특별한 인연을 맺고 있다. 서울의대의 선.후배인데다가 근년에는 필자가 총재직을 맡고 있는 세계결핵제로운동본부의 감사직에 이어 사무총장직에 봉사하고 있어 자주 만나는 관계로, 세계결핵문제는 물론이고, '죽음'에 관하여도 간담하는 기회가 많다. '죽음'에 대한 김박사의 박식과 이론은 놀라울 정도이다. 김박사는 '죽음'에 관한 의학교육의 불실이 '보라매병원 사건'을 유발했고, 이 사건으로 "존엄사" 집필을 결심하게 되었다고 가끔 심경을 털어 놓기도 한다. 그렇기 때문에 '죽음'에 대한 올바른 인식과 '법률적 대비'가 중요하고 시급하다는 점을 언제나 강조한다.

우리들이 살고 있는 이 세상의 대표적 특징의 하나는 '불확실성' 이다. 조금 앞도 내다볼 수 없을 정도로 모든 것이 불확실한 것이다. 그런데 이러한 와중에 '확실한 것'이 하나 있다. 그것은 '죽음'이다. 누구나 '죽음'을 피할 수 없는 일이다.

이 세상에서 살고 있는 사람은 반드시 죽게 되어 있다.

그런데도 '죽음'을 생각하는 사람들이 의외로 적다는 현실은 참으로 알다가도 모를 일이다. 많은 사람들이 '죽음'은 '남의 일'이고 '자기의 일'이 아니라고 착각하고 있다. 분명히 '죽음'은 닥쳐오는데 이에 대하여 아무런 대비도 하지 않고 있는 사실이 안타깝게 느껴지는 것이다.

이 세상에 많은 직업이 있지만 의사나 간호사 만큼 '죽음'을 자주 만나게 되는 직업은 없다. 그런데 의학교육이나 간호학 교육에서 '죽음'에 관한 교육이 얼마나 이루어지고 있는가? 부끄러운 일이지만 의학교육을 담당했던 필자 자신도 책임이 크다는 사실을 인정하지 않을 수 없다.

김박사는 존엄사 제 III 권에서 '임종의료와 의학교육'을 다루고 있다.

죽어가는 사람을 사람답게 죽어가게 하는 의료가 필요하다고 주장하는 역사는 웬 일인지 그다지 길지 않다. '임종의료'에 관한 관심이 오래 전부터 있었던 것은 사실이지만 체계화 되고 하나의 학문 분야로서 성립되기 시작한 것은 1970년대에 들어와서이다. 오늘날 여러 나라에서 '임종의료'가 각광을 받고 있는데 대해서는 더 설명할 나위가 없는 줄로 안다.

우리나라에서도 나름대로 이 분야가 돋보이기 시작했는데 이에 있어서 김박사의 "존엄사" 제 III 권이 결정적인 멘토 역할을 할 것이라고 믿어 마지 않는다.

우리나라의 의학교육자나 간호학 교육자는 김박사의 제의를 겸허하게 받아들어야 한다는 것이 필자의 소견이다.

김박사는 제 III 권에서 해석하기 힘든 각종 용어에 관하여 명료하게 설명해 주고 있다. 경우에 따라서는 의학적 용어와 법적 용어 사이에 상당한 차이가 있기도 한데 김박사는 여러 정의(定義)를 올바르게 해석하는데 큰 도움을 주고 있다.

김박사는 특히 우리나라 의학교육에서 소외되어 온 '임상죽음학(Clinical Thanatology)' 즉 '임사학(臨死學)'에 관하여 자신의 소신을 자신 있게 밝히고 있는 점이 주목된다.

필자는 이제까지 '삶의 질(Quality of Life)' 향상을 인생 모토의 하나로 주장해 왔으며 앞으로도 그러할 것인데, 근년에는 이와 더불어 '죽음의 질(Quality of Death)' 향상을 강조하고 있다. '죽음'을 '삶'의 한 부분이라고 규정하고 죽음의 질을 향상 시키자는 것이다. '삶과 죽음의 질'을 동시에 향상시킨다는 것은 어느 모로 보거나 값진 일이라고 사료된다. 이 값진 일을 수행하기 위해서 이번에 발간되는 존엄사 제 III 권은 필수적이고 구체적인 해결책을 제공할 것이 분명하다.

의사 간호사는 물론이고 일반인들에게도 일독을 권하고 싶은 마음이 간절하다.

2012년 5월 12일

추천의 글 (2)

백 상 호

• 서울대 명예교수
• 가천대학교 의학전문대학 초빙교수
• (전) 한국의학교육학회 회장

사람의 일생은, 난자와 정자가 합쳐지는 순간부터 시작되어 배아 태아 기간을 모체 안에서 보내고, 출생한 뒤에는 성장기(갓난아기, 젖먹이, 어린이, 청소년)와 노화기(성인)를 거쳐 사망에 이를 때까지의 긴 기간이다. 의학에서는 이 기간(Embryo to Death)의 사람(Patient and Normal), 그 사람의 몸과 마음(Body and Mind) 상태, 그 사람 몸의 분자에서 개체(Molecule to Organism)에 이르기까지의 넓은 범위를 대상으로 한다. 실제로 환자와 대하며 의료서비스를 맡고 있는 의사는 전문분야별로 사람의 일생이 건강하게 지나가도록 도움을 주는 것이 직업이다. 그리고 이상이 있을 때는 의학 지식과 기술을 활용하여 되도록 정상에 가까워지도록 문제를 해결해 주는 것이 주어진 기능이다.

그러한 의료서비스의 내용은 의학발달과 사회의 변화에 따라 연동이 되는 것이 순리이다. 따라서 의학에서는 의료시행이 주된 기능이지만 그 외에도 보다 나은 진단, 치료, 관리 방법을 개발해내는 연구 기능도 있고 대를 어어갈 좋은 의사의 교육도 중요한 사명 중의 하나이다.

의학의 이 세 가지 기능은 사회로부터 위임 받은 막중한 의무로서 자격이 검증된 전문직 종사자가 하는 일이고 따라서 의료인은 직업의식, 의료규범, 윤리성도 투철해야 하지만 독점적인 권한이 주어진 만큼 진료와 연구, 교육 모든 면에서 의무와 책임 그리고 잘못된 것은 스스로 고쳐나가도록 자율적인 규제

까지도 맡겨져 있다.

그 중에서도 가장 광범위하고 복잡하고 무거운 것이 의학교육 책임이다.

학문이 발달되면서 수정에서 출생, 사망에 이르기까지 의사가 공부해야 할 내용은 엄청나게 많다. 새로 밝혀져 늘어나는 내용뿐만 아니라 어떻게 공부해야 하는지 얼마나 알고 얼마나 할 수 있는지를 확인하여 내보내야 하는 막중한 책임이 있다.

100년 전이나 지금이나 의사를 교육시키는 기간은 4년으로 변동이 없지만 교육시킬 내용은 어마어마하게 늘어났다. 의학지식이 배로 늘어나는 기간이 1900년대 만해도 50년, 2000년에는 5년이 걸렸지만 2010년이 되면 73일로 짧아질 것이라고 추정하고 있다. 여기서 의학교육자가 결정해야 할 중요한 과제가 생겼는데 그것은 이 중 어떤 것을 미루고 어떤 것을 취할 것인가의 문제가 뜨거운 감자가 되어 버렸다. 어차피 4년 안에 방대한 내용을 다 수용할 수는 없고 학문적 전문성이 강한 내용은 과감하게 전문 과정으로 미루고 학부에서는 기본의사가 되는데 꼭 필요한 핵심내용만을 가르치자는 핵심주제와 선택주제가 그래서 생겨났다.

사람이 태어나는 일, 자라는 일, 늙어가는 일만 해도 엄청나게 전문화, 세부전문화가 되어 있어 많은 진료부서가 생겨났고 앞으로도 계속 늘어날 것이다. 그러나 여기서 공통된 한 가지가 빠져 있다. 그것은 죽음을 눈앞에 둔 환자에 관하여 의사가 반드시 해야 할 의무와 책임이다. 환자 당사자나 가족에게는 출생, 성장도 중요하지만 생을 마감하는 사망도 중요하다. 사망확인과 문서를 작성하는 일은 전부터 해온 일이지만 세상이 많이 바뀌어 어차피 죽음을 맞이함에 있어 나의 생을 아름답게 품위 있게 마감하고픈 생각을 가지는 사람이 점차 늘어가고 있다.

여기서 의사가 무엇을 어떻게 도와주어야 하는가에 대하여 의사는 너무나 무지하게 공백을 안은 채 졸업하는 것이 현실이다. 배우지 못하고 경험하지 않았으니 임종을 맞는 환자를 위하여 무엇을 어떻게 해주어야 하는지를 모르고 의사가 된다.

존엄사에 대하여 오랫동안 연구해온 저자가 주장하는 바는 바로 그 점이다.

왜 그러한 도움이 필요하게 되었는지 출생에서 죽음에 이르기 까지 대처해야 할 꼭 필요한 내용을 의학교육에서 빠트리면 이 시대에 알맞은 의사로 교육시켰다고 말할 수 없다는 주장을 해 왔으며 의학교육 커리큐럼에 반드시 편성하여 교육 받게 해야 한다는 일관된 논리를 가지고 있다. 이것이 바로 사회에 대한 의학의 의무이자 책임이라는 점에서 본인도 공감이 간다. 앞으로 배울 의사도 이미 교육을 끝낸 의사도 반드시 읽어야 할 귀한 자료로 가득 차 있다. 실무를 담당해야 할 의사에게도 이들을 가르칠 의학교육자에게도 모두 설득력 있는 근거와 당위성 그리고 해법을 제공해주리라고 믿는다. 이 책은 그러한 내용을 차근차근히 정리한 귀중한 책이다.

2012년 5월21일

추천의 글 (3)

유 철 규

• 서울대학교의과대학 호흡기내과학 교수
• 서울대학교병원 호흡기내과분과장
• 서울대학교병원 중환자집중치료실장

현대의학은 눈부시게 빠른 속도로 발전하고 있고, 인체의 생리와 질병의 새로운 기전을 규명하는 기초연구와 이를 이용한 임상연구의 결과들이 매일 쏟아져 나오고 있다. 새로운 연구결과와 전문가의 의견에 기초한 많은 진료지침에서 새로운 진단법과 치료법이 제시되고 있음에도 불구하고 아직도 현대의학으로 도움을 줄 수 없 는 환자가 많은 것이 현실이다.

활기넘치는 젊은 의사 시절에 환자를 회생시키기 위해 할 수 있는 모든 노력을 했음에도 불구하고, 중환자실에서 사망하는 환자를 대할 때 마다 의사로서의 한계를 느끼며 괴로워했던 기억이 있다. 20여년간 중환자실의 환자를 접한 지금은 의사로서의 한계를 받아들이게 되었다. 회복의 가능성이 없다고 판단되었지만, 환자의 보호자가 강력히 원해서 중환자실로 전동된 환자가 안타깝게도 의식을 회복하지 못한 채 가족들의 얼굴도 보지 못하고 임종을 맞이하는 경우를 중환자실에서 흔히 경험하게 된다. 여기에서 많은 의사는 스스로에게 질문을 던져본다. 의사가 회복의 가능성이 없다고 판단할 수 있는가? 현재의 의학 수준에서 회복가능성이 희박한 환자를 얼마나 적극적으로 치료해야 하는가? 의사의 주 관심사가 환자를 회복시키는데 있는 것은 당연한 것이다. 자연현상에는 모두 나름대로의 합목적적인 이유가 있다고 하니, 피할 수 없는 사람의 죽음에도 이유가 있을 것이다. 현대 사회에서는 필연적으로 맞을 수 밖에 없는 죽음에 대해 자연현상으로 받아들이는 분위기가 널리 확산되고 있고, 이로 인해 사는 것만큼 죽는 것도 중요하다는 인식이 팽배하고 있다. 임종을 맞이할 수 밖에 없는 환자에서 의사가 어떤 역할을 해야 하는가? 이 질문은 오랜 기간 동안 의사들의 관심밖에 있었고, 특히 연명치료 중단에 대한 시각은 의사들 간에도 차이를 보이고 있다.

이 책의 저자이신 김건열 교수님은 나의 은사로서 항상 글 읽고 쓰기를 즐기시는 선비와 같은 분이시다. 정년퇴임을 하시고도 활발한 저술활동을 하시는 모습을 뵈면 실로 마음속에서 존경심이 우러나온다. 2004년 보라매병원 사건이라고 하는 연명치료 중단에 관한 의료송사의 판결을 보시고, 이 사건의 중심에 있는 의사들의 무관심에 경종을 울리는 책 "보라매병원 사건의 재발 방지를 위한 의료인의 대비"를 출간 하셨고, 그 후 두 권의 존엄사 제목하의 책을 출간하셨다. 이 책들은 의사들뿐만 아니라 일반인에게도 연명치료 중단에 관한 관심을 불러 일으켰고, 많은 병원에서 연명치료 중단에 대한 제도적 장치를 만드는데 큰 영향을 미쳤다.

이번에 출간하는 책 "존엄사 - III"의 전반부는 연명치료 중단과 환자의 권리를 의학적/법률적으로 해석한 내용을 포함하고 있다. 특히 국내와 외국의 판례를 제시하며 문화적 배경에 따른 차이를 보여주고 있다. 옛 부터 교육은 백년지대계라고 하는데, 인재양성이 국가와 사회발전의 근본초석임을 강조하는 말이라고 하겠다.

이 책의 후반부에서는 국내 의학교육에서 전혀 다루어지지 않고 있는 "죽음학"에 대해 소개하고, 이의 중요성에 대해서 폭넓게 강조하고 있다. 또한 의사로서 죽음을 학문적으로 이해하고 대처할 필요성을 제시하고 있다.

이 책은 의과대학생과 의사들이 꼭 한번 읽어보고 느껴야 할 책으로 생각된다.

일반인을 포함해서 환자의 진료에 관여하는 모든 분들에게 추천하고 싶은 책이다.

2012년 7월 10일

목　　차

존 엄 사 (尊嚴死)-III
〈臨終醫療와 醫學敎育〉
Dying with Dignity - III
〈End-Of-Life Care Medicine & Medical Education〉

- 머리말(1), (2) -
- 추천의 글 -

제 1 부 : 법원(法院) 판결에 의존하는 "죽음의 과정(過程)"
(연명치료 중단과 환자의 권리)

제 2 부 : 우리나라 의학교육(醫學敎育)에서 소외(疎外)되여 온 "臨床죽음學(Clinical Thanatology)(臨死學)"

제 1 부

법원(法院) 판결에 의존하는 “죽음의 과정(過程)”

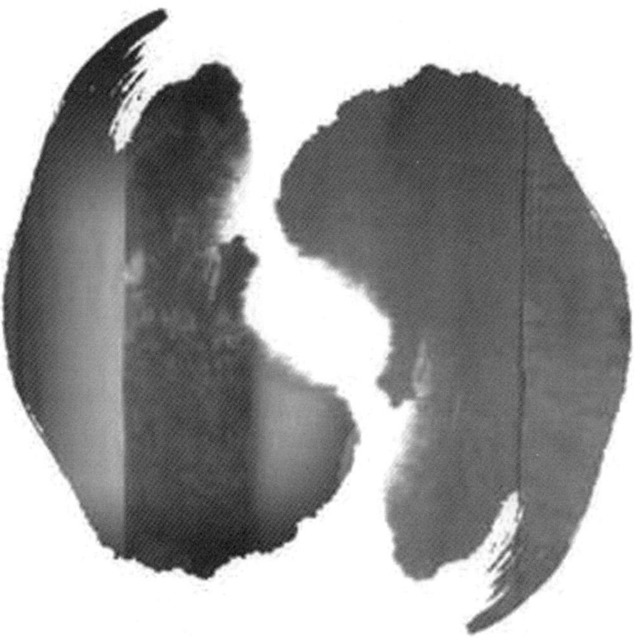

Chapter 1

2009년 우리나라 대법원 판결문에 명시된, "무의미(無意味)한 연명치료(延命治療)의 중단(中斷)"

<회복 불가능한 사망의 단계에 이른 후에는, 무의미한 연명치료를 중단할 수 있다.>

2009년 5월 21일 판결의 우리나라(대한민국) 대법원의 '연명치료 중단' 관련 판결문을 인용하면, 〈"회복 불가능"한 사망의 단계에 들어선 환자에게는, 의학적으로 "무의미한 연명치료의 중단"이 허용될 수 있다〉는 내용의 다음과 같은 대법원 판결문을 제시하고 있다.

〈인용 시작〉

[이미 의식의 회복가능성을 상실하여 더 이상 인격체로서의 활동을 기대 할 수 없고 자연적으로는 이미 죽음의 과정이 시작되었다고 볼 수 있는 회복 불가능한 사망의 단계에 이른 후에는, 의학적으로 무의미한 신체침해 행위에 해당하는 연명치료를 환자에게 강요하는 것이 오히려 인간의 존엄성과 가치를 해하게 되므로, 이와 같은 예외적인 상황에서 죽음을 맞이하려는 환자의 의사결정을 존중하여 환자의 인간으로서의 존엄과 가치 및 행복추구권을 보호하는 것이 사회 상규에 부합되고 헌법정신에도 어긋나지 아니한다고 할 것이다. 그럼으로, 회복 불가능한 사망의 단계에 이른 후에 환자가 인간으로서의 존엄과 가치 및 행복추구권에 기초하여 자기결정권을 행사하는 것으로 인정되는 경우에는 특별한 사정이 없는 한 연명치료의 중단이 허용 될 수 있다.]

〈인용 끝〉

즉, 대법원 판결문에, '회복 불가능한 사망의 단계' 에서의, "의학적으로 무의미한 치료" 라는 "의학 전문" 용어가 사용되고 있으며, 신체침해 행위에 해당하는 "의학적으로 무의미한 치료" 를 환자에게 강요하는 것은 인간의 존엄성과 가치를 해하고, 인간의 행복추구권에도 반하는 해위라고 판시(判示) 하고 있다.

법원에서 인용하는 "의학적으로 무의미한 치료" 라는 판결문의 용어는, 일반 사회인에게는 과연 무엇을 의미하는 것이며, 의료계에서는 어떻게 정의되며, 이런 의료계의 결정과 '의료의 정의(定義)'가 환자와 환자 가족측 및 의료계 이외의 분야에서는 과연 어떻게 인식/수용 되고 있는지에 대해서는, 여러 가지 의견이 제시되고 있다.

이제, '무의미한 치료' 라는 법원 판결문의 정의(定義)가 의료계가 결정해야 할 뜨거운 감자(hot potato)로 던져졌고, 의료계는 의료계 내부적 공론을 통해, 사회적으로 수용되고 법적으로도 법정판결에 지표가 될 수 있는 '무의미한 치료' 가 무엇이냐에 대한 의학 전문인들의 "의학적 정의" 를 수립해, 사회에 내 놓아야 할 단계에 와 있다.

'의학적으로 무의한 치료' 를 정의하는 것은, 하나의 좌절감을 안겨주는 작업임이 판명 (입증)되고 있고, '의료윤리' 나 '의료경제' 측면에서 모두 쟁점의 하나로 드러나고 있고, 환자측이 '치료의 무의미함' 을 요구 하던가, 또는 의료진이 그런 치료의 중단을 주장하던 간에, 이 문제의 해결은 환자 진료와 직접 관계없는 제3자(기관)에 의해서(예: 법 판결 등) 해결의 실마리를 찾게 될 경지에 와있고, 이미 우리나라에서는 2005년과 2009년 대법원 판결의 '연명치료 중단' 관련의 대법원 판례가 판시(判示) 되어 있다.
(참고: 제1부,V-[1]. 2005년의 '보라매' 병원 사건, 2009년의 '세브란스' 병원 사건)

"의학적으로 무의미함(medical futility)"의 개념은, 고대 '히포크라테스'

문헌에도 기록되어 있어, 의료 시술의 세 가지 목표의 하나로 제시되어 있고, 그것은 치유(治癒), 고통의 완화(緩和) 및 치유할 수 없는 중병(重病)으로 위압(威壓)된 불치병 환자의 치료를 거절하는 것 등 세 가지로 전해지고 있다.

"무의미한 치료"는 본질적으로 환자가 중심이 되는 환자에의 주관전인 결정이지만, 그러나 실질적으로는 환자를 치료하는 담당의사와 환자 보호자에게도 필요불가결한, 매우 어렵고 중요한 "의료전문적판단(醫療專門的判斷)"이 된다.

그러나, '무의미한 치료'라는 "futile" 용어 해석에 대해서는 완전히 객관적이고 명확한 정의(定義)를 내리기는 쉽지 않으며, Webster 사전은 'futile'이라는 용어를 유용한 목적에 쓰임 받지 못하는 쓸모 없는 용어라고 해설하고 있다. 또한 의료계에서도, 무엇이 '무의미한 치료' 이냐에 대한 논란은 의학문헌이나 실지 임상현장의 쟁점으로 남아 있고, 이런 어려움의 시작은, 환자와 환자 가족 및 담당의사간의 의료의 목적과 가치관에 대한 인식 차이로 인해 발생되고 있고, '무의미한 치료'에 대한 정의는, 가치중심(價値中心) 개념이어서 모든 분야에 만족되는 보편적인 합의에 도달하는 정의(定義)가 얻기 어렵다.

"연명치료중단"과 관련된 "의학적 무의미함(medically futile)"에 대한 대부분의 논란(論難)/논의(論議)는, 언제 의학적 치료가 환자에게 무의미(futile) 해지고 어떻게 치료의 "무의미함"이 의학적으로 결정 정의되는가에 초점이 맞추어져 있다.

그러나 의학적으로 '무의미함' 이라는 것이 정확하게 무엇을 의미하는가를 결정하고자 하는 다양한 노력에도 불구하고 실질적으로 이에 대한 정확한 의미를 찾기가 쉽지 않은 것으로 인용되고 있다. 그 이유로서 "무의미함"의 결정은, 환자 의사 그리고 환자 가족 등의 가치를 포함하는 문제로서 온전히 "가치중립적인 판단"이 될 수 없기 때문이라고 의료윤리학자는 주장하고 있다. 따라서 의학적으로 무의미함의 결정과정에서 누가 결정에 대한 책임(임무)을 지게 되는가의 물음으로 이어지게 된다.

세계 내과학의 중요 전문지인, 'Annals of Internal Medicine' 이나 'Archives of Internal Medicine'에 이런 문제와 관련해서 훌륭한 문헌이 발표된바 있고, 1994년에 'Journal of Clinical Ethics' 에 발표된 문헌은, 특히 다음과 같은 계몽적인 소견을 소개 하고 있다. 즉; University of Texas Health Science System에 속하는 3개 교육 병원에서의 301명의 임종환자를 취급하는 의사를 대상으로 조사한 결과, "말기환자 진료에 있어서, 예상하는 치료 성공률이 몇%일때 그 치료를 '무의미한 치료(futile treatment)' 라고 판정(판단) 하느냐?" 라는 설문에, 대부분의 응답자는 1%와 10% 사이라고 했고 중간치는 5%이고, 0-60% 범위로 넓게 정의 되어 있어, 명칭 자체가 명확히 정의되어 있지 않고 있음을 나타내고 있고, 그런 것을 사용함으로서, 임상적인 결정문제가 더 어려워짐을 나타내고 있었다.

이러한 '무의미한 치료' 라는 개념과 정의는, 의료 임상 현장에서, 의학 지식과 각종 연명치료 기구를 취급하는 능력을 갖춘 담당의사와, 그러한 지식과 기술을 갖추지 못한 중병을 앓고 있는 환자(및 가족) 간에 발생할 수 있는, "의료 전문직의 자율성" 과 "환자의 자율성" 간의 충돌을 의미한다고 표현 되고 있다.

즉: '환자의 자율성' 과 '의사의 자율성' 간에 발생하는 의견 충돌이라고 할 수 있고, '무의미한 치료' 라고 결정하는 주체가 어느 쪽이 되어야 하느냐의 문제가 된다.

무엇이 환자에게 유익하냐에 대한 판단은, 환자 자신보다 아무도 더 나은 판단을 할수 없으며, 환자가 추구하는 치료의 목적과 주관적인 견해에 따라서 '치료의 무의미함' 이 결정 되어야 한다. 의사(醫師)는, 의료적 치료에 대한 기술적 판단에는 환자 보다 더 유자격자이지만, '무의미함' 과 같은 환자의 주관적인 결정에 대해서는 특별한 경험을 가지고 있지 못하다. '환자의 자율성(自律性)' 이나 '전문의료의 자율성(autonomy)' 등이 강조 되고 있지만, ‘자율성’(Autonomy)이라 함은 쌍방 득실의 차이가 없는 그런 승부(勝負)의 형세(形勢)가 아니라, 상호 관련의무(關聯義務)가 연관된 복잡한 조직(network)이며, 어떤 환경에서는 협상이 되기도 하고 또 다른 한편으로는 상호 입장 변화가 생기기도 하는 유동적 가변성 관계이다.

‘연명치료 중단’과 관련된 의료적(의학적) 결정/진단의 어려움은, 이러한 결정이 의료의 전문 영역에 속하기는 하지만, 환자의 죽음과 직결 될 수 있다는데서, 가장 민감하고 어려운 의학적 결정 과정이라고 할 수 있고, 따라서 의사결정(意思決定)은 단순히 의료의 문제만이 아니라 의료전문직의 윤리를 넘어서는, 법적 사회 상규(常規)의 체계 내에서 함께 결정되어야 한다는 주장과 이론이 제기 되어 왔다.

그럼으로, 의사는 의료에서의 환자 자율성, “환자 - 의사” 간의 관계의 특징, 그리고 의학적 의사결정에서 가족의 역할 등과 같은 ‘의학적 무의미함’의 결정에서 요구되는 다양한 사회적 측면의 관계 요인에 대해서도 고찰해야 하게 되어 있다.

2009년 7월 10일 개최 되였던 한국보건연구원(원장: 허대석 서울의대교수) 주최의 〈‘무의미한 연명치료의 중단’, 어떻게 접근할 것인가?(사회적 합의 도출을 위한 1차 토론회, 개념 및 용어 통일)〉에서 논의되고 합의 되었던 “무의미한 연명치료(medical futility) 중단”의 정의(定義)는 다음과 같이 정리 되어 있다.

〈인용 시작〉

[임종과정을 연장시키는 것에 불과한 ‘무의미한 연명치료’를 중단하는 것을 의미하며, 적절한 절차를 거쳐 시행될 수 있다. 적절한 절차에 대해서는 2, 3차 토론에서 구체적으로 논의한다. 또한 ‘무의미한 연명치료의 중단’이란 표현은 환자의 입장을 보다 적극적으로 반영하는 방향으로 조정되는 것이 필요하다. 토론 참석자들의 의견을 수렴하고 사회적 수용성을 고려하여 결정하며, ‘자연사’라는 표현도 가능성의 하나로 검토 한다.] 〈인용 끝〉

즉, 회복불가능한 환자의 임종의료(臨終醫療)에서, 적절한 절차를 거쳐, 죽음의 과정을 연장시키는데 불과한 "무의미한 연명치료(延命治療)"를 중단할 수 있음을 정의하고, '무의미한 연명치료의 중단'이란 표현이 환자의 입장을 고려하지 않은 표현임으로 환자의 입장을 보다 적극적으로 반영하는 방향으로 조정되는 것이 필요하다고 부언(附言) 한바 있다.

1996년에 채택되고 1998년에 발표된 미국의학협회(AMA)의 Code of Medical Ethics에 서술된 "무의미한 치료(futile care)"의 정의는 다음과 같이 정리 되어 있다;

〈인용 시작〉

2.35: Futile Care(무의미한 치료);

의사는 그들의 최선의 전문적 판단으로 그들 환자에게 도움 되는 변화를 가져올수 있는 치료가 아닌 치료를 시술할 윤리적 책임이 없다. 환자가 요구한다고 해서 그런 요구된 치료를 시술해서는 아니 된다. 치료의 거부는, Opinion 2.03과 2.095항에 공개된 의료윤리적 원칙과 수용된 의료표준에 의거하여 정당화(justify)되며, 의미 있게 정의가 되어 있지 않은 futility 개념에 의한 것이 아니다.

2.36: 임종환자 진료에서의 '무의미한 치료'(Medical Futility in EOL Care);

환자의 생명연장을 위한 더 이상의 치료가 무의미하게 되면(futile), 의사는 치료의 방향을 "환자의 평안과 삶의 종결(care toward comfort and closure)"로 변경할 의무가 있다. 그러나 futility의 평가(판정)에 있어서 필요한 가치평가(value judgement)가 필요하고, 이의 적절한 판단을 위해서는, 환자와 환자 대리인의 평가를 고려해야 한다. 치료의 계속여부의 결정에서 의사와 의료제공팀은 생리적 또는 기능적 결과측정 측면의 지역사회 표준도 고려해야 한다.

그럼에도 불구하고 관련인들 사이에 특정환자에서의 futility의 결정에 대해서 의견의 충돌이 지속될 수 있다. 이로 인해 만족할 결정이 이뤄지지 못해 환자 진료와 가족의 만족 및 의사와 의료진의 기능에 지장을 주는 경우가 있다.

'무의미한 치료(futile intervention)'에 대해 '공정하고 만족할 만한 결정'을 하기 위해서 도움이 되는 것은 다음과 같은 조건이 있다. :

(1) 모든 크고 작은 병원에서 medical futility에 대한 정책을 채택해야 할 것이다.

(2) medical futility 정책은 "정당한 법의 절차(due process approach)"(미국헌법 제5

조 제14항)"를 취해야 하는데, 이 철차에 의해서 특정한 환자에 대한 futility를 결정 선언하기 위해서는 다음과 같은 7가지 단계가 그 절차 가운데에 포함 되어야 한다.

(a) 한자 및 환자대리인과 의사는, 환자에게 어떤 치료가 무의미한 치료가 되고 어떤 범위의 치료가 의사, 가족 및 병원에서 수용 가능한 치료이냐에 대해서 사전에 협의 및 이해 돕기를 위해 신중하고 진지한 협의를 시도 해야 한다.

(b) 최대한도 효과적인 결정(해결)이 환자나 가족 및 의사간에 이뤄져야 한다.

(c) 만일 의견의 불일치가 있으면, 최대한도 합의가 이뤄질때 까지 노력을 해야하고, 외부의 도움이 필요하면 적정한 도움을 받을 것이다.

(d) 병원의 윤리위원회 같은 공기관의 참여와 도움을, 협의가 이뤄지지 않을 경우에는 구할 수 있다.

(e) 만일 윤리위원회의 결정이, 환자의 입장을 지지하고 담당의사의 결정을 지지하지 않을 경우는, 환자를 같은 병원의 다른 의사에게서 치료를 받게 주선할 수 있다.

(f) 만일 윤리위원회의 결정이 의사의 입장을 지지하고, 환자/가족의 소망을 지지하지 않을 경우는, 환자를 다른 병원으로의 이송을 구할 수 있고, 그런 경우는 이송시키는 병원에서 이송과정을 도움주어야 한다.

(g) 만일 타병원으로의 이송이 가능하지 않다면, 연명치료는 제공되지 않아도 된다.

(1996년 12월 채택된 '말기질료에서의 무의미한 치료' 보고서에 근거해, 1998년 6월 발표함.)

〈인용 끝〉

'무의미한 치료(futile treatment)' 의 정의에 대해, 의료 단체, 윤리학자, 그리고 법률 주석자(法律註釋者)들의 많은 의견이 제시 되고 있고, "무의미한 치료" 라고 함은; "의도했던 생리적 변화를 추구하는데 실패한 경우" 라던가, "퇴원할 정도로의 생존(生存) 유지 실패", "수개월 이상 생존가능성이 희박한 경우", 또는 "삶의 질의 악화" 나 "중환자 치료실에 영구적으로 의존한 상태" 등, 여러 가지 정의(定義)들이 제안 되어 왔다.

그러나, 이러한 '정의(定義)들을 정밀하게 살펴보면, 다음과 같은 세 가지 문제점이 있다고 평석되고 있다. 즉: (1) '무의미함(futility)' 의 정의 자체에 결함(缺陷)이 있고, (2) '무의미함' 을 결정하는 과정에 있어서, 개방성(開放性)이 결여(缺如)되어 있고, 또 '절차상의 정당성' 에 결함이 있으며, (3) 〈담당의사 - 병원〉이, 환자가 요구하는 치료를 반대하는 근거가 될 '윤리적체제(倫理

的體制)(ethical framework)'를 갖추지 못하고 있다고 평가 되고 있다.

또한 '무의미함'의 결정에 있어서 다음과 같은 네 가지 기준이 필요하다는 강한 제안이 주장되고 있으며, 그것은; (1) '무의미함'의 결정은, 앞으로 결정될 진료 현장 상황으로 평가 되어야 하며, (2) 그 결정은 개인 환자에게도 적용될 수 있게 정확성을 유지 해야 하며, (3) 그 결정은, 사회적 통념(通念)으로 수용될 수 있어야 하며, (4) 그 결정은, 지역사회 정책으로 이어질 수 있게 많은 대상에 적용되어야 하는 결정이어야 한다는 것이다.

따라서, 지금까지 거론된 어떤 정의(定義)도, 이상의 모든 기준을 만족시키지 못해 어떤 정의도 실용할 수 없다는 결론이다.

따라서 '무의미함'의 정의(定義)의 근본적인 어려움은, 많은 환자들의 각 환자들 특유의 질병의 '특이성'이 임상의학의 현실이고 실상(實相)이라는데서, '무의미함'의 판단이 쉽게 명확히 독립적인 정의로 형성되지 못하게 된다.

이와 같이, 우리나라 대법원 판결문과 한국보건연구원이 제시한 '무의미한 치료 (futile treatment)' 라는 개념은, 의학 용어(醫學用語)이면서도, 법적, 윤리적, 철학적 사회의학 등 다방면의 의미가 논의될 수 있어, 법(法)-의(醫)-사회(社會)간에 합의 되고 최대한 수용(受容)되는 정확한 정의(定義)가 필요하다고 할 수 있다.

Chapter 2

"의학적으로 무의미한 치료" (Medically Futile treatment)에 대한 정의(定義)와 논란(論難)

[1] "무의미한 치료"라는 용어의 난문제(難問題):

우리나라에서 발행된 대한의사협회 편저 "의학용어집"(1992년/2001년 발행)에는 구미(歐美)에서 "무의미한 치료"라는 의미로 사용되는 단어인 "futility"가 등재 되어 있지 않으며, 세계인이 인용하는 의학사전인 Dorland's illustrated Medical Dictionary(1981년도 발행 16판)에도 "futility" 라는 단어가 등재 되어 있지 않을 정도로 "medical futility"(무의미한 치료) 라는 용어는 비교적 새로운 개념의 단어이다.

Oxford English Dictionary에는 'futility' 라는 단어를, 〈leaky, vain, failing of the desired end through intrinsic defect.〉(내부적 결함 때문에 기대 했던 결과를 얻지 못함) 이라고 설명하고 있는데, 그러면 다음 질문으로 medical futility에서 〈what then is "failing of the desired end(기대했던 결과가 못 얻어진 것)" 이 무엇이냐?〉는 질문에 봉착하게 된다.

일부 비평가들은, '의학적으로 무의미한 치료' 라는 개념은, 의미 있게 정의할 수 없는 개념이라고 논박하고 있으며, 심지어는 의학사전이나 어휘집에서 삭제해야 하는 단어라고 주장하고 있다.

이렇듯, '치료의 무의미함 (medical futility)' / '무의미한 치료'에 대한 정의(定義)는, 전문직(專門職)간 또는 사회 계층 간에 합의에 이르지 못하고 있고, 그러한 복잡한 윤리적 문제는 그 느린 합의과정으로 참을성이 적은 비평가들은, "치료의 무의미함(futility)"을 정의하려는 노력자체가 무의미(futile)하다고 까지 결론 짓고 있기도 하다.

그러나 한편, 다음과 같은 비평도 있다(Pellegrino 2005). 즉; 〈 '의학적으로 무의미한 치료' 라는 단어와 개념을 삭제해야 한다고 주장하는 사람들은, 그 대용(代用) 단어를 제시하지 못하고 있고, 그들은 다소 애매한 정의(定義)를 내세워 주장하고 있지만, 상식적인 개념으로 인간의 죽음과 장애를 극복할 수 없는 의료기술의 한계와 현실의 시간이 우리 모두에게 반듯이 온다는 것을 부인할 수 없다. 이런 현실을 받아들이기 위해서 "충분하게 한 것으로 충분하다(enough is enough)"라는 개념으로 결정을 내릴 수 있는 시행수단이 필요하다. 우리 인간은 모두 죽음을 피할 수 없으며, 우리들 모두에게 '의학적으로 무의미한 치료'의 결정이 어떤 다른 형태의 이름으로라도 현실로서 맞게 되는 때가 누구에게나 피할 수 없게 도래(到來)하게 될 것이다.〉

'의학적으로 무의미함' 이란 용어가 등장하게 되는 배경에는, 의학발전에 따른 각종 의료기계 및 이들을 이용한 연명의술(延命醫術)의 발달과 그에 따른 의료비의 상승 등에 기인한 급변하는 의료환경에서, "의학적으로 무의미한 치료"의 단어 해석, 그 범위 및 한계에 대한 많은 논란이 수반 되어 왔다고 할 수 있다.

* 의사들은 말기환자(末期患者)에게 이용할 수 있는 모든 치료(모든 연명기술 등)를 시술해야 하는가?
* 특히, "의료의 목적(Goal of Medicine)"을 위해 도움이 안 되는 모든 치료를 말기환자에게 시술해야 하는가?

* "의료의 목적"은 무엇인가?
* 그러한 '의료의 목적'이 실패할 경우에 대해서, 의사는 그 실패를 인정하고 수용할 수 있는가? 그것을 수용하기 위한 이론적 근거와 절자와 법의 수용은 어떠한가?
* 그러한 결정의 입지에 처한 의사(醫師)는, 무엇을 해야 되고, 무엇을 하면 안 되나?

등등의 어려운 의학적, 법률적, 철학적, 윤리적, 인문사회적 질문과 도전에 맞서게 된다.

결국, 이런 원천적인 질문에 봉착하게 될 때, 의료는 의사와 환자와의 관계라던가 사회와 의료전문직간의 관계 등에 관한 문제를 근본적인 입장에서 다시 한번 생각해 보게 한다.

1999년에, 미국의학협회(American Medical Association, AMA) 윤리법사위원회는 '무의미한 치료'에 대한 지침을 발행 했는데, 이 지침은 '무의미한 치료'에 대한 '모든 경우에 적용되는' 정의(定義)라기 보다는, '무의미한 치료' 관련 논란에 대한 '절차적 과정'의 '협의적 접근방법'을 추천하고 있는 지침이고, 양측 간 최종 협의에서 의견이 불일치(不一致) 할 때는 환자를 다른 의료기관으로의 이송을 도모하는 지침으로 되어 있고, 만일 일정기간의 시도 끝에 환자를 받아줄 의료기관이 마련되지 못할 경우에는, 의료진에서 연명치료를 중단해도 윤리적으로 수용된다는 내용을 포함하고 있다. 그러나 동 윤리위원회는 '이런 결정 과정의 법적 귀결'에 대해서는 불확실하다는 점을 부기(附記) 하고 있다. 이와 같은 지침이 법률적 불확실성 앞에 얼마나 효과적일 수 있는가에 대해서는 불확실한 전망으로 되어 있다.

또한, 미국의학협회(AMA) 윤리법사위원회는, 의사(醫師)는 '의학적으로 무의미'한 치료라고 판단되는 '심폐소생술'에 대해서는, 환자측의 동의 없이 "심폐소생술을 시행 하지 말 것(Do Not Resuscitate)(DNR)" 처방을 내릴 수 있다고 결론지었고, 이 사실은 법과 일반 정책에 이미 표출 되어 있어 사회가 이해하고 수용하고 있는 개념이라고 부언 했다.

그러나 현실 세계의 일반 사회에서는, 이 '의학적 무의미' 함의 개념에는, 의사(醫師)가 일방적으로 환자 치료를 제한 한다는 점에서, 이론적 근거의 합법성을 위협하는 깊고 심각한 많은 모호(模糊)함/다의성(多義性)의 취약점을 내포하고 있다고 평하고 있다.

'무의미한 치료'에 대한 현시대의 논란은, 특히 다음과 같은 세 가지 경우의 의료적 현황에 대해서 논의가 지속 되어 왔으며, 그것은 (1) 지속적식물인간상태(持續的植物人間狀態)(Persistent Vegetative State, PVS)에 있는 환자와, (2) 심폐소생술(心肺蘇生術)(Cardio-Pulmonary Resucitation, CPR) 대상 환자 경우에 집중 되어 있고, 그 외 (3) 장기이식술(臟器移植術)과 관련 되어서도 문제가 되고 있다.

(1) '무의미한 치료'와 '지속적식물인간상태'(持續的植物人間狀態):

'무의미한 치료' 논제에 대한 첫 번째 예의 개요(槪要)는, 미국 '미네소타'州의 Helen Wanglie 환자의 경우로 대표 된다.〈참고: 제1부 V[2](5)〉

- '왕글리' 부인은 86세의 할머니 환자로 인공기계호흡기 치료에 의존해 생존하고 있는 '지속적식물인간상태'의 의식 없는 환자였다. 이 환자의 남편의 주장에 의하면 부인인 '왕글리' 환자는 그녀의 생명을 무슨 수단을 쓰더라도 유지해야 한다고 믿고 있다고 주장 하면서 연명치료의 계속을 요구 했고, 반면에 담당의사는 계속되고 있는 인공기계호흡기 치료와 집중치료실의 치료행위는 '무의미한 치료'라고 믿고 있었다. 환자 보호자와 병원 치료진간의 논쟁이 진행 되는 동안, 병원은 환자를 다른 병원으로 이송할 수 있는지를 탐색했으며, 이것이 실패한 후 법원에 환자를 위한 의료적 결정책임을 가질 독립적관리자(independent conservator)를 법원이 임명해줄 것을 탄원 했다. 재판관은 이 탄원(歎願)을 거부 했고, 환자의 남편이 법적 대리인의 권한이 있음을 재확인 했다. 법원의 이 결정이 있은 3일 후, 환자는 사망하였다. -

이런 "왕글리" 환자 경우 같이 법정까지 가는 일은 많지 않겠지만, 이와 유사한 경우의 환자가 적지 않음도 사실이다.

(2) '무의미한 치료'와 심폐소생술(心肺蘇生術)

두 번째 예의 개요(槪要)는, "소생술을 시행하지 말 것(Do Not Resuscitate)(DNR)"에 관한 것이고, 이 심폐소생술(心肺蘇生術)(Cardio-Pulmonary Resuscitation)은 애당초에는 단지 급성가역성심장정지(急性可逆性心臟停止) 환자의 치료를 위해서 사용 되었던 응급처치였지만, 현재의 의료시술에서는 '실시하지 말라'는 직접적인 지시가 없는 한, 거의 모든 경우의 심장정지에 '심폐소생술'이 사용되고 있다. 심장정지는 모든 말기 질환의 마지막 상황이기 때문에 결국 모든 사람이 이 시술의 대상이 되고 있다.

'소생술을 시행하지 말 것(DNR)'의 지시는, 환자 질환의 말기(末期)가 임박해 있을 때, 임종환자에게 육체적 부담만 주면서 환자 복지에 도움이 안 되는, 환자 회생을 위한 적극적 시도를 취하지 않게 하기 위하여 개발 되었다.

그럼에도, 담당의사가 그러한 CPR이 '의미없는 치료'라고 판단하는데도 불구하고, 환자와 환자 가족은 계속 시행할 것을 요구하는 경우가 많다. 이러한 경우 담당의사는 환자나 환자 가족의 동의 없이 DNR 시술을 시행할 수 있어야 한다고 주장되고 있으며, 미국의학협회(AMA)도 이런 의견에 동조하고 있고, 우리나라에서도 이에 준하는 의료 시술이 시행되고 있다.

(3) '의학적으로 무의함'과 장기이식기술(臟器移植技術)

'의학적으로 무의미한 치료'에 대한 생명윤리학적 논쟁이, '심폐소생술'과 '지속적식물 인간상태' 환자와 관련해서는 많이 진행되는데 비해서, 장기이식기술과 관련된 '의학적으로 무의미함'에 대해서는 크게 논의되지 않은 상태로 일반인에게 수용되고 있다.

'장기이식기술'은 실질적으로는, 어떤 종류의 임종환자의 생명도 연장 시킬 수 있는 새로운 의료기술로서 그 이용이 증가 되고 있는 새로운 연명치료이다.

예를 들어, '체외막산소치료법(Extra-Corporeal Membrane Oxygenation)'은, 심장과 폐장의 기능을 7-8주일 기간까지 대치할 수 있는 치료이고, 전문의(專門醫)들은 이 치료를 장기부전(臟器不全)이 회복되기를 기다리는 기간 또는 장기 이식치료를 위해 장기(臟器)가 구해질 때 까지 기다리는 기간 동안, 이 치료를 시행하고 있다.

이 치료는, 질병의 가역성(可逆性) 여부를 불문하고 심폐부전(心肺不全)이 있는 모든 환자의 연명(延命)을 위해 사용될 수 있는 치료이다. 그러나 치료를 담당한 의사들은, 말기환자(末期患者)에게는 이 치료를 '의학적으로 무의미함' 이라는 판단이 있을 때는 시술하지 않고 있고, 이런 경우의 의사(醫師)측(일방적) 판단은, 대부분의 경우 문제 삼아지지 않고 수용되고 있다. 그러나 일반 사회가, '체외막산소치료법' 시술 여부의 경우, 임상전문의들의 일방적인 판단에 의한 중단은, '심폐소생술' 이나 다른 중환자 치료실의 치료 중단결정 경우와는, 본래부터 왜? 다르게 받아드리고 있는지에 대해서는 확실 하지 않다.

만일 위에 열거한 세 가지 치료가 모두 객관적으로 '의학적으로 무의함' 의 경우라면, 의사측의 일방적인 치료 중단은 똑 같이 정당화 되어야 할 것이다.

이상 세 가지 예와 같이, '의학적으로 무의미함'의 개념은 많은 모호(模湖)함과 가정(假定)으로 정의가 흐려져 있다.

이와 같은 흐려진 개념은 다시 두 군(郡)으로 분류 해서 논의 할 수 있고, '가치의 문제(Problem of Values)' 와 '확률의 문제(Problem of Probability)' 로 논의되고 있다.

(4) '의학적으로 무의미함' 과 가치(價値)의 문제:

'치료가 무의미하다' 라고 표현하는 것은, 별다른 뜻의 전달이 없다는 것이며, 이어질 수 있는 질문으로, '무엇과 관련된 무의미함?' 이냐는 반문이 이어질 수 있기 때문이라고 하고 있다.

실지로, 의사(醫師)나 의료제공자들은, 중환자실 치료에 있어서 환자가 원하는 치료와 환자가 추구하는 삶의 가치에 대해서는 잘 알지 못하고 있음이 밝혀지고 있다.

또한 '의학적으로 무의미함' 의 결정은, '환자' '의사' 그리고 '환자가족'

등의 모든 가치를 포함하는 문제여서, 온전히 기치중립적인 판단이 될 수 없다는 한계점을 지니고 있다. Schneidermann은, 치료가 '영구적의식불명상태(PVS)'를 회복시키지 못하거나 중환자실 치료에 의존하는 것을 면하지 못하게 하는 치료라면, 그 치료는 환자 자신의 가치관의 인식능력의 소실을 회복시키지 못하는 '의학적으로 무의미한 치료' 라고 규정해야 한다고 주장하고 있다.[42,43,44,45]

미국의 두뇌집단중심(Center of Think Tank)인 Hasting Center가 마련한 '연명치료 중단 지침' 에 의하면, '생리적무의미함(physiologic futility)' 이란 의도했던 생리적변화를 성취하는데 실패한 치료를 의미하는데, 〈만일 치료가 생리적 목적을 달성하는데 확실하게 의학적으로 실패하고, 환자에게 '생리적 유익함' 을 줄 수 없는 경우에, 전문 의료진은 그 치료를 환자에게 제공할 의무는 없다.〉라고 설명한바 있다.[54]

장기별(臟器別) 치료효과가 곧 나타나는 '생리적 효과' 는, 넓은 의미의 전신적신체기능(全身的身體機能)의 불확실한 예후와는 다르게 생각 할 수 있고, '생리적 무의미함' 은, 협의(狹義)의 의미로서는 치료의 '무의미함' 을 환자 자신의 가치관과 무관한 개념으로 이해 될 수도 있다. 그러나, '체외막산소치료법(extracorporeal membrane oxygenation)' 같은 전신적(全身的) 치료를, 말기 환자에 시술하는 것은, '생리적무의미' 한 치료라고 간주할 수는 없게 되는데, 그 이유는 이 방법은 신체 중요기능인 혈액 순환과 환기기능을 함께 유지할 수 있게 해주기 때문에 "무의미함"의 정의가 '생리적무의미함' 의 경우 같이, 환자 자신의 가치평가와 무관할 수는 없다는 것이다.

'의학적으로 무의미함' 과 가치평가의 문제도 모호함과 가정으로 정의(定義)가 흐려지고 있는 예시(例示)가 된다.

(5) '의학적으로 무의미함' 과 "통계적 불확실성(확률)의 문제)"

의학(醫學)과 의료시술(醫療施術)에는, 〈 '결코 아니다(never)' 라는 것이 있을 수 없다.〉라고 널리 인용되고 있고, 이는 "의학적으로 무의미함

(futility)" 이란, 언제나 확률(確率)(Probability)의 문제이기 때문이라고 해석되고 있다. 그러나, 문제는 '무의미함' 결정의 한계치(限界値)/역치(閾値)로 어떤 차단치(遮斷値)를 선택해야 하는 어려움이 있다.

'미국의학협회(AMA) 윤리사법위원회'의 성명은, 의사(醫師)는 '무의미'한 경우 '심폐소생술'을 시술할 의무가 없다고 결론을 주었지만, 어떤 통계적 한계치를 취해야 그 판단이 정당화 될 수 있다는 것을 명기하지 못했다. 미국의학협회는 이 '무의미함' 판단의 한계가 문제가 된다는 것 자체도 인정 하지 못했다고 평석되고 있다.

각자 의사(醫師)는, '무의미함'의 결정에서 독자적으로 치료의 어떤 성공확률의 선택을 결정해야 하는지?

또한, '통계적 한계치'를 결정하는데 합의가 이루어진다고 해도, 의사들은 어떤 특정 환자 치료의 성공가능성 여부를 평가 하는데 있어서 신뢰할 수 없는 경우가 많다는 것이다.

심리학적 연구에 의하면, '확률의 평가'는 심한 '체계적오차(體系的誤差)'의 영향을 받기 쉽다는 것을 나타내주고 있다.

경험적 연구도, 의료(醫療)시술 현장에서의 진단(診斷)과 예후(豫後) 판정(判定)시의 임상적 평가(臨床的評價)의 한계(限界)가 있음을 예증(例證)하고 있다.

이론적 면에서도, 다수의 환자군(患者群)에서 추출되는 통계적추론(統計的推論)의 확률 수치가, 앞으로 발생될 특정 유사질환 환자에게 얼마나 정확한 예후 예측을 허용할지에 대해서는 한계를 지니고 있음이 인정되고 있다.

Schneiderman 연구팀은, 만일 일련(연속)의 100명의 환자에서 치료가 효과를 나타내지 못했다면, 그 치료는 '무의미한 치료' (futile)라고 정의해야 한다고 주장하고 있다.

그러나 문제는 이들 100명의 일련의 환자의 병상(病狀)이 얼마나 유사(類似)한가?에 대한 취약점을 가지고 있다. 예를 들어, '폐렴(肺炎)' 치료에 '인공기계호흡기' 치료가 얼마나 효과가 있는가의 평가에서, 단지 최근 일련의 100예의 폐렴환자가 받은 인공 기계호흡치료 환자를 대상으로 치료효과를 평가한다면, 이것으로 충분한 것이 될 수 있을지? 또는, 이 대상 폐렴 환자군(患者群)을 년령별, 원인균별, 또는 병발하고 있는 질병별로 층화추출(層化抽出)(stratify) 해야 하는 것이 아닌가? 하는 이런 모든 요인(교락인자, 交絡因子, confounding factors)들이 주요한 변수가 됨은 고려해야 하는 취약점을 피하지 못하고 있다.

(6) '의학적으로 무의미한 치료'와 '의료자원(醫療資源)'의 배치 문제:

의료의 시술 현장에서, '환자의 자율성'에 대한 강조가 계속 증가되고 있는 반면에, 치료를 담당하는 의료진(醫療陣)에게는, 의료비 상승에 대한 압박이 치료방법의 선택 제한을 불가피하게 하고 있으며, 여러 가지 치료방법 사용 여부에 대한 환자 동의(同意)의 형태로 실행되는 '자율성'의 선택과, 그 많은 의료재원의 모든 동원이 반드시 바람직하고 필요하나 여부(與否)의 결정의 고민이 불가피하게 된다.

우리는 환자가, 원하는 치료를 제공해 줄 것을 요청하는 자유를 권장하지만, 그러나, 그 치료의 비용과 그 치료의 효과 및 환자에의 이득(benefit) 여부를 고려해야 함이 요구 되고 있다. 불행히도, 개별 환자의 선택과 사회의 다양한 요구(要求)간의 균형의 방법에 대한 구조가 무엇이냐에 대한 합의가 아직 없다는 어려움이 있다.

그러나 "무의미한 치료"라는 결정/판단은, 의술을 시술하는 의사의 중요한 의무이고 또한 환자에게 이로움(benefit)을 주는 치료만을 시술할 의무가 있으며, 이는 각 개인 의사의 일시적인 생각이 아니라, 의료시술에 있어서의 의료전문직의 확고하고 보편적인 의료시술의 표준이 되고 있는 것이다.

환자는 단순한 장기(臟器)들의 집합체이거나 혹은 의사에게 병치료의 특별한 기대를 가지는 '사람' 들이 아니라, 의사의 치료하는 능력/힘을 필요로 하는 "병든 사람"이다.

따라서 의료의 목적은 단지 신체의 일부분에 영향을 미치는 치료만 하는 것이 아니고 "인간 사람" 전체로서 환자에게 이로움(benefit)을 주는 치료를 제공해야 한다.

[2] 양적무의미(量的無意味)(Quantitive Futility)함과 질적무의미(質的無意味)(Qualitative Futility)함의 정의(定義):

1980년대 후반과 1990년대 초기부터, 의료계의 일각에서는, "의학적으로 무의미한 치료(medical futility)"에 대한 개념을 명료하게 표현하기 시작했고, 일부 주석자(註釋者)들은, 말기환자(末期患者)나 그의 가족이 요구하는 중환자에의 '무의미한 치료'는 담당의사들이 의료전문적 판단 하에 중단할 수 있다고 주장하기 시작했다.

의학적으로 "무의미한 치료(futile treatment)"에 대해서, 1990년대 초부터 활발한 토론을 제기해 온 Schneiderman L.J.에[42-45] 의한, '무의미한 치료'의 정의는 다음과 같다. (Ann Intern Med 1990 June 15;112(12):949. / J. Bioeth Inq. 2011; June;8(2):123-131.)

〈원문 인용〉

[The absence of useful purpose or useful result in a diagnostic or therapeutic intervention. The situation of a patient whose condition will not be improved by treatment or instances in which treatment preserves permanent unconsciousness or cannot end dependence on intensive medical care.]

〈인용 끝〉

〈번역〉[의료행위의 진단 및 치료 과정에서 유용한 목적이나 유익한 결과가 없는 것. 치료로서 환자의 상태가 개선되지 않은 상태 또는 치료에서도 영구적인 무의식 상태가 지속되고 집중치료에 의존해야만 하는 경우.]

Lundberg는 1993년에, "의사(醫師)"는 '의학적으로 무의미한 치료'를 정의(定義)하고 병원에서는 '의학적으로 무의미한 치료'를 중단하는 지침을 마련해야 한다고 제시한 바 있다.[32]

2000년에 들어와서, Helft 등은 〈병원내 환자 치료에서 '무의미한 치료' 문제는 여전히 중요 쟁점(爭點)으로 남아 있으며, 15년 전에서와 같이 의사가 일방적으로 '무의미한 치료' 라고 결정 선언하는 그런 권한이 의사들에게 더 이상 주어져 있지 않다.〉라고 논박하고 있다.[32]

의학 문헌에서의 '의학적으로 무의미한 치료'에 대한 논쟁이 진행되는 같은 시기에, 법률상의 법정논쟁(法廷論爭)도 이어졌으며,

1976년의 Quinlan 환자에 대한 '뉴저지' 州 대법원 판결 (67쪽),

1983년의 Barber 판례 (71쪽),

1985년의 Claire Conroy 판례 (71쪽),

1990년의 Nancy Cruzan의 판례 (68쪽),

1988년의 Helen Wanglie 환자 판례 (72쪽),

1994년 Baby K 환자 판례 (73쪽), Baby L 환자 판례

2005년의 Terry Schiavo 판례 (75쪽) 등 등이, 유명한 판례로서 판시되고 있고, 복잡한 법정 사건의 사법 재판에서, 담당의사와 윤리위원회가 '의학적으로 무의미한 치료' 라고 간주(판단)해 치료를 중단하거나 계속하는 문제에 대해서, 그 합당성을 가족과 함께 결정해야 한다고 판결 하고 있다.

1999년에, 미국 '텍사스' 주법령(州法令)은, 말기환자(末期患者) 치료와 관련된 세 가지 법령을 통합해 하나의 법으로, "'텍사스' 州사전의료지시 조례" (Texas Advance Directive Act)(TADA)"를 법령화 했고, 이 법은 말기환자의 연명치료중단의 논쟁을 해결하는 과정의, 법적으로 허용된 "사법관할밖 과정(extrajudicial process)" (legally sanctioned extrajudicial process)을 규정하고 있다.(참고: 제1부, III-[3])

2008년 발행 Harrison 내과학 교과서에 게재된 "무의미한 치료"에 대한 정

의(定義)는, Schneiderman이 1990년에 제시한 내용[43)]을 인용해 다음과 같이 소개 하고 있다.(2008 Harrison 내과학 77쪽)

즉; 〈"생리적 무의미(生理的無意味)(physiologic futility)"함은, '의료적 치료' 에도 불구 하고 신체기능의 어떤 생리적 효과도 나타내지 못하는 것을 의미하고, "질적무의미(質的無意味)(Qualitative Futility)"는, 치료에도 불구하고 환자가 중환자실치료(重患者室治療)(ICU)에 전적으로 의존해야만 생존할 수 있는 경우의 치료를 의미한다.

"양적무의미(量的無意味)(Quantitative Futility)"는, 담당의사가(의사 자신의 경험과 동료의사의 경험 및 보고된 경험적 자료에 근거해서) 지나간 100예의 동일 질환 환자에서 의료적 치료가 효과가 없을 때는 "양적으로 무의미한 치료"라고 진단 한다고 정의하고 있다.〉

(1) 양적 무의미(量的無意味)(Quantitative Futility):

"히포크라테스 文集(Hippocratic Corpus)"에서도, '양적무의미' 함의 개념(概念)을 찾아볼 수 있으며 다음과 같은 내용이 기록 되어 있다.

〈인용 시작〉

[의료에는 세 가지 중요한 목표가 있으며, 그것은 치유(治癒), 통증의 완화, 그리고 질병이 치료법이 없을 정도로 진행된 큰 병일 때는, 치료를 사절함 등이다.] 또는, [질병이, 치료법이 없을 정도로 큰 병일 때는, 의사는 약으로 질병을 극복할 수 있다고 기대하지 말아야 한다. 의학적으로 무의미한 치료를 시도하는 것은 광기(狂氣)에 속하는 무지(無知)의 발동인 것이다.]

〈인용 끝〉

(Hippocratic Corpus in Reiser, Dyck, and Curran 1977)

의학적으로 "무의미한 치료"의 "양적무의미(量的無意味)"함을 추구하기 위해서는, 의학(醫學)/의료(醫療) 시술 고유(固有)의 불확실성(不確實性)(Inherent Uncertainty)에 대해서 음미(吟味)/이해(理解) 할 필요가 있다.

모든 의학도(醫學徒)에게 가르치고 배우는 말 가운데에, 〈'절대로 아니다' 라는 말을 '절대로 하지 말라' (never say never)〉라는 금언(金言)이 있다.

왜냐하면, 의학(의료)에서는 남녀(男女)별, 다수(多數), 다인종(多人種), 다년령층(多年齡層) 인구집단을 대상으로 하는 생명현상의 생물의학적변이성(生物醫學的變異性)(biomedical variation)이 많은 통계학적 방법에 의해서 추출된 수치에 의해서, 의학적 진단 및 치료 기준 수치가 이뤄지며, 이 수치가 각 개별 환자의 진단 및 치료에 인용 되고 있음에, 이 수치에 의해서 특정 개인 환자에게 적용되는 절대적인 인용(참고) 수치가 될 수 없는 한계성(限界性)을 가지고 있기 때문이다.

그리고 이런 사실은 임상 의학 시술의 기본이 되고 있는 것이다.

중환자 예후에 대한(생존가능성에 대한) 환자 보호자의 질문일 수 있는 "진단이 확실 합니까?(Are you sure?)"하는 물음에 대한 담당 의사(醫師)의 답변은, 언제나 "확실합니다" 라는 답변이 될 수는 없다. 그렇다면 현실적인 답변으로서, 환자 가족에게 "확실 합니다"라고 하는 답변을 주기 위해서, 도대체 몇 번이나 유사 환자의 죽음을 의사가 겪어야(경험해야) "확실합니다" 라고 답변하는 것이 받아드려질 것인지에 대한 반문을 제기할 수 있다.

의학(의료)에서의 환자에 대한 진단기준 치료 기준 등등 모든 의사의 의료행위의 결정은, 경험적 통계학적 근거에 기초해서 결정을 하고 있다.

따라서 의사(醫師)들이 효과 없는 치료를 강요 당하는 의료의 이런 불확실성의 취약점을 극복하기 위해서, Schneiderman과 Nancy Jecker, Albert Jonsen 등이 제안한 "상식에 입각한 무의미한 치료의 정의"(Schneiderman et al. 1990)[43]가 널리 알려지고 수용되고 인용되고 있다.

이 제안의 내용은, 만일 연속 100명의 환자에게 시술된 치료 방법이 효과가 없었다면, 그 치료법은 또 다른 한 사람의 환자에게 시술하더라도 효과가 없을 것이라는 통계학적 판단에 근거를 두고 있다.

이 제안은 "객관적"이거나 "유용성 없는" 정의(定義)가 아니고, 절대적인 확실성이 불가능한 사항에 대한 합당한 의견통합과 목적한 치료효과를 모색하는 제안이 된다. 만일 이러한 치료를 "무의미한 치료"라고 정의 하는데 동의할 수 있다면 치료를 담당한 의사(醫師)의 통상의 의무는, 그런 치료를 제공할 필요가 없게 된다.

의료계나 전체 일반사회에서도 길건 짧건 간에 가능성의 확률을 선호하지만 종국에는 "무의미한 치료"에 대한 경험적 개념을 수용해야 하거나, 아니면 모든 상식적인 것을 포기 해야 할 것이다.

만일 어떤 사람이, 100번 중 한번 정도 치료에 성공할 수 있지만, 환자에게 물리적으로 고통과 부담을 주는 치료의 시술을 주장 한다면, 나머지 99번 시행한 치료는 환자에게 고통과 부담만 강요한 무의미한 치료를 단 한 환자를 위해 강요한 결과가 되며, 이는 의료의 기본적 의무인 "불필요한 해(害)를 환자에게 주지 말아야 한다"는 기본 의무와 "의료의 균형(均衡) (proportionate)"의 윤리적 의무에도 반하는 것이 된다. 또한 그러한 낮은 확률의 치료 효과(100분이 1)와 심한 부작용의 치료를 알고도 환자에게 시술한 의사(醫師)는, 의료의 과실(過失) 즉 의료과오(醫療過誤)(medical malpractice)의 대상이 될 수 있다.

Schneiderman이 제안한 "양적한계치(量的限界値)(quantitative threshold)" 개념은, 환자에게 투약될 약의 효과를 검증하는 임상실험결과 판독의 통계적 평가와 같은 방법이며, '효과가 없다(차이가 없다)는 가설(null hypothesis)'에 대한 관찰결과가 20번에 한번 빈도로도 의미 있는 차이가 없다(p〈0.05)든가, 혹은 더 보수적으로 100번에 한번 빈도로도 의미 있는 차이가 없다(p〈0.01)라고 결론을 얻는 비교 관찰과 같은 의학통계적방법(醫學統計的方法)이다. 대량집단 환자 대상의 연구에서 특정 개인 환자에게 누구도 그 치료가 확실하게 유익하다라고(치료 하지 않은 경우 또는 다른 치료보다) 확신(確信) 할 수 없는 것이고, 따라서 실험결과의 결론에서 "합당성(合當性)(reasonableness)"을 환자에게 제시(提示) 할 수 없다고 평석(評釋) 하고 있다.

"합당성(合當性)의 개념 (reasonableness)"은, 사람의 생명의 향방을 결정하는 사회 규범(規範)/법규(法規)의 다른 분야에서도 적용하고 있으며, 미국 법정의 형사법원 (刑事法院)(criminal court)의 재판에서, 배심원단(陪審員團)은 증거가 설득력이 있고 의심의 여지가 없으면(합당한 의심의 여지가 없으면), 피고인에게 유죄판결을 결정해 사형선고가 판결 된다.

이러한 상황에 참고가 되는 사실로서, "죽음의 정의(Definition of Death)"가, 뇌사(腦死)(whole-brain criteria)에 의한 판정으로, 전반적이고 모든 국가가 수용하는 '죽음의 정의'로 수용되기 까지 무려 20년이 소요 되였다는 것을 상기하면, futility 논란은 아직 초기에 머물러 있다고 평가하는 학자도 있다.

의료계(의학계)가 '무의미한 치료'에 대한 "사회적개념(public notion)"과의 동의(同意)를 필요로 하고 있다면, 의학 및 의료계는 의료계 내부의 전문직 의료시술의 가치(價値) 및 의료표준(professional standards)을 직종내부 합의를 거쳐 사회에 반복적으로 주장 공포하고, 지역사회 입법 관계 전문가와 법정의 가치 평가에 대응해야 할 것이다.

입법상의 경과를 통한 움직임과 인가 상황, 그리고 법정의 결정을 통해서 사회는 "전문 직종의 표준(professional standards)"을 수용하거나 거부 하게 된다.

미국의 경우, 지나간 몇 년간에 걸쳐, 병원과 州 입법부 그리고 전문직과 일반인의 활동 구룹은,〈여론에 기초한 '무의미한 치료'에 대한 사회 의견 통합〉을 이룩 했다.

법정의 배심원 앞에 제출된 '무의미한 치료'의 검증 평가에서, 병원 당국은 '무의미한 치료' 판단하에 심폐소생술(CPR)과 인공적인 생명유지장치 치료의 요구를 거절할 수 있음을, 배심원 전원 일치의 합의로 판결 받은 바 있다.

이런 법정 사례는, 전문 직종과 사회가, '무의미한 치료'와 같은 문제를 해결하기 위해 문제를 이해하고 조사 접근해, 해결할 수 있는 능력이 있음을 보여 주고 있다.

(2) 질적 무의미 (質的無意味)(Qualitative Futilty):

'절적무의미'는 환자가 치료를 받음으로서, 이로움(benefit)을 받을 수 있는지 여부에 초점을 맞추는 경우로서, 환자 본인의 역할에 가능성을 열어두는 입장이다.

Schneidermann은, '무의미한 치료(medical futility)'라 함은, 환자가 유익(benefit) 하다고 느낄 수 있는 능력이 있는 환자 대상의 치료 효과를 말하므로, 의료인이 아닌 일반인의 이해가 쉽지 않지만, 그러나 용어(표현) 자체는 중요하다는 것을 강조 하고 있다.

"환자"는 단지 여러 인체장기(人體臟器)의 집합체나 병 고침을 바라는 개체(個體)만은 아니고, 환자(患者)는 고통(suffering)을 받고 있으면서, 그것의 치유력(治癒力)을 의사(醫師)에게서 구하고 있는 "사람(person)(人格體)"인 것이다. 이상의 두 용어(用語) ("환자"와 "사람")의 관계는 '의료'에서의 치유 과정과 의료의 목적을 거론함에 있어 아주 중요한 의미를 가지고 있다.

오늘날의 의료기술(醫療技術)은 인체기능의 여러 부분을 조절할 수 있어, 혈압을 높이거나 낮추는 약, 심장 박동수는 늘이거나 줄이고 또는 심장을 제거하고 이식하는 등 여러가지의 계속적으로 발달하는 새로운 의술(醫術)을 구사하고 있지만, 이런 의술의 혜택을 받는 환자 자신이 영구적으로 의식불명상태에 있는 경우 같이, 환자 스스로 인식하지 못하고 그런 의술의 이득을 인지하지 못하는 경우는, 이런 시술이 환자에게 도움을 주는 것이라고 할 수는 없다.

Schneidermann(Jonsen, Jecker)[43]은, 모든 가능한 치료가 환자를 질병으로부터 해방(解放) 시키는데 실패하고 환자는 질병에 침탈(侵奪) 되어 삶의 다른 목표를 시행하지 못하고 있을 때, 그 치료를 '의학적으로 질적으로 무의미한 치료'라는 개념을 채택 했다. 그럼으로, 의사가 최대한으로 할 수 있는 치료가 환자의 생존을 위해 환자를 중환자 집중치료(ICU)에 영속적으로 의존해야 하는 것이 최선의 성과라면, 그 치료 결과는 성공적이라고 할 수 없으며 의료(의학)의 목적을 이루는데도 실패 하는 경우가 되며, 이런 치료를 "의학적 질적으로 무의미한 치료"라고 정의하고 있다.

그러나 일부 의료윤리학자들의 의견은, 어떤 목적이 추구될 가치가 없다는 결정은 '무의미함'의 질문이라기 보다는 가치의 충돌을 포함하는 것으로 보고 있다. 왜냐 하면 '의학적 무의미함'의 개념이 환자의 삶의 질에 대한 평가에 초점을 맞출 때 생명을 지속 하는 것이 아픔이나 장애와 같은 해로움에 능가하는지를 결정하는 것은 개별 가치에 토대를 두고 있기 때문이다. 이러한 점에서 '질적무의미'함의 주장은 가치중립적일 수 없으며, 실제로 이로움(benefit)에 대한 환자 인식에 대한 문제는 너무나도 복잡하고 주관적이라는 한계점을 가지게 된다.

일반적으로 임상현장에서 의사는 의학전문직의 기준에 따라 치료가 부적절하거나 무의미하다고 판단되면, 즉 기본적인 의학의 목적들과 가치들에 일치하지 않는다고 판단되면, 의사의 자율성과 전문성에 근거하여 치료를 거부할 권리를 가진다고 여긴다. 그러나 이러한 기준이 일반적으로 받아들여진다 하더라도, 이에 대한 법적 규칙들의 확고한 형식이 마련되기 이전에는, 의사는 무의미함의 결정에 있어 자율적 판단을 내리는 것에 주저하게 되는 것이 임상 현장에서의 현실이다.

의료현장에서 의사의 자율성은 의학적 의사결정과정에서 중요한 부분을 치지한다.

따라서 의사는 무의미함의 결정에서 법적 책임감의 문제에 대해서 염려하지 않고 자유로워야만 할 것이며, 환자의 연명치료중단을 위한 무의미함의 결정과정에서 의사도 단지 환자와 가족의 의사(意思)를 수용하는 입장이 아니라 전문가의 판단에 근거한 '치료의 무의미함'을 적극적으로 제안할 수 있는 자율성을 보장 받아야 할 것이다. 다시 말해 무의미한 연명치료중단을 판단함에 있어서 의사(醫師)는 전문직에 근거한 자율성과 전문성에 따라 '치료의 무의미함' 여부에 대한 의사(意思)를 정확히 표명할 수 있어야 할 것이다.

또한 연명치료중단을 위한 무의미함의 판단 기준을 마련함에 있어 의료가 강조해야 할 점은 고정불변의 규칙 내지는 기준을 마련하는 것이라기 보다는, 환자, 의사 그리고 가족 간의 의견일치에 도달하기 위한 논의, 상담과 검토의 과정을 확립하는 것이 중요하다.

의사들은, 사회에 대해서 그리고 전문인에게 확실하게 해야 하는 것은, 의료(의학)가 한계가 없는 큰 힘을 가지고 있다는 확신을 유지하는 것이 중요하다. 의료전문직은, 한계가 없는 중요한 사회적 책무(責務)(obligation)를 가진다.

'의학적으로 무의미한 치료'에 대한 정확한 정의를 설정함에 실패하는 경우 모호함(模糊함)(다의성多義性) 상태에서 남용(濫用)의 가능성이 있음에 많은 사람의 우려(憂慮)가 따르게 된다.

담당의사들은, "무의미한 치료"라고 진단(진단 선언)함에 앞서, 의료기구(醫療機構) 자체 내 심의기구(審議機構)(병원윤리위원회 등)에 의료 자료에 근거한 심층 검열과, '의료전문직표준(professional standards)'에 의한 사회규범 등에 대한 정당화(正當化) 수순을 갖추어야 할 것이다. 즉, 의사(醫師)들은 문제의 개념에 대해 심사(審査)하고 깊이 생각할 것이 필요하지, 단지 회피(回避)할 문제가 아니기 때문이다.

이에 대해서 의료(醫療)는 환자와 더불어 환자의 치료결정에 의해서 영향을 받을 수 있는 모든 사람들이 "무의미함"의 결정과정에 참여해야만 한다고 여기며, 그 결과 결정의 방식은 〈환자 - 의사 - 가족〉이 포함된 "공동의사결정"이 되어야 할 것이다.

이러한 맥락에서 '연명치료중단'을 위한 '무의미함 판단 기준'을 마련함에 있어서 우리가 강조해야 할 점은 고정불변의 규칙 내지는 기준을 마련하는 것이기 보다는 〈환자 - 의사 - 가족〉 간의 일치에 도달하기 위한 논의, 상담과 검토의 '과정'을 수립하는 통로(communication)를 확립하는 것이 중요하다.

따라서 우리는 공동의사결정(共同意思決定)을 통한 무의미함 결정의 성공적인 협상과 일치를 실현하기 위한 소통(疏通)의 기술을 개발하고 제도적 장치를 마련하는 것에 더욱 주력 해야만 한다.

의료계(의학계)가 아직도 의료 전문직종의 "전문직 내부적 가치 기준 정립(內部的 價值基準定立)"을 이룩하지 못하고, 단지 환자나 환자 가족, 또는 보험당국이 지불 할 수 있는 치료만을 제공하는 의료 '서비스' 제공집단으로 후퇴한다면, 이는 고통 받는 환자를 위한 치료를 해 주어야 하는 전문직종으로서의 치유직종(治癒職種)이라고 내세우지 못할 것이며, 그렇게 되면 주어진 중요한 역할과 주장이 없어질 것이고, 대신, 의료 집단은 다른 직종군을 만족시키는 상업/기업 집단이 되고 말 것이다.

의료가 필요로 하는 주장은, '의학적으로 무의미함'이라는 단어에 집착하지 말고, 이 용어의 참 뜻을 더 깊이 분석하고 이 용어에 깊이 간직된 깊은 뜻을 재 음미 할 필요가 있음이 강조 되고 있다.

일부 다른 학자들은, 중환자(重患者)의 사망 예후에 대한 엄밀한 양적 생리적 측정법을 개발한바 있고, 그중 가장 영향을 미친 시도(試圖)가 APACHE (Acute Physiology and Chronic Health Evaluation) 평가체계(評價體系)이다. (참고: 제 1부,VIII-[1])

이 평가체계는 3개 종류 이상이 개발 발전되 나오고 있는데, APACHE II 가 현제까지 가장 많이 이용 인용되고 있고, 세 번째 체계인 APACHE-III 도 1991년에 40개 병원 중환자 집중치료실에서 수집된 17,440 환자의 소견을 근거로 이룩된 고도로 예언적인 예후판정 지수로 입증되고 있다.

그러나, 이런 예후판정지수는, 환자 집단의 정확한 예후 판정을 제공하고, '의학적으로 무의미함' 관련 토의의 부차적인 어구가 될 수 있지만, 어떤 수준의 치료가 특정 개인 환자에게 '무의미한 치료' 라는 개별 정의(定義)를 하는 문제에 관련 해서는 문제 해결에 도움이 되지 못한다.

이런 정의(定義)를 사용해서, Schneiderman 등은, 일단 치료가 '무의미하다고' 판단되면, 의료진은 그런 치료를 환자에게 시술할 윤리적 의무가 없다고 논박하고 있다.

그들이 이해하는 가정(假定)은 치료가 환자에게 어떤 효과를 나타낸다고 해도, 그 효과가 환자에게 반듯이 이로움을 주는 효과라고 할 수 없다는 것이다.

환자에게 나타나는 '치료 효과'와 '환자에게 이로움을 주는 효과'와의 구별은 중요한 견해가 될 수 있다. 즉, 어떤 치료가 '무의미한 치료'라고 정의(定義)되기 위해서는 치료가 환자에게 영향을 주는 치료라야 하며 그 치료 결과 환자가 사망에 이르게 되면 담당의사는 그 치료는 환자에게 이로움을 주는 치료는 못 되는 것이라고 주장할 수 있다.

Schneidermann의 정의(定義)에 대해서 일부 비평가들은 반대를 나타냈으며, 이 "정의"에 대한 의료계의 합의를 이루는데 성공하지 못하고 있다.

환자에게 얻어지는 치료 효과가, 6주일간의 추가적인 환자 생명의 연장이나 1%의 생존가능성의 이득이, 환자에게 도움을 주고 있느냐 여부는, 환자의 생각과 목표에 달려 있다고 할 수 있다. 더구나, 의사들의 '언제 치료가 무의미(futile) 해지는 것이냐'의 예후 판정은, '양적 무의미'의 '정의'로부터 현저히 벗어나 있다. 즉; 병원의 전공의가 심폐소생술(CPR)이 양적무의미(quantitatively futile)라고 생각하는 경우의 예에서, 다섯 전공의 중 한 사람은 환자의 회복율이 10% 이상일때도 양적무의미로 생각 하고 있다는 조사결과도 있다.

양적무의미한 치료(quantitative futility)는, ICU 환경에서는 거의 적용이 안 된다,

많은 주석자(註釋者)들은 '연명치료 중단'의 기준으로 '무의미한 치료(futility)'를 사용하는 것을 거부하며, 대신 '무의미한 치료' 문제를 환자 가족과 의료제공자 간의 신중한 교섭(careful negotiation)으로 도움(이익)을 얻을 수 있는 의견차이(상충, 相衝)(conflict)라고 생각하는 것을 선호하고 있다.

미국의 'Texas, Virginia, Maryland, California 州에서는 소위 말하는, "의학적으로 무의미한 치료 법안"(Medical Futility Law"를 제정하여, 의사(醫師)들에게 환자가족의 주장에 반(反)하는 연명치료 중단에 대한 법적책임으로 부터의 구제를 제공하고 있다. 예를 들어, '텍사스' 州의 경우, 연명치료

를 중단하는 문제를 두고 의료진과 가족이 윤리위원회를 통해서도 합의(해결)을 못 얻는 경우, 병원은 환자를 그런 치료를 제공 해줄 병원으로의 전원(轉院)을 주선해 주어야 한다. 만일 이것이 실패하면, 10일후에 병원과 의사는 '무의미한 치료' 라고 판단된 치료를 일방적으로 중단할 수 있다. 그래도 환자 가족이 불만스러울 때는, 환자 가족은 주 법원(State court)에 항소할 수 있다. 초기 통계는 이 법 시행 후, '윤리위원회' 에 '무의미한 치료' 관련 자문 요청이 증가 했고, 대부분의 가족은 이 과정을 통해 연명치료 중단에 동의 했고, 약 10-15%가 연명치료 중단에 거부를 보였다.

Texas州에서는, 이 법 시행 후 7년 동안, 12예의 환자가 법정의 송사로 진행 되였다.

[3] 중환자집중치료실(ICU)에서의 "무의미한 치료(futile treatment)"의 정의(定義)와 중단(中斷):

'무의미한 치료(futility)' 를 객관적으로 정의할 수 있는가?하는 것은, 의료 시술현장에서는 아주 중요한 결정이 되며, 의료인에게는 필수의 지침으로 될 수 있다. 그리고, 의료시술(醫療施術)에서의 futility에 대한 간단한 정의(定義)는, "환자에게 치료를 시행함으로서 유익함을 줄 수 있는 '합당한 가망' (reasonable chance)이 없는 치료를 계속 하는 것"이라고 정의 되어 왔다.[43,44)]

그러나 이 정의는 '합당한 가망' 을 규정하는 정확한 양적도량법(量的度量法)을 제공하지 못하는 취약점이 있어, 전반적인 지지를 못 받고 있다. futility의 양적무의미(量的無意味)를 정의하기 위해서, Schneiderman과 그의 동료는[42-45)], '의사가 자신 개인이나 동료의 경험상 또는 보고된 경험적 자료에 의한 판단으로 지난 100명의 환자에서 효과가 없는 치료라고 결론 되면, 그 치료는 futile 하다고 판단 해야 한다' 라고 제안하였다.

그 치료가 futile 하다고 결정하는데는, 의료진의 단독 판단이 아닌, 의사(醫師)는 이런 의료 정보를 환자/가족과 공유(共有)하면서 그들과의 진솔한 소통(疏通)(communication)을 통해 합의 결정을 할 의무가 있다는 주장과 이론이, Schneiderman의 futility 정의(定義)를 취약하게 만드는 이유가 되고 있다.

일부 저자들은 특수한 환경에서는, 의사는 '무의미한 치료'를 시작 하는데에 저항하거나, 일단 '무의미한 치료' 라고 판단된 치료를 중단하는, 전문가로서의 의무가 있다고 주장하기도 한다. 그러나 '무의미한 치료' 정의(定義)에 대해 반대하는 주장은, '100에 하나보다 낮은 치료 효과' 라는 근거로, futile치료라고 판정하는 치료는, 드물다고 반박 하고 있고, 더 잘 계획된 임상시험(clinical trial)에 근거한 더 엄격한 기준이 필요하다고 주장한다. '의학적으로 무의미한 치료' 라는 정의에 잘 합치(合致)하기 위한 임상상황(臨床狀況)을 위해서는, 그 임상상황(환자들의 조건등) 범주가 더 확실히 정의(定義)되고 재현성(再現性)이 있어야 되는, 어려움이 뒤따르는 한계성을 가지고 있다. 특히 중환자실의 환자 상황은, 임상시험 대상 선택에서의 '가입기준(entry criteria)' 에 합당한 100예의 환자의 동질성(同質性) (homogeneity)을 얻기가 어려우며, 임상연구 대상환자의 이질성(異質性) (heterogenicity)이 연구결과의 취약점으로 지적되고 있다.

따라서, 임상적 실제와 관련되고 또 쉽게 적용 할 수 있는 잘 정의된 스코어(채점)법은, 아직 '의학적으로 무의미한 치료' 문제를 해결 할 만큼의 완성에 이르지 못하고 있다.

[4] "무의미한 치료"에 대한 의료(醫療) – 비의료(非醫療)간의 이견(異見):

(1) 〈의료에서는 결과의 확실성이 존재하지 않는다〉는 이견(異見):

치료 성공 여부는 확률 개념으로, 의료에서는 확실성(確實性)은 존재하지 않으며(의료에서는 100% 확실함은 존재 하지 않으며), 치료의 결과가 높은 확률을 나타낸다고 해도 이에 대한 결과가 모든 개별 환자에 있어 동일할 수는 없다는 것이다. 이러한 점에서, 만약 생존의 가능성이 1%보다 낮은 확률을 가지는 환자라면 누구나 그 환자의 개인적 상황에 대한 고려 없이 치료가 무의미한 것으로 결정되어야만 하는가의 문제가 제시 될 수 있다고 주장한다.

따라서 설사 우리가 무의미함을 결정하기 위한 통계학적인 확정 정의 입장에 동의 할 수 있다 하더라도, 우리는 의사들이 치료적인 간섭의 성공 가능성을 측정하는 것에 대해서 완전히 신뢰할 수 없다는 것이다. 다시 말해서 시험의 설계, 대상환자의 선정 기준, 통계 기법의 선택, 데이터의 선택기준, 수집 방법과 기록의 언어와 방법과 '데이터'의 서술이 필연적으로 의사(醫師)의 가치, 신념과 세계관에 의해 영향을 받는 '가치 부담적'인 것이기 때문에 어느 누구도 판단이 전적으로 객관적, 즉 '가치중립적'이고 과학적 내지는 생리적 결정이라고 가정할 수 없다는 것이다.

또 '인간의 의미'가 단지 생물학적인 생명의 연장 가능성에 의해서만 결정되는 것이 바람직한 것인가의 문제도 제기된다는 것이다.

실제로 사람에 따라 생명에 대한 다양한 가치를 가지기 때문에 생명의 연장과 관련된 치료목적의 결정에 있어서 확실한 기준을 설정하기가 매우 어렵다.

따라서 '양적 무의미함'에 근거한 의학적 무의미함의 판단은 총체적인 삶을 영위하는 인간으로서의 환자에 대한 이해를 망각한 채 단순한 의학적 기준을 통해 환자의 생물학적 생명연장을 고려하게 되는 한계를 가지게 된다고 논박하고 있다.

구체적으로 만약 '무의미함'의 개념이 치료가 언제나 어떤 생리적결과를 만들어낼지 여부에 대한 것이라면, 의사에게 이에 대한 일방적인 권위를 주는 것은 당연하게 받아들여질 것이다. 즉 인간의 삶과 죽음을 구분하는 정확한 '의학적기준'이 존재하고 이에 따라 환자치료의 '무의미함'이 결정될 수 있다면, 연명치료중단에 대한 논쟁은 발생되지 않을 수 있기 때문이다.

그러나 '의학기준'은 확실성에 근거한 것이 아니라 확률(確率) (probability)에 근거한 통계수치로서 언제나 변수가 있고, 임상에서는 결과의 '확실성'은 존재 할 수 없으며 치료 결과에 대한 확실성이 100% 일 수 없는 가변성(可變

性)의 통계 수치이다.

또한 설혹 어느정도 확실한 의학적기준이 존재한다 하더라도 인간의 삶과 죽음을 단지 생리적기준에 의해서만 결정될 수 없다는 것이다. 즉 환자의 '삶의 질(質)'이 고려 되어야 한다고 인식 될 때, 연명치료중단에 대한 일정한 기준이 마련된다 하더라도 다양한 상황과 환자 상태를 포함하는 수 많은 종류의 생명의 가치에 대한 규범적인 질문을 포함하기 때문에 생명연장/ 연명치료 중단 및 '무의미한 치료' 여부등과 관련된 확실한 기준을 설정하기가 매우 어렵고, 연명치료중단에 대한 논쟁은 계속 활발하게 진행될 것이라는 주장이다.

따라서 '양적무의미함(quantiative futility)'에 근거한 '의학적 무의미함(medical futility)'의 판단은, 총체적인 삶을 영위하는 인간으로서의 환자에 대한 이해를 망각한 채, 단순히 의학적 기준을 통해 환자의 생물학적 생명연장만을 고려하게 되는 한계를 가지게 된다.

(2) 가부장적 의사(家父長的醫師)(physician paternalism)와 환자의 자율성(自律性)(patient autonomy) 확산:

"무의미한 치료"에 대한 또 다른 정의(定義)는, "무의미한 치료"는 "환자의 목표"에 맞춘 정의(定義)라야 한다는 것이고, 다시 말해서, 환자는 그가 원하는 어떠한 치료를 치료결과에 불구하고 의사에게 요구할 자격이 있다는 것이다.

의학적 의사결정과정에서 중요한 원칙으로 여겨지는 환자의 자율성 존중은, 환자에게 행해지는 치료에 대해서 환자의 자율적인 의사를 존중해야 한다는 것이다.

이것은 의학적 의사결정과정에서 환자의 가치는 다른 누구의 가치보다 명백하게 우선권이 주어져야 한다는 것을 의미하고 심지어 생명을 유지하는 치료라 할지라도 환자가 기본적으로 어떤 치료를 거부할 수 있다는 사실에 토대를 둔다.

따라서 현재 의료에서 환자 자율성 존중의 원칙은 심지어 환자의 의사결정이 그들에게 최선의 이익이 되지 않는 것으로 명확히 판단되는 경우에도, 가장 중요한 원칙으로 여겨진다.

이런 견해는 전(前) 세기(世紀)에 있었던 "의사의 강한 가부장적 진료 남용"에 대한 "환자 자율성 확보 운동"의 일환으로 야기 되었고, 이런 견해는 타당한 면도 있으나 확실히 결함이 있는 주장이며, 환자가 요구한다고 해서 해(害)가 될 수 있고 효과도 없는 의술(醫術)을 의사(醫師)가 시술할 의무(義務)는 없는 것이다.

실지로, 외과의사들은, 의료를 잘 모르는 환자가 요구하는 수술을 수술할 수 없는 경우라고 거절하는 것 같이, 거의 매일, "의미 없는 치료"(futile) 결정을 하고 있다고 예시 되고 있다. 또 다른 예(例)로, 만일 환자의 목표가 운동선수 금지약물인 동화작용홀몬제(anabolic steroid)를 사용해 '보디빌딩(bodybuilding)' 세계선수권자가 되고 싶다고 의사에게 금지 약물 투약을 요구할 때, 의사는 윤리적으로나 법적으로 환자의 요구를 들어줄 의무가 없는 것이다. 이와 같이 환자의 목표를 달성하기 위해 의사(醫師)가 해주어야 하는 한계와 의사의 금기(禁忌)사항이 많이 있으며, 의사(醫師)는 환자가 소망하는 비현실적인 기적을 이뤄줄 의무가 없는 것이다.

환자(및 환자 가족)의 진료현장의 자율성의 문제는 특히 우리나라에서 더 힘든 의료 환경을 빚고 있다.

즉: 정통의료(표준의료)의 검증된 치료법이 아닌 민간 요법이나 사이비(似而非) 요법이 우리 사회에 우려할 정도로 범람하고 있고, 국민들을 과대광고와 개별 접촉 방법 등으로 특히 만성경과의 치료가 어려운 질환을 앓고 있는 환자나 가족을 대상으로 공략하고 있어, 이를 믿고 이런 치료를 담당의사에게 요구하는 경우가 적지 않은 현실에서, 환자와 환자 가족의 요구를 담당의사가 수용 하는데에는 한계가 있음이 우리나라의 의료 환경과 현실이라고 할 수 있다.

또한 국가에서 발행한 의사 면허, 전문의 면허를 획득한 의사의 임무, 책임 및 진료권에 비추어 볼 때도, 자기가 치료하는 환자의 생명과 건강유지를 위해서, 자기 스스로 믿지 않는 치료법을, 환자나 보호자가 요구한다고 해서 시술할 수는 절대로 없는 것이며, 모든 치료법과 치료약이 부작용 가능성과 치명적인 결과를 가져 올 수 있다는 의료현장의 전문성과 환자 생명의 안전성이 법익(法益) 중 최고의 가치를 가진 법익이라는 법정판결문을 참고하더라도, 검증 않된 치료를 환자가 요구할 때 이것을 거절할 임무와 권리가 의사에게 주어질 수 있다는 것은 당연한 이치가 된다.

그러나, 오늘날에 와서는, 의료의 행태가 환자 중심의료로 전환함에 따라, 모든 의료 시술은 환자(또는 보호자)의 동의하에(informed consent), 시행하는 사회가 되었으며, 특히 연명치료에 관한 한, 환자측과의 지속적인 소통과 환자를 위한 진정한 복지가 무엇인가를 상호간에 찾아서 지켜주어야 하는 것이 정도(正道)가 되고 있다.

(3) 〈생리적무의미(生理的無意味)(Physiologic futility)〉의 개념 :

또 다른 형태로 제안되는 "의학적으로 무의미한 치료"의 정의(定義)는, '신체의 어떤 생리기능도 회복될 가망이 없어지는 한도 까지로' 규정 되어야 한다는 것이다.

이 제안에 의하면, 의사는 어떤 치료가, 환자 신체기능의 한 부분이라도 유지 하는데 도움이 되었다면, 그 치료를 무의미한 치료로 간주할 수 없다는 것이다. 환자가 영구적으로 의식불명 상태에 있다거나 질환 말기의 마지막 시간에 처해 있더라도, 심장 압박술(cardiac compression)로 심장 박출 기능이 유지 된다든가 인공기계 호흡기에 의하여 호흡기내 공기소통을, 또는 신장투석에 의해 신장 노폐물을 제거하는 등의 신체 기능이 유지 되었다면, 그 치료를 무의미한 치료라고 할 수 없다는 것이다. 요컨대, 의료기계에 의한 의료기술의 신체 부분적 효과가, 그 부분적 치료 효과를 감지할 수 없는 의식 없는 환자 자신보다, 더 중요하고 관심의 초점이 된다는 의견이다. 이 개념에 의하면, 의사(醫師)는 연명의술로서 연명이 가능한 한, 심지어는 '지속적식물인간(持續的植物人間)' 에서도, "의학적으로 무의미한 치료"라고 선언할 수 없다는 개념이다.

그러나 이런 개념을 주장하는 사람들은, 의사에게 연명치료의 시행 의무를 부과하지 않는, "의료의 고전적전통(古典的傳統)(Classical tradition of Medicine)"에 대해서 간과(看過)하고 있음을 상기 시키고 있다.(Amudsen 1978)[32)]

고대 '그리스'와 '로마'에서는, 특히 '히포크라테스'의 기록을 통해 표현된 것을 인용하면, 의사(醫師)의 임무는 자연(自然)이 건강을 회복시켜 주는 것을 도와주고 아픈 환자의 통증을 경감 해주는 것이라고 기록하고 있고, '삶'과 '죽음'을 자연 순환의 일환으로 생각 했다. 종교가 지배적인 역할을 하던 서방 유럽에서의 중세 후기(中世 後期)와 17세기 이후에 들어와서는, 과학자들은 과학이 자연을 지배하는 능력이 있다고 생각했으며 이때부터 인간생명 연장의 목표가 가능하다는 개념을 갖기 시작했다.

그러나, 현시대 이전의 신학자 과학자나 누구도 오늘날의 다양한 '인간생명의 존재'(人間生命의 存在)에 대해서 상상 조차 할 수 없었을 것이며, 발달된 현대 의료기술로 인해서 '건강한 생명'과 '죽음' 중간위치에 많은 환자가 자리 잡고 있게 되었고, 그 한 예가 '지속적식물인간상태(持續的植物人間狀態)(Persistent Vegetative State)'라는 환자 상태이며, 이런 진단은 1970년대 이후부터 생겨난 단어가 되었다.

그럼으로, 인간의 생명을 유지해야 한다는 의학의 목표가, 의료전문직의 역사적 전통에서 볼 때, 모호(模糊)한 어근(語根)과 분명치 않은 의미를 가지게 되었다고 할 수 있다.

(4) 〈의료비용 문제가 결정에 중요하게 되므로, futility는 불필요한 개념이다〉라는 의견과 주장;

일부 담론자들은, futility 논쟁은 결국 한정된 의료재원(醫療財源)과 관련되어, 불가피하게 충돌하는 격론으로 돌입하게 될 것이라고 예측 전망하고 있다.

의사(醫師)들에게는 한계가 있는 의료자원을 '환자에게의 이로움'이 있을 것이라는 판단아래 재원 활당을 하는, 윤리적 권한이 제한되어 있으매, 단지 사회(社會)만이 부족한 의료자원의 활당에 있어서 비의료적인 지침의 타당성을 결정하는 '윤리적위임(ethical mandate)' 을 맡게 된다.

사회는 의료비용견제(醫療費用牽制)계획의 일환으로 의사가 futility 개념을 이용하는 것을 용납 시인 하지 않으며, 이것은 기만(欺瞞)이고 의사의 직업적윤리를 지킨다는 주장에 조롱(嘲弄) 대상이 되게 한다고 논박하고 있다.

(5) 〈의료윤리를 넘어선, 법적 사회적 규칙의 체계에서 수용되어야 하는 행위〉라는 개념의 주장;

연명치료중단과 관련된 의학적 의사결정의 어려움은 이러한 결정은 환자의 죽음과 직결되는 것으로서 의료의 영역에 속하기는 하지만 궁극적으로 그에 대한 의사 결정은 단순히 의료의 문제만은 아니라는 주장에서 비롯된다. 다시 말해 의사들은 연명치료중단 결정의 상황에 직면하였을 때, 그들의 특별한 전문직의 윤리를 넘어서는 법적 사회적 규칙의 체계내에서 행동해야만 한다는 것이다.

이러한 점에서 연명치료중단에 대한 결정기준이 마련되어야 할 것이며, 이는 법원의 결정에 의한 결과라기 보다는 이러한 문제에 관심을 기울이고 사회적 일치(Social Consensus)에 도달 하고자 노력하는 많은 사람들의 논의의 결과로서 달성 되어야만 할 것이다.

Chapter 3

'무의미함'의 단어(單語)의 덫을 넘어가는 정책의 필요성: (절차과정의 바로잡음)[38,39,40,41,42]

<절차적정당화(節次的正當化)수순(Procedural Fairness as a solution)>

많은 제안된 '무의미한 치료'에 대한 정책의 문제는, 애당초 초기 정책의 입안과정과 각개 환자의 '무의미한 치료' 결정과정이 잘못 되었다는 것이고, 그 이유로서 정책 입안에 있어서 제한된 관점일 뿐만 아니라 정책의 실행에 있어서 환자와의 관련성이 제한되어 있다는 점이 지적 되고 있다.

극소수의 예를 제외하고는, 대부분의 '무의미한 치료'의 정의(定義)는, 비교적 적은 범위의 개별병원의 의견을 반영하고 있고, 또 중요한 것은, '무의미한 치료'를 정의 하는데 있어서, 제한된 의견이 불충분하게 공개 되어 있으며, 그 결정의 정당성에 대해서 의문이 제시 되고 있다. 또한 어떤 정책은, 개별의사의 '무의미한 치료' 판정에 있어서 병원당국의 적정한 검열 없이 일방적으로 결정하고 있으며, 또 다른 경우에는 결정과정에 있어서 환자측의 참여 없이 일방적으로 결정하고 있으며, 또는 결정과정에서 환자 측의 참여나 의견 제시의 기회가 허용되지 않고 있기도 하다. 또한 아직도 일부 병원에서는 환자의 '타 병원 이송의 권리'에 대한 규정도 마련 되어 있지 않다.

또 많은 정책은, '의학적으로 무의미한 치료'를 제공하지 않는다고 해도,

기타의 포괄적인 완화의료(緩和醫療)(palliative care)를 제공해야 하는 정책을 제기하지 않고 있어, 결과적으로 환자를 방기(放棄)하는, 내버려두는 결과를 초래하고 있다

유용(有用)한 개념으로서의 '무의미한 치료'의 정의(定義)를 거부하는 것은, 환자측의 제한 없는 치료요구(治療要求)를 뒷받침하려는 것은 아니고, 반대로, 담당의료진은 더 이상의 치료가 근본적으로 잘못 시술되고 있다는 충정(忠情)의 마음으로 그러한 치료를 반대하고 있다고 할 수 있다.

의료계의 과제(課題)는, 의료진이 일방적인 '무의미한 치료' 선언 하는 것을 피하고, 그런 일방적인 결정 선언이 잘못 되었다는 인식/ 평가를 하게 하는 노력이 필요하다.

'치료의 무의미함'에 대한 질문이 일어나는 여러 경우에 있어서, 담당 진료진이 믿기는, 논의되고 있는 치료가 환자 입장에서의 관심사가 되지 못하고 더 이상의 치료를 요구 하는 주장은 잘못된 이유와 비현실적인 기대와, 부정(否定) 또는 죄악감(罪惡感) 같은 심리적 요인에 기인한다고 믿고 있다. 이런 진료환경에서는, 진료 담당자는 치료가 계속되는 경우, 환자 본인에게 어떠한 이득(치료효과)이 얻어질 수 있는지에 대한 자세한 설명과 이해를 전달해 주는 모든 노력을 해줄 의무가 있게 된다.

만일, 환자가 질병자체의 예후 경과와 치료를 계속할 경우에 대한 비현실적인 기대감과 환자의 치료 목적이 잘못 인식되어 있을때는 진료담당자는 그 잘못된 인식을 바로 잡아주려고 노력하여야 한다. 실지로 의료진(醫療陣)의 불충분하고 무감성(無感性)한 환자측과의 소통(疏通)이, 비현실적인 요구의 대부분을 설명하고 있으며, 상호간의 소통과 심의(審議)가 많은 문제점을 해결 해 준다.

윤리적협의(倫理的協議) 과정을 수립 유지하는 것이 많은 이점을 나타내고 있음을 경험적 연구에서 밝혀지고 있다. '환자의 관심'이 무엇이냐에 관련 되어 내려진 판단은, 환자 자신의 입장 견지에서 판단하는 반면, '무의미한 치료' 라는 언어에 의한 판단은, 환자에의 '이득' 과 '부담'을 결정하는 객

관적이고도 공평한 표준이 있을 것이라는 그릇된 가정 하에 판단되고 있는 것이다.

그럼에도 불구하고, 의료진이 계속적으로 환자 우선의 의료임을 명확하게 설명해도 일부 환자나 가족은 연명치료의 계속을 요구하여, 그런 치료를 제공해야 하는 의료진을 힘들게 하고 있다. 이런 경우, 환자나 환자 가족의 요구에 대한 제어(制御)되지 않은 의료진(醫療陣)의 맹종(盲從)은, 두 가지의 다른 가치관과의 충돌을 갖게 된다. 즉 "전문직의 목표(professional ideals)"와 "사회적 합의(social consensus)" 이다.

즉, 의료전문직의 목표는, 확실히 〈환자의 소망을 존중 한다 〉는 목적을 포함하고 있으나, 또한 인정 많은 의료와 환자의 고통을 줄여주어야 하는 의무와 가치가 주어져 있다. 더욱이, 의사(醫師)와 의료제공자들은 그들의 지식과 기술이 현명하고 효과적으로 사용될 수 있게 하기 위한 노력에 진정한 관심을 가지고 있다. 예를 들어, 외과 의사(外科醫師)가 그들의 전문적 판단에 부적절한, 의학적으로 적응이 아니 되는 수술의 요구를 계속적으로 요구받고 압력을 받는다면, 그것은 '스트레스' 가 되고 의사 전문직의 위신(威信)과 의료의 목적 수행에 손상이 될 수 있다.

'전문직의 원측' 에의 호소(呼訴)가, '환자 중심의 가치' 를 희생 시켜 의료진의 의료원칙을 유지 보호하는데 유용한 도구가 될 수는 있지만, 이들 원리(목표)는 다른 가치에게 반(反)하는 합당한 요인이 될 수도 있다. 이런 시각(視角)을, '무의미함' 의 결정과 무관한 것이라고 버리라고 요구 하는 것은 '의료 시술' 의 본질이 의미하는 것을 거부하는 것이 되는 것이다.

의료 전문가들이 그들의 의료윤리를 위배하면서 까지 잘못된 의료시술에 참여할 필요는 없다고 믿고 있지만, 법률분야는 아직 이 문제에 대해서 불확실한 상태에남아 있다.

〈〈 절차적정당화(節次的正當化)과정 (Procedural Fairness) 〉〉

법정(法廷)은 의료 전문직의 '윤리적성실성(倫理的誠實性)(professional integrity)' 의 보호를 뒷 받침 하고 있음이 법정 판례로 제시되고 있으며, 이

것이 효과 없는 치료를 고집하는 환자나 한자 가족의 요구로부터 의료진을 보호하는 보호 조치가 될 수 있다.

법정이 '의학적으로 무의미함'에 대한 정의(定義) 문제에 대해 적극적이지 못한 것은, 법정은 의료진이 그들의 판단으로 '무의미한 치료'라는 진단 하에 일방적으로 치료 중단을 결정하고 시행할 권리가 의료진에게 있다는 것을 인정하지 않고 있음이 한가지 이유가 될 수 있다.

한 연구조사의 결론에 의하면, 〈'환자가 원하는 치료'를 담당의사가 그 치료가 '의학적으로 무의미한 치료'라는 이유 하에 거절하려는 법정 논쟁〉에서, 거이 모든 알려진 예의 법정판례는 법정이 환자 측 요구를 수용하는 판결을 유지하고 있다.

법정이 의료진이 의료시술에서 '무의미한 치료'라는 일방적 진단하에 치료를 중단할 권한을 인정하지 않는 이유에 대해서는, 의료계 자체가 근원적인 원칙에 대해서 내부적 합의를 못하고 있는 것이 그 원인이라고 평석되고 있다.

이미 언급된 바와 같이, '의학적으로 무의미함' (futility)에 대한 특별한 정의(定義)와 경험적 판단에 의해 더 이상의 치료가 '무의미하다'는 결정 등에 대해서 합의가 이뤄지지 못한 상태에서, 논객들은 중요한 문제는 자율성(自律性)이 의료진과 환자측 어느 쪽이 주 결정권을 가져야 하는지를 합의하지 못함에 있다고 지적하고 있다.

많은 경우, '의학적으로 무의미함'이라는 용어는, 의사가 환자 치료에 대해 어떻게 느끼고 있는가에 대해서 매우 유용한 서술(敍述) 표현이 되지만, 그러나, 이 정책의 기본으로서의 서술적개념(敍述的槪念) 사용은, '무의미함'의 이해를 효과적으로 전달함에 못 미치고 있다는 문제를 제시하고 있고, 또 왜 더 이상의 치료가 '무의미 하다'는 것을 환자나 환자 가족에게 설명해야 된다는 의료진의 의무를 면하게 하지도 못하고 있다.

'더 이상의 치료가 무의미' 하다는 판단은, 치료를 중단해야 된다는 결론 신호가 아니고, 대신 환자와 논의를 시작 해야 하는 어려운 과업의 시작이 되어야 한다.

이 분야의 해결을 위한 최근의 노력은, '무의미한 치료'라는 결정을 하기에 앞서, '무의미함'에 대한〈"논의과정(論議過程)"〉을 강조하는 정책의 수립을 강조하고 있다. 이런 노력에는, 환자와 환자 가족과의 대화 및 소통이 중심으로 되어 있다.

의료시술(醫療施術) 결정의 또 다른 면의 가치(價值) 표현에 있어서 중요한 것은, 사회적 합의(社會的合意)(Social consensus)가 이루어져야 함이다. 오늘날과 같은 다원적사회(多元的社會)에서는 개인적 가치와 이해관계가 아주 깊게 관련 되어 있어, 더 이상의 토론과 부가적인 사실의 첨가에도 이견(異見)이 해소(解消)되지 못하고 있을 때가 많다.

어떤 중대한 전기(轉機)로, 이 의견 상충(相衝)의 해결은, 사회적 결정을 위한 명백한〈공공 결정과정(公共 決定過程)(public decision-making process)〉을 필요로 한다.

'사회적합의(social consensus)'를 이룩하기 위한 노력 중에 가장 뚜렷한 문제는 '지속적식물인간상태' 환자에서의 연명치료 관련 문제라고 할 수 있다.

법적 견지에서 보면, 관련문제에 대한 논의는 Karen Quinlan 판례로 시작해서 Nancy Cruzan 판례 까지 파급되어 왔다.

이 판례들은, '지속적식물인간상태'의 환자 치료에서의 윤리적 문제에 대한 인식을 확산시켰으며, 이런 상황에서 연명치료중단 결정의 수용 견해를 굳히는데 도움이 된바 있다. 반면에, 이런 결정에 누가 최종 결정권을 가질 수 있느냐에 대한 논의는 아직 미정된 상태이고 오늘의 사회적 의료적 환경에서 해결해야 할 과제로 남아있다.

일부에서는 최종 결정은 환자와 환자 가족측의 권리라고 논박하는 반면, 또 다는 편에서는 경우에 따라서는 이 환자측 결정의 권한은 번복(飜覆)될 수 있다고 주장한다.

예를 들어, 'Hasting Center' 와 'Society of Critical Care Medicine'의 결론은, '지속적식물인간상태' 환자에게 중환자실 치료를 계속 제공하는 것은, 의료재원의 오용(誤用)이라고 했고, 미국 대통령위원회(President' s Commission)는, 만일 그러한 치료가 '지속적식물인간상태'가 아닌 환자 치료에 필요하다면,

'지속적식물인간상태' 환자의 연명치료는 제거되어야 한다고 발표한바 있다.

이와 같은 논쟁이 어떻게 결론 지어질지에 대해서는 미지이지만, '지속적식물인간상태' 환자에 대한 의료적, 법적, 및 윤리적 사고와 문제가 '사회적 합의' 간에 어떻게 발전되어 간다는 하나의 예시가 되고 있다.

대부분의 예에서, 환자가 지니는 가치(價値)와 관련해서 환자나 환자 가족과의 소통의 개선을 계속 노력함으로서 문제 해결에 큰 도움이 되고 있다.

이런 해결 접근방법이 실패할 경우, 의사(醫師)나 의료제공자는, 환자측이 요구하는 치료가 의료 전문인의 윤리와 목표에 합당한가에 대해서 스스로 자문해야 한다. 만일 이러한 목표와 윤리에 어긋난다면, 요구되는 치료에 대응되는 다른 치료기관을 찾거나 이 상충되는 의견을 공중 공개토론회(포럼)에 제출 해야 할 것이다. 더 확산된 견해는 병원윤리위원회(病院倫理委員會) 같은 조직의 기구(機構)의 검열을 통해서 해결을 시도하거나 또는 법정 판정에 의존하게 된다.

즉, 이러한 의료기관내의 일련의 '절차적정당화' 과정(수순)을 거침으로서, 법원 판결에 앞선 의료계 의료기관 내부의 문제로 해결 가능하게 되는 것이다.

결론적으로 표현해서, '의학적으로 무의미함'의 문제는, 그 용어가 목적하는 바와 객관적인 면에서 그 신뢰를 받지 못하고 있다. '의학적으로 무의미함'의 언어 표현은, '생명윤리'의 뜻 모를 언어의 늪 속에 깊이 파묻혀 왔고, 이제는 같은 양식으로 빠르게 늪으로부터 물러서 나와야 하게 되어 있고, 대신, 의료진과 환자 및 환자 가족간의 진솔한 소통의 지혜와 의료행위의 절차를 잘 준수하는 방책으로서 헤쳐나갈 수 있는 임상현장의 문제로 남아 있다.

[1] 우리나라의 연명치료중지에 관한 지침 (대한의사협회, 대한의학회, 대한병원협회):

우리나라는 이미, 2009년 9월에, 대한의사협회, 대한의학회 및 대한병원협회 공동 명의로, '연명치료 중지에 관한 지침제정 특별위원회' 제정으로 "연명치료중지에 관한 지침"을 발표한 바 있고, 그 지침의 목적을, 〈회복 가능성이 없는 환자의 품위 있는 삶을 위하여 연명치료를 적용하거나 중지할 상황에 있는 의료인에게 행위의 범위와 기준을 제시하는데 있다.〉라고 명시하고 있고, 그 대상 환자로 〈2명 이상의 의사가 회복 가능성이 없다고 판단한 말기 환자 또는 지속적식물인간(持續的植物人間) 상태의 환자라고 제한하고 있다. 지침 내용은, (1) 연명치료 중지 결정의 원칙, (2) 연명치료의 대상, 종류, 절차 (3) 연명치료의 중지 (4) 기타, 병원윤리위원회 운영 등 내용을 포함하고 있다.

(참고: 제 1 부, VI-[4]에 전문 수록 되어 있음)

[2] "미국의 의학협회(AMA)" "법사위원회" 보고서 (Report of Council & Judicial Affairs of AMA)

〈미국 의학협회 (AMA, American Medical Association)〉
윤리법사 위원회 "의료윤리 규약 (Code of Medical Ethics)"

2.35: 의학적으로 무의미한 치료(Futile Care)

의사는 그들의 최선의 전문직 판단으로, 그들의 환자에게 도움되는 변화를 가져올 수 있는 치료가 아닌 치료를 시술할 윤리적 책임이 없다. 환자가 요구한다고 해서 그런 요구된 치료를 시술해서는 아니된다.

치료의 거부는, Opinion 2.03과 2.095항에 공개된 의료윤리적 원칙과 수용된 의료 표준에 의거하여 정당화 되며, 의미 있게 정의가 되어 있지 않은 futility 개념에 의한 것이 아니다.(1994년 6월 발표)

2.36: 임종환자진료에서의 '무의미한 치료'

환자의 생명연장을 위한 더 이상의 치료가 무의미하게 되면(futile), 의사는 치료의 방향을 환자의 평안한 마무리를 위한 가료(加療)(care toward comfort and closure)로 변경할 의무가 있다. 그러나 futility의 평가에 있어서 필요한 가치평가(value judgements)가 필요하다. 훌륭한 판단을 위해서는 환자와 환자 대리인의 평가를 고려해야 한다.

치료의 계속 여부의 결정에서 의사나 의료제공팀은, 생리적 또는 기능적 결과 평가로 이용될 수 있는 지역사회의 표준도 고려해야 한다.

그럼에도 불구하고 관련인들 사이에 특정환자에서의 futility 결정에 대해서 의견의 충돌이 지속 될 수 있다. 이로 인해 만족할 결정이 이뤄지지 못해 환자 진료와 가족의 만족, 및 '의사-의료팀'의 기능에 지장을 주는 경우가 있다.

Futility 결정에 대한 '공정하고 만족할 만한 결정'을 위해서 도움 되는 것은:

(1) 모든 크고 작은 병원에서 medical futility에 대한 정책을 채택해야 할 것이다.

(2) medical futility 정책은 "정당한 법의 절차(due process approach)"를 취해야 한다. 〈참고: due process = 정단한 법의 절차 (미국헌법 제5조, 제14조)〉 특정환자에 대한 futility를 결정 선언하기 위해서는 다음의 7가지 단계가 그러한 절차 가운데에 포함되어야 한다.

(a) 환자 및 환자대리인과 의사는, 환자에게 어떤 치료가 무의미한 치료가 되고, 어떤 범위의 치료가 의사, 가족 및 병원에서 수용 가능한 치료이냐에 대해서 사전에 협의 및 이해 돕기를 위해 신중하고 진지한 협의를 하기 위해 시도해야 한다.

(b) 최대한도 효과적인 결정(해결)이 환자나 가족 및 의사간에 이루어져야 한다.

(c) 만일 의견의 불일치가 있으면, 최대한의 합의가 이루어질때 까지 노력을 해야 하고, 외부의 도움이 필요하면 적정한 도움을 받을 것이다.

(d) 병원의 윤리위원회 같은 공기관의 참여를 협의가 이루어지지 않을 경우 도움을 구할 수 있다.

(e) 만일 윤리위원회의 결정이 환자의 입장을 지지하고 담당의사의 결정을 지지 하지 않을 경우는, 환자를 같은 병원의 다른 의사에게 치료를 받게 주선할 수 있다.

(f) 만일 윤리위원회의 결정이 의사의 입장을 지지하고, 환자/가족의 소망을 지지하지 않을 경우는, 환자를 다른 병원으로의 이송을 구할 수 있

고, 그런 경우는 이송시키는 병원에서 이송과정을 도움 주어야 한다.

(g) 만일 타병원으로의 이송이 가능하지 않으면, 연명치료는 제공되지 않아도 된다. (1998년 6월 발표함)

[3] 미국 '텍사스'州의 "텍사스 사전의료지시법" (Texas Advance Directive Act, TADA)

미국 '텍사스' 州, '버지니아', '마릴렌드' 및 '켈리포니아' 州에서는, "의학적으로 무의미한 치료 관련법(Medical Futility Law)"을 제정하여, 의사(醫師)들이 환자 가족의 요구에 반(反)해 연명치료중단을 한 경우, 법적 책임으로부터의 보호를 해 주기 위해 '병원윤리위원회'와 '의료심의위원회'와 협의, 자문 등의 절차를 거치는 '절차적정당화(節次的正當化)(Procedural Fairness)' 정책을 입법해 시행 하고 있다.

'텍사스' 주는, '말기환자의 임종결정'을 규제하는 법규를 채택한 첫 번째 州가 되었으며(1999년 입법), '의학적으로 무의미한 치료' 관련 논쟁과 말기환자의 임종결정에 관련된 윤리적 문제 해결을 위해 "입법상 재가(裁可)된 사법권 밖의 정당한 법의 절차기구(節次機構)(Legislative Sanctional Extra-Judicial Due Process Mechanism)"를 법으로서 규정한 미국의 첫 번째 州가 되었다.

'텍사스' 州의〈'텍사스' 사전의료지시 법령(Texas Advance Directive Act)(TADA)〉은, '연명치료중단'에 관한 협의(協議)에서 진료진(診療陣)과 환자 가족 간의 윤리적 상의(倫理的相議)가 해결되지 못한 경우에는, 병원 당국은 환자를 그러한 연명치료를 제공할 의향이 있는 다른 병원으로의 이송을 주선해 주어야 한다고 규정 하고 있고, 만일 이런 이송 노력이 10일이 지나도록 성사 되지 못하는 경우에는, 병원과 담당 의사는 '의학적으로 무의미하다고' 판단되는 치료(연명치료)를 의료진 일방적으로 중단할 수 있음을 규정하고 있고, 만일 이런 결정에 대해서 환자측이 동의하지 않는 경우는 가족은 법원에 항소(抗訴) 할 수 있게 하고 있다.

그 후, 이 법 시행 2년간 대형병원을 통해 집계된 소견은, 이 규정이 현대 의료의 복잡한 쟁점이 되는 의료문제 해결에 도움이 되고 있고, 이 법이 일선 의사나 환자 및 州의회 입법요원 등에게 큰 관심을 갖고 있음을 나타내고 있었다.

그 후 이 법 시행 후 7년의 실적에 의하면, '사전의료지시 법령'이 시행된 이후 '윤리위원회'의 '무의미한 치료' 관련 협의(協議) 및 자문(諮問)이 증가했으며, 대부분의 가족이 윤리위원회의 결정과 자문에 따라 연명치료를 중단하는데 동의했으며, 10-15%의 가족은 연명치료중단을 계속 동의하지 않았고, 7년 동안에 12예의 환자 가족이 법원에 항소한 기록을 나타내고 있다.

[4] 미국 '보스톤' 아동병원(Children's Hospital Boston, CHB)'의 "전형적인 절차적 정당화 정책(A typical Procedural Policy)"[41)]

'부적당하고 위해(危害) 할 수 있는 연명치료'를 대상으로 발생되는 의견 충돌을 해결하기 위한, '텍사스' 州의 TADA나 '보스톤' 아동병원(CHB)의 정책은, 미국 의학협회(AMA)가 뒷받침하고 전국적인 많은 병원이 채택하고 있는 "절차적 정당화 정책"의 형태를 갖춘 실례(實例)가 되고 있다.

TADA나 CHB 모두에서 '윤리위원회'나 '의료심의위원회'에의 협의 자문을 필요로 하고 있고, 서로의 상충되는 의견을 해결하고자, 환자 가족이 원하는 의료를 제공 하는데 동의하는 다른 병원으로의 이송을, 병원이 도와줌으로서 문제를 해결하려는 노력을 하고 있다.

TADA와 CHB 모두에서, 서로 상충되는 양측의 의견을 조절 해결할 기회가 소진(消盡)되고 상충된 의견의 합의에 이르지 못하는 경우에는, 병원측의 연명치료의 중단을 인정 하고 있다. 즉 환언해서, TADA와 CHB 양쪽이 모두 연명치료의 일방적인 중단을 허용하고 있다.

'텍사스 사전의료지시법령(TADA)'에서는, 환자 가족은 병원 윤리위원회의 결정에 대해 불복하고 법원에 제소(提訴)하는 선택을 제한하고 있으며, 법원에 제소하더라도, 법원이 다른 병원으로 이송을 주선해야 하는 가족의 시일제한(10일)을 연장할 수 없게 제한하고 있다.

반면에, CHB 에서는, 병원 윤리위원회의 결정으로 환자의 연면치료를 중단하고자 할때, 환자 가족에게 통보함과 동시에 병원의 이런 결정에 대해 환자 가족이 법원에 청원을 통해 병원 결정을 저지할 수 있는 법적 권한이 있음을 동시에 통고하게 되어 있다. CHB 정책은 특히 강조해서 병원의 일방적인 연명치료중단 조치는, 담당의사의 단독결정이 아닌 병원 윤리위원회등의 공공기관(公共機關)의 공식결정이어야 함을 강조하고 있다.

절차적정당화(節次的正當化) 수순의 이점은, TADA나 CHB 양쪽 모두의 경우에서, 대부분의 논쟁건수를 법원에 제소 되기 전에 해결하는 이점을 공유하고 있다.

법원의 결정이 요구되는 경우, 그 결정과정은 수개월 내지 수년이 소요될 수도 있는데 반해, 병원내 해결을 시도하는 경우는 수 시간 내지 수일 내에 해결을 도모할 수 있다는 이로움이 있다. 특히 법원의 결정은 임상의학의 전문적인 문제가 제시될 때 어려움을 내포하고 있어 더 많은 시간이 소요되고 있고, 또한 환자 가족측의 결정에 심리적인 영향도 미치고 있다. 예를 들어, 환자 가족이 연명치료를 중단하겠다는 의료진의 결정에 동의하라고 하면〈우리들은 그렇게 할 수 없습니다. 그러나 그런 결정에 대해서 법정에서 싸우고 싶지는 않습니다. 만일 법이 연명치료를 중단해도 좋다는 결정을 한다면, 우리도 그렇게 해야 한다고 생각합니다.〉라는 반응을 보통 나타낸다. 다시 말해서, 환자 가족은 실지로 연명치료를 중단한다는 것에 대해서 반대하지는 않지만 이런 결정에 참여했다는 윤리적 심리적 부담을 공유하기를 원하지 않고 있다. 일단 이런 어려운 결정이 환자 가족의 결정을 벗어난 법정의 결정으로 미뤄질 때, 그들은 그 결정에 따르려 하며 스스로의 부담을 덜게 하려고 한다는 것이다.

Chapter 4

"의학적으로 무의미한 치료(Futility)" 결정 대비(對比) "절차적정당화"[38,39,40,41,42]

[1] Futility 정책과 '대리인 결정과정'의 문제점:

'의학적으로 무의미함'을 결정하는 '절차적정당화' 수순의 근본적인 우려(憂慮)는, 환자에의 '의학적 무의미한 치료'를 판단하는 수법으로서 기능하기보다는, 대리인이 결정하는 기능으로 제기 된다는 염려가 있다. 드물게 '의학적으로 무의미함'의 결정이 환자 스스로는 원하는 치료인데도 치료를 거부하는 정책으로 될 때가 있다.

거의 전반적인 경향은, 이 정책은, 연명치료를 환자에게 계속하기를 주장하는 대리인의 요구를 기각(棄却)하는 쪽으로 결정 되는데, 이것은 중요한 논점이 될 수 있으며, 그 이유는, 만일에 문제가 〈치료를 제공할 것이냐 아니냐?〉의 질문이, 〈치료가 무의미 하냐 아니냐?〉의 질문으로 바뀔 때는, 이 정책은 그 요구가 환자로부터 연유(緣由)되는지 또는 대리인에게서 연유되었는지가 정확하게 적용되어야 하기 때문이다. 이 사실은, 문제가 '의학적으로 치료가 무의미함'이란 결정 자체보다는, 의료진이 대리인의 결정이 환자 자신의 의사를 얼마나 확실하게 반영하고 있는가를 믿느냐의 치료담당자의 믿음의 문제가 된다. 만일 이런 관찰이 사실이라면, '무의미한 치료'의 정책은 대리인의 결정의 문제로 기능하고 있다고 할 수 있다.

대리인이 환자를 위한 옳지 않은 결정을 한 경우의 적법성에 대해서 도전(挑戰)하는 대신, '의학적으로 무의미함'의 정책은, 문제를, 치료자체의 효과 유무를 대상으로 간접적으로 공략하고 있다.

대리인이 환자측 의사결정자(意思決定者)로 역할 하는 것에 대해서 도전하는 법적 절차가 이미 있으며, 이 절차는, '의학적으로 무의미함'의 논쟁보다 훨씬 광범위한 문제에 대해서 적용되고 있다.

그럼으로, 예를 들어서, 만일 환자 대리인이, 두부외상(頭部外傷)으로 무의식상태(無意識狀態)의 인공호흡기치료 환자에서, 담당의사는 회복이 가능하다고 판단하고 있는데도, 환자 가족이 인공기계호흡기 치료를 중단하자고 주장하는 경우, 담당의사는 환자대리인의 주장에 바로 도전을 할 것이며, 대부분의 경우, 특수한 경우를 제외 하고는 의사(醫師)측 주장이 우세한 입장에 있게 된다.

[2] TADA 특유한 문제점:[40,41)]

모든 '의학적으로 무의미함'에 대한 '절차적정당화 정책'이 이점(利點)과 결점(缺點)이 있음에, TADA도 특별한 관심을 가져야 할 특유의 문제를 가지고 있다.

첫째로, 그리고 가장 중요한 취약점으로, '병원윤리위원회(病院倫理委員會)(Hospital Ethic Committee)'나 '의료검열위원회(醫療檢閱委員會)(Medical Review Committee)가 환자의 "삶과 죽음"에 대한 '실질적인 결정'을 결론 내리고 있다는 사실이다.

그러나, 이 두 위원회의 위원들은, 그 병원의 명망 있는 임상의사들로 구성되어 있고, 대부분 의사, 간호사 및 병원계에서 활동하는 임상가들로 구성되어 있고, 그들 대부분이 동일한 가치관을 가진 전문 의료인들이다. 또는 대부분의 '병원윤리위원회'의 위원들도, 지역사회의 일원으로서, 병원의 환자나 환자가족의 일원으로 병원과 관계를 유지하고 있는 사람들이며, 병원과 병원 직원에 대한 높은 배려(配慮)를 가진 지역 유지들이다. 다시 말해서, '병원윤리위원회'의 관여는, 심의과정(審議過程)에서 지역사회의 다양성(多樣性)을 갖추는데 실패하고 있고, 관련 위원들이 문제 해결을 위한 접근에서 유사한 배경, 믿음 및 가치관을 가지고 판단하고 있다. 이런 결과는 '텍사스' 州에서 취급된 47건의 '의학적으로 무의미함' 과 관련된 논쟁에서 윤리위원회 90% 이상에서 담당의료진의 결정에 동의하고 있다는 한 연구결과에서도 잘 나타나 있다. 상기(上記) 보고에서, 47예의 '의학적으로 무의미함' 논쟁 대상 환자 중, 윤리 상담역(倫理相談役)(ethic consultant)의 조언(助言)으로, 37예가 해결 되어 '무의미'한 연명 치료를 의료진이 중단할 수 있었으며, 나머지 10예 중, 6예에서 '병원윤리위원회' 가 의료진의 연명치료중단을 인정했으며, 4예에서는 인정 하지 않았다. 즉 60% 대 40%의 분리된 결정이 내려졌고, 이런 결정이 편향(偏向)(bias)된 결정이라고 논박될 수 없다는 주장이 제기 되고 있다. 이런 주장에 대해서, Truog RD[40,41]의 변론은, 법원의 재판관은, 그 임명과정의 정치적인 면을 차치(且置)하고서라도, 병원 '윤리위원회' 보다 다양하고 덜 편향적일 수는 있지만, 판사가 '의학적으로 무의미함' 의 논쟁을 접할 때 얼마나 현명한 판사이건 '병원윤리 위원회' 의 공동집합적인 지혜나 다양성에 필적(匹敵)할 수 없고 의료문제의 결정을 위한 전문적 지식이 없다는 점에서 병원윤리위원회의 기능을 지지하고 있다. Karen Ann Quinlan 의료송사(醫療訟事)를 판결한 뉴저지州 대법원은, 다양한 의료전문 지식과 여러 관점에 근거해 결정한 '병원윤리위원회'의 판단을 시인(是認)했다. 그들의 추가적인 주해(註解)에 의하면 의료문제에 대한 사법재판의 합헌(合憲)심사(judicial review)는, 일반적으로 부적당(不適當) 할 수 밖에 없고, 그 이유는, 의료전문직 분야의 전문성과 권한에 대한 무상(無償)의 침해 일뿐만 아니라, 불가능 하게 주체스러운 측면이 있기 때문이다라고 했다. 미국대법원의, Washington 대 Harper 간의 연명치료 관련 재판에서도, 미국대법원은 의료문제의 결정은 의료전문직의 판단에 속하지 사법부에 판단에 속하지 않는다고 시인한 바 있다.

TADA에 대한 주된 반론은, TADA가 법정의 관여를 배제(排除) 하였다는 것이고, 이는 헌법에 위배된다고 주장 한다. 그러나 이 법이 법정의 관여를 배제한 것이 아니고, 법정이 문제 관련 검열을 감독 할 수 있게 하고, 의료문제의 직접 결정이 아니고, 그 결정이 절차에 순응(順應) 했는지 여부를 판결함에는 법정이 가장 적격의 권한이 있다는 법리(法理)이다. 실지로, TADA가 입법되고 시행된지 10년이 되었는데도, 아무도 TADA 가 위헌(違憲)이라고 언명한 법정은 없다.

이와 같이 '윤리위원회'의 한계에 대해서 오래전부터 인식이 되어 왔지만, 윤리적인 이런 어려운 궁지문제(窮地問題)에 대해, 그러한 심려(心慮) 깊고 선의(善意)의 배려(配慮)를 유도할 수 있는 이로움 자체가, 불리함을 능가한다고 평가되고도 있다.

그러나, TADA의 경우, 이 윤리위원회의 위력과 권위가 빠르게 증가해, 이 윤리위원회의 기능의 제한이 있어야 한다는 염려도 대두 되었다.

또 다른 요인으로서, TADA는, 대부분의 주민이 보험 미가입자이고 사회경제적 사정이 가난한 도시 지역에 위치한 병원에서 시행되었다는 특성이 있어, 문제가 복잡하게 나타나고 있다.

그러므로, 법의 적용이, 사회 거부(拒否)층이나 혹은 일부 계층 사람들에게 시술될 의료가 거부 당했다고 믿는 계층의 사람들에게 불균형하게 적용될 수도 있다.

이들 가족들은 그러한 치료가 거부 되어 왔다고 믿고 있고, 그런 치료는 이로움을 줄 뿐만 아니라 생명을 유지하는데도 도움이 되는 치료라고 믿고 있다.

1970년 사건에서, '지속적식물인간상태' 에 있는 젊은 여자 환자 Karen Ann Quinlan 의 부모는, 딸 환자에게 시술되고 있는 인공기계호흡기 치료는 '무의미한 연명치료' 로서 중단 되어야 한다고 주치의에게 주장하였다. 반면에, 담당의사는, 인공기계호흡기를 환자로부터 제거하는 것은 윤리적으로 수용할 수 없는 것이라고 논박했고, 이 문제가 병원윤리위원회에 상정된다면, 담당의사의 의견과 같은 결론이 될 것이라는 것은 쉽게 상상할 수 있다.

그러나 환자 부모는 법원으로 이 문제를 제소해, 법정은 환자 가족의 주장과 권리를 인정해 인공기계호흡기의 제거를 허용하는 판결을 했다. 이 판결은 미국 법정판결의 획기적 판결로 인용되고 있고, 이 판례는, 다수의 횡포속에 소수 의견의 권리를 보호하는 민주사회에서의 사법제도의 중요한 기능을 설명하고 있다.

TADA의 가장 근본적인 결함은, 그 결정과정에서 특히 법정의 관여를 배제하고 있고, 모든 결정 권한을, 병원 '윤리위원회' 와 '의료검열위원회' 에 양도 하고 있다는데 있다. 이에 대해, 일부 중진 법학자는 "헌법상의 절차적 정당화(Constitutional procedural due process)" 의 요구조건에 적합하지 않다고 평하고, 이어 말하기를, 〈"과정중심접근(過程中心接近)(Process-Based Approach)" 방법은, 우리가 취해야 할 방법의 하나가 될 수 있지만, 그러나 "절차적정당화(節次的正當化)(procedural fairness)" 를 수반(隨伴)해야 한다. 이런 제도는 지나간 30년 동안 존재해 있어왔지만 "의료계의 윤리위원회" 에게는 아직 준비가 않되어 있다. "의료계윤리위원회" 는 능력이 없고 '텍사스' 州 법령이 위임한 결정권의 권위를 실행할 중립성을 갖지 못하고 있다.〉 라고 말하고 있다.

두 번째로, 병원은, 대리인이 환자를 위한 최선의 선택이 아니고 '무의미한 치료' 라는 것 때문에, 반대 행동을 취하고 있다고, 대리인에게 도전을 해, 법정으로 제소할 수도 있다. 이 방법은 가족이 환자를 위한 최선의 이로움을 위한 선택을 하지 못하고 있는 것에 대한 병원의 더 직접적인 대응방법이라고 볼 수 있다. 일반적인 견해는 이런 접근방법의 성공은 드물지만, 최근의 경험은, 재판관은 이런 형식의 논쟁을 받아드리고 있음을 나타내고 있다.

세 번째로, 담당의사가 일방적인 판단하에 결정할 수 있게 하는 입법이 없는 상태에서, 많은 병원은 결정에 무기력해져 다만 논쟁이 되고 있는 치료를 계속하는 경우도 있다. 담당의사들에게는, 환자에게 이로움을 주지 못하는 치료의 요구를 거부할 의무가 있지만, 그럼에도 불구하고 불행히도 많은 병원에서 유사한 결정이 이루어지고 있음이 현실이기도 하다.

일부 예에서, 부적절하게 다루어지는 경우의 고비용과, 해결을 위해 장기적으로 더 많은 비용이 드는 경우 간에 균형을 취하는 것이 중요하다.

이런 문제는 우리사회에서 새로운 논쟁이 아니다. 우리 사회는 반대의사일지라도 의사표시의 자유가 있으며, 죄수를 그것이 죄수의 생명 보호에 도움이 된다고 하더라도 고문하는 것을 거부한다. 문제는 눈에 보이는 단기적 이익이 우리 사회에 깊이 내재하는 원칙을 손상(損傷)하는 것이 정당화 될수 있는냐에 있다.

앞으로의 방향에서, 이와같은 논쟁에서 쉽게 얻어지는 해답은 없다. TADA는 이런 문제에 대한 해결을 위해 잘 시도된 입법이었으며, 일부 성공적인 결과를 이룩하고 있다. 그러나 TADA가 좀더 그 취약점을 극복하고 개선 될 수 있는 길은 없는가?

가장 불가피한 선택은, 병원윤리위원회의 권위적 결정권한으로부터 결정권한을 평등화 해 좀 더 중립적 존재인 사법관활하에 두는 것이 될 것이다.

미국 '하바드' 의과대학 교육병원은, 이와 유사한 '모델'을 시험하고 있으며, 어떤 병원과도 관계가 없는 자원봉사 시민으로 구성된 〈 '하바드' 지역사회윤리위원회(Harvard Community Ethic Committee)' 〉를 구성하여, 문제해결을 시도하고 있다.

이 시민 위원회의 활동은, 아직은 관심 문제 해결을 위한 백서(白書) 작성에 국한 되어 있지만, 이 위원회의 활동 범위를 개별 환자에 대한 결정으로까지 확대하는 것도 생각해 볼 수 있다.

반면에, 공정하고 중립적인 결정과정의 유용성(有用性)은, 사법 시스템이 기획하고 제공해 주고 있는 바로 그것이고, 지나간 2세기 동안 개발되고 정화(淨化) 되어 온 이로움을 가지고 있다.

우리는, '지역사회윤리위원회'의 구성이 이미 기능하고 있는 기구의 역할보다 실질적인 개선을 가져올지 여부에 대한 깊은 고려가 있어야 할 것이다.

그러나 종국의 분석에서는, 어떤 경우에도 완전히 만족되는 해결을 가져다 주는 해결방법은 쉽지 않다는 결론이다.

[3] 미국 South Florida의 "무의미한 치료 결정을 위한 지침" (2000년 2월): "(South Florida Medical Futility Guideline)" (February 2000)

미국 South Florida 의학협회는 "South Florida Medical Futility Guideline, 2000"을 제정하여 지역 의료사회에 도움을 주고 있고 다음과 같은 내용을 포함하고 있다.

(1) 무의미한 치료(Medical Futility)

"무의미한 치료(medical futility)"라는 용어는 '의료의 목적'과 관련하여 정의 되어야 하며, 어떤 특정한 치료가 "의학적으로 무의미함(medically futile)"이라고 결정되기 위해서는 언제나 가치 중심적인이고 의료 정황에 의존한 판단이어야 하고, 어떤 치료이던 간에 "의도하는 목적을 이루지 못하는 치료"를 의미한다.

예를 들어, 만일 'virus감염성 인후염(咽喉炎)'을 치료하기 위한 것이라면 의사는 penicillin을 투여하는 것이 무의미한 치료라는데에 이론(異論)이 없을 것이다.

이 예는 '생리적 목적'의 입장을 기술하고 있고, 관련인 모두가 '합당한 동의'에 이를 수 있는 근거를 제공하고 있다.

그러나 의도하는 목표가 무엇이냐 따라서 관련인이 동의하지 않을때는 특정한 치료가 무의미(futile)한 치료라고 결정하는데에 어려움이 일어날 수 있다.

예를 들어, 환자는 - 그런 삶의 질에 불구하고- 연명하는 것이 목표라고 의사표시를 할 수 있고, 한편 의료팀은 비가역성의 깊은 의식손실(혼수상태)환자에서 연명치료를 하는 것을 사리에 맞는 치료목표가 아니라고 믿고 있을 때가 있다.

그러나, 어떤 시기의 환자의 상태는, 진료팀원간에 어떤 치료도 환자에 도움이 되는 치료목표를 이루지 못할 것이라는 합의(합치된 의견)가 있게 되는 상태가 있다.

그 위에 덧붙여, 환자의 '평안을 위한 치료(comfort care)'는, '무의미한 치료' 라고 정의 되어서는 절대로 아니 된다.

만일 담당의사가 어떤 치료가 '무의미한 치료' 라고 믿게 되면, 의사는 곧 환자나 가족대표(들)와 의논을 시작해야 한다. 이 협의(토론)에서, 의사는 어째서 치료가 환자에게 무의미한 치료가 됨을 설명해야 한다.

담당의사는 환자를 위한 치료 목적에 대해서 상담(相談)하고 조사(탐구)해야 한다. 이상적인 것은, 환자가 모든 상황을 이해하고 '무의미한 치료' 를 보류 및 중단하는 결정에 동의해 주는 것이다. 만일 상담과정에 환자 대표가 참석하게 된다면, 환자의 선호를 전달해야 한다. 그리고 의료제공자와 가족간에 빠른 적당한 시기에, 진단 예후 그리고 치료에 대해서, 환자 상태에 대한 진실한(거짓과 과장 또는 과소평가가 없는) 소통(疏通)이 있는 것을 장려한다.

이렇게 함으로서 질병 경과의 초기부터 환자 대표 그리고/또는 가족에게 가능한 치료결과를 알리고 통고된 결정을 보다 효과적으로 할 수 있게 한다.

그러나 환자나 환자가족대표 어느 누구도 의사에게 그의 최선의 의료적 판단에 반(反) 하는 치료를 강요할 수는 없다.

(2) "상충 의견(相衝意見) 해결 절차" (Conflict Resolution Procedures)

만일 futility에 대하여 의견 상충이 있는 경우는, 치료 방침 결정을 위한 절차 과정이 필요하다.

다음은, 어떤 치료가 환자에게 이익을 줄 합당한 전망이 없다는 근거하에, 의학적으로 무의미한 치료를 보류 및 중단하는 과정을 기술한 것이다.

이 과정은 (a) 환자의 지율성과, 전문직 및 의료기관의 완전성(integrity)을 존중하는 상호 관심과 균형의 유지와 (b) 상충되는 모든 문제에 대한 의료기관의 충분한 검토의 중요성 인식 등에 의도가 있다. 이 지침의 어떤 것도 환자의 권리나 환자 치료를 담당하는 의료진의 책임을 위반하거나 손상하지 않는다.

환자를 치료하는 담당의료진이, 이용할 수 있는 치료가, 의학적으로 환자에게 도움이 되는 치료가 못 된다는 결론을 냈을 경우, 그리고 의료진이 환자(또는 대리인)와 다음과 같은 것을 논의 했을 경우: (a) 치료에 대한 환자의 목표 (b) 질병의 종류와 상태 (c) 완화의료와 호스피스치료등을 포함한 치료 범위에 대한 의견 (d)앞으로 의 예후 (e) 어떤 특수한 치료가 futile 하다는 이유; 등등을 설명 했는데도, 환자가 또는 대리인이 계속 연명치료의 시술을 주장 할 때는 다음과 같은 단계를 취한다.

1. 환자의 주치의는 환자 의무기록(차트)에 이런 판단 사항을 기록해야 한다.
2. 환자의 주치의는 '무의미한 치료'를 시작하거나 계속할 의무가 없다.
3. 의료제공팀은, 요구하는 치료를 않더라도, 환자를 방치하는 것이 아니고 완화의료는 계속됨으로서 환자의 평안, 존엄성, 감정(정서)적 및 영적 지원(spiritual support)를 위한 적정한 조치가 계속됨을 설명해야 한다. 환자(또는 대리인)에게는 침습적인 치료의 중단이 완화의료까지 중단하는 것은 아니라는 것에 대해 재확인시켜주어야 한다.
4. 의료진은 환자 (또는 대리인)와 다음과 같은 선택이 있음을 협의 한다.
   (a) 요구하고 있는 치료가 '의학적으로 무의미함'에 대해서, 다른 독립적 의료 자문기관에 자문을 구할 수 있다.
   (b) 환자를 다른 주치의사나 다른 병원으로 이송 할 수 있다.
   (c) 또는. 계속적으로 수용 가능한 해결을 위한 교섭을 진행한다.
5. 의료진은 환자와 가족과 "병원검열기구"를 통한 협의 자문의 선택이 있음을 통고하고 협의해야 한다.
6. 만일 병원 검열기구의 검토가 치료의 무의미함(futility) 결정을 확인하면, 그런 치료는 중단하거나 시술되지 않는다.
7. 환자의 '평안'과 '존엄스러운 마감'을 위한 치료계획이 계속된다.

이들 환자는 이런 과정에서 어떤 시점에서든지 다른 병원으로 이송 될수 있는 권리를 갖이며, 이런 가능성의 선택에 대해서 일부 환자는 그런 기회를 이용하고 있다.

의료진은 환자 대리인이나 가족의 결정이 존중된다는 것을 확실하게 알려야 한다.

의료비-효율문제, 의료재원 분배 문제, 또는 환자의 지불능력 등과 관련된 문제는 '무의미한 치료' 나 '환자에의 이로움' 평가에서 관련 지어지지 않는다. 이런 문제의 고려와 논의는, 특정환자의 '무의미한 치료' 성립에서는 아무 역할이 없으며, 사회의 의료전달 '시스템' 관련의 사회적 토의에서는 중요한 부분이 될 것이다.

병원과 의료시설은, 임종진료에 관련된 결정 문제에 대해서 지역사회와 소통하고 지역주민 교육에도 관여해야 함이 장려되며, 이 문제를 '죽음'을 당면하기 직전 까지 미루지 말고 지역사회와 공유해야 할 것이다.

많은 경우, 의학이 무엇을 할 수 있고 무엇은 할 수 없다는데 대한, 사회적 지식은 '매스컴' 에 묘사된 비현실적인 기사에 근거하고 있을 때가 많다.

더욱이, 서로의 소통을 통한 해결은, 법의 관여 필요성을 감소 시킨다.

인식(알고 있음)의 정도가 증가함은, 의료진과 환자 또는 환자 대리인, 가족 등과의 소통의 개선을 가져오고, 상충되는 의견충돌을 줄이거나 해결하고, 무의미한(futile) 원하지 않는 치료를 피할 수 있게 해준다.

Chapter 5

우리나라와 미국의 "연명치료중단"관련의 법정 판례

[1] 우리나라의 경우:

〈1〉 2005년 '보라매'병원 사건

보라매병원사건의 제1심 판결은 1998.5.15. 선고 되었고(서울남부지방법원 98고합 9판결), 서울고등법원의 항소심판결은 2002.2.7. 선고 되었다.(서울고등법원98노 1310판결)

제 1 심과 항소심 판결문을 재구성하면 다음과 같다.[92,97)]

〈인용: 이상돈; 치료중단과 형사책임. 보라매병원사건. 법문사 2002.
이윤성; '보라매병원 사건'에 대하여-과다한 연명치료의 중지.
대한의학회, 안락사 - 존엄사에 관한 심포지엄 종합보고서. 2002.9.대한의학회.〉

(1) (갑)은 보라매병원 신경외과 전담의사로, (을)은 같은 병원 같은과 레지텐트로 근무하던 의사였다. (병)은 1997.12.4. 14:30경 자신의 주거지에서 술에 취한 채 화장실을 가다가 중심을 잃어 기둥에 머리를 부딪히고 시멘트 바닥에 넘어지면서 머리에 충격이 가해져 "뇌경막외 출혈

상(腦硬膜外出血傷)(Extradural Hematoma)"을 입은 채 보라매병원으로 응급 후송 되었다.

(2) 다른 자료에는 "급성뇌경막하혈종(急性腦硬膜下血腫)(Subdural Hematoma)".

(3) (갑)이 집도하고, (을)이 보조하여 같은 날(12월 4일) 18:05 경부터 다음날 03:00까지 환자(병)에 대해 "뇌경막외출혈"로 인한 "혈종제거술"을 실시하였다.

(4) 수술 중 시상정맥동(視床靜脈洞) 파열(破裂)이 있음이 확인 됐고, 수술 중 적혈구 38 단위의 수혈이 시행 되었음.

(5) 수술은 약 6시간 30분에 걸친 "응급 혈종제거수술"이였고, 혈종제거술은 성공적으로 이루어졌고, 수술 후, (병)은 중환자실로 옮겨져 계속 치료를 받았고, 반 혼수상태가 지속됨.

(6) (병)은 12.5. 04:00경에 대광반사가 돌아왔고, '부르면 눈을 뜨고 있는 상태' (글라스고우 혼수척도 B3)로, 운동반응에 있어서는 통증을 가하면 통증을 가하는 위치로 손 발을 이동하거나 제지하는 등의 반응을 보이는 상태(글라스고우 혼수척도 M5)로 호전 되어 갔다.

(7) (을)은 뇌부종에 따른 별다른 문제가 없는 것으로 판단하여, 수술 후 매 15분마다 측정하던 의식수준, 동공의 크기, 대광반사 여부를 매 1시간마다 측정하도록 하였다.

(8) 수술부위에서는 수술 후 피가 자꾸 배어 나와서, 1997.12.5. 21:00경 수술 부위를 다시 봉합하였으나, 피가 자꾸 배어나와서 수술상처 배액구로 피를 배액하고 있는 상태 였다.

(9) 혈종제거수술이 시행된 다음날(12월 5일) 오후, 부인(정)이 담당의사에게, 경제적인 이유로 퇴원을 요구함. 그리고 같은 날 저녁에 다시 환자의 퇴원을 요구함. '도망가는 방법도 있다'고 말함.

(10) 그러던 중, (병)의 처 (정)은 환자 부인으로서 계속적인 치료를 통하여 (병)의 생명을 보호할 의무가 있음에도 불구하고, 당시까지의 치료비 2,600,000원 뿐만 아니라, 이후 부터의 추가치료비 지출이 자신의 재

산능력에 비추어 상당한 부담이 되고, 금은방을 운영하다가 실패한 후 17년 동안 무의도식하면서 술만 마시고 가족들에 대한 구타를 일삼아 온 (병)이 가족들에게 계속 짐이 되기보다는 차라리 사망하는 것이 낫겠다고 생각하였다.

(11) (정)(환자의 처)은 (갑)과 (을)로부터 위와 같은 (병)의 상태와 인공기계호흡기 장치가 없는 집으로 퇴원하게 되면 호흡을 제대로 하지 못하여 (병)이 사망하게 된다는 사실을 설명을 들어 알게 되었음에도 (병)에 대한 치료를 중단하고 퇴원시키는 방법으로 (병)을 살해할 것을 마음 먹었다.

(12) (정)(환자의 부인)은 12월 5일 14:20경과 18:00경 두차례에 걸쳐, 주치의 (을)에게 "도저이 더 이상의 추가 치료비를 부담할 능력이 없다"는 이유로 퇴원을 요구 하였다.

(13) (갑)과 (을)은 수차례에 걸쳐 (병)의 상태에 비추어 지금 퇴원하면 죽게 된다는 이유로 퇴원을 만류하였고, 치료비를 부담할 능력이 없으면, 1주일 정도 기다렸다가 피해자(병)의 상태가 안정된 후 도망하라고 까지 말 했다. 그런데도(정)(부인)은 계속 (병)의 퇴원을 고집하였다.

(14) 결국, (을)은 (정)의 퇴원요구를 받아들여 상사인 (갑)에게 직접 퇴원승락을 받도록 하고, (갑)은 (정)의 퇴원요구를 받아들여 (을)에게 (병)의 퇴원을 지시하고, (을)은 이에 따라 (병)의 퇴원을 조치하였다.

(15) 12.06. 14:00에 환자 (병)은 퇴원함. 자발호흡이 있으나 충분하지 못하여, '인턴'이 삽관한 채 '앰브란스'로 자택 이송시 동행함.

(16) 퇴원 당시, 인공호흡기에 의한 호흡횟수는 수술 후 16회 였던 것이 12회로, 환자에게의 투여산소농도는 100%에서 40%로(일반적인 공기의 산소농도는 21%) 호전 되었지만, 1997.12.6. 14:00 퇴원 당시, 운동반응은 "아무 반응이 없는 상태(글라스고우 혼수척도 M1)로 악화되었고, (병)(환자)에게 "급성호흡 부전증(急性呼吸不全症)", "급성신부전증(急性腎不全症)", "파종성혈관내응고증(播種性血管內凝固症)" 등의 임상상태가 나타났으나 (H 교수의 감정에 의하면), "급성호흡부

전" 이나, "파종성혈관내응고증" 등의 형태학적인 변화를 나타내는 정도까지 진행되지는 않았다.

(17) (갑)과 (을)은, (병)의 보호자 (정)이 퇴원을 강력히 요구하고 있고, (병)의 병상(病狀)의 호전을 확신할 수 없는 상태에서 퇴원 요구를 거부하게 되면, 그 후 발생될 치료결과에 대한 책임이나 향후 치료비의 부담이라고 하는 현실적인 문제가 등장한다는 점을 고려하여, (정)(부인)의 (병)(환자)에 대한 퇴원 요구를 거부하면서 의사가 치료행위를 계속할 수 있는 근거 등에 대해서는 깊게 생각해 보지 않은 채 퇴원 지시를 하였다.

(18) (정)은 (병)의 사망가능성에 대한 설명을 듣고, 퇴원후 (병)의 사망에 대해 법적인 이의를 제기하지 않겠다는 "귀가서약서(歸家誓約書)" 에 서명하였고, 퇴원 수속을 마쳤다.

(19) (을)은 인턴 (무)에게 (병)의 퇴원절차를 밟도록 지시하여, 1997.12.6. 14:00경, (무)는 (병)에게 부착한 '인공기계호흡기' 를 제거한 후, (정)과 함께 보라매병원 구급차로 (병)을 후송하면서 수동으로 인공호흡보조장치를 사용하여 호흡을 보조하다가, (병)의 주거지에 도착한 후 (정)에게 인공호흡보조기를 제거하게 될 경우 사망하게 된다는 사실을 고지한 후 인공호흡보조장치를 제거하였다. (무)가 떠난 후 5분이 안되어 (병)은 꺽꺽거리는 등 목부위에서 소리를 내며 불완전하게 숨을 쉬다가 뇌간압박(腦幹壓迫)에 의한 호흡곤란으로 사망하였다.

(20) H교수의 감정에 의하면, (병)의 사인(死因)은, 뇌압박에 의한 호흡곤란이고, 중간사인은 뇌경막외출혈(腦硬膜外出血)과 뇌부종(腦浮腫)이며, 뇌부종 및 부검 당시 두개골 제거 후 경막외에 응고된 혈종에 의한 뇌압박이 동시에 일어난 것으로 판단된다.

(21) 12월 10일(환자 사망 4일 후): 남부경찰서 형사들이 담당의사 3명에게 '참고인 조서' 를 받음 〈환자 병(병)의 올케의 경찰고발에 의한 당국의 수사 였음.〉

(22) (갑)이 1997.12.10. 경찰에서 참고인 진술을 한 바에 따르면, 수술결

과는 좋은 편이었고, 치료만 받으면 생명에 전혀 지장이 없었으며, (병)은 산소 호흡기를 착용하지 않으면 생명이 위독한 상태였다고 진술하였고,

(23) (을)도 1997.12.8. 최초 경찰에서의 참고인 진술에서는 치료만 계속하면 살수 있었고, 2-3일만 더 있었으면 의식을 찾을 수 있었을 것으로 진술 했고,

(24) 또 1997.12.15. 경찰진술에서는 수술 후 촬영한 사진에서는 혈종이 잘 제거된 것을 확인했기 때문에 회복가능성이 있을 것으로 생각했고, (병)(환자)의 경우 퇴원하지 않았다면 병세가 호전될 가능성이 있었을 것으로 생각했고, 퇴원 당시 즉시 사망할 것을 예상하지는 못했지만 사망한다는 것을 알고 있었다고 진술 했다.

(25) 그 뒤 (갑)은, 검찰진술과 법정진술에서, (병)이 합병증으로 상태가 매우 좋지 않아 "생존가능성"이 낮았고, 인공기계호흡기 치료 없이 자가호흡으로 생존이 가능할 것으로 판단하였다거나 판단할 수 없는 상태였다고 진술하였다.

(26) (을)도, 1997.12.8. 최초 경찰에서의 참고인 진술에서는 치료만 계속하면 살 수 있었고, 2-3일만 더 있었으면 의식을 찾을 수 있었을 것이라고 진술했다.

(27) 1997.12.10. 남부경찰서 형사들이 담당의사 3명에게 참고인 조서 받음.

(28) 1997.12.10. 환자의 부인을 살인혐의로 구속함.

(29) 1997.12.17. 담당의사 3명을 살인죄의 공범으로 입건함.

(30) 1997.12.30. 최초 검찰진술에서는 수술 직후 별다른 문제가 없어 뇌부종이 좋아지는 상태라고 생각했기 때문에 CT 촬영을 하지 않았고, 회복 가능성 여부는 알 수 없었다고 진술하였고,

(31) 1998.1.7.의 2회 검찰진술에서는 내과적 합병증이 없을 경우 생존가능성은 70-80% 정도였고, (병)에게 내과적 합병증이 있었으나 곧바로 사망할 정도는 아니였다고 진술 하였다.

(32) 그러나 (을)은 그 뒤 검찰 및 법정진술에서, 병(환자)의 생존가능성이 10% 이내이고, 자발호흡이 있었기 때문에 인공호흡기를 제거해도 1-2일 또는 3-4일 정도 더 있다가 사망할 것으로 생각한다는 취지의 진술을 하였다.

(33) 시간이 경과함에 따라 (병)의 대광반사와 충격에 대한 반응의 속도가 점점 빨라지고 이름을 부르면 스스로 눈까지 뜨려고 하는 등 그 상태가 호전 되어 계속적으로 치료를 받을 경우 회복될 가능성이 있었으나 (항소심 판결에서는 많았으나), 뇌수술에 따른 뇌부종으로 자가호흡을 하기 어려운 상태에 있어 인공기계호흡을 위한 산소 흐흡기를 부착한채 수술부위에서 배어나오는 피를 배액하는 등 합병증 및 후유증에 대한 치료를 계속 받고 있었다.

(34) 1998.1.10. 담당 의사 3명을 "살인죄" 의 공범으로 남부지원에 기소함.

(35) 1998.4.24. 변론 종결함.

(36) 1998.5.15. 인턴을 제외한 담당의사 2명에게 유죄판결 선고 함.

(37) [판결] 〈퇴원 요구를 받은 의사로서는 환자의 생명을 보호하기 위하여 의료 행위를 계속하여야 할 의무와, 환자의 요구에 따라 환자를 퇴원시킬 의무 사이 충돌이 일어나게 되는데, 그 경우, 의사는 환자의 생명을 보호할 의무가 우선이다. 따라서 이를 위반 시에는, "부작위에 의한 살인" 에 해당한다.〉

〈2〉 2009년, '세브란스' 병원 사건:

(2009년 5월 21일, '연명치료중단' 관련 대법원 확정 판결)

{인용: 2009년 5월 21일 대법원 재판연구관실이 작성, 배포한 〈'무의미한 연명치료장치 제거' 와 관련된 자료〉(의사신문 전재, 2009.6.29)}

(1) 76세의 '김(金)' 할머니는, 연세대학교 의과대학 부속병원인 '세브란스' 병원 흉곽내과의 입원환자로서, 폐에 종양이 의심되는 질환의 진단을 위해서 기관지내시경(氣管支內視鏡) 검사를 받았으며, 검사를 받던 중

출혈에 기인한 '심장 정지'가 발생하여 심폐소생술 등 응급조치를 받은후 심장 박동기능은 회복하였으나, 심한 '저산소성뇌손상(底酸素性腦損傷)'을 받아 의식을 회복하지 못하였고 자발적 호흡도 불가능하여 인공기계호흡기에 의존하여 연명하고 있음.

(2) 원고는 의식불명 상태이므로, 원고의 직계비속인 특별대리인 000가 소송을 수행하고 있음.

(3) 원고는 의식불명상태이지만, 원고의 일상대화를 통하여 '소생하기 힘들 경우에는 호흡기는 끼우지 말라. 기계에 의해서 연명하는 것은 바라지 않는다. 나는 저렇게 까지 남에게 누를 끼치고 살고 싶지 않고 깨끗이 이생을 떠나고 싶다'는 취지의 의사를 표시 하였음.

(4) 위와 같은 발언과 현재의 원고상태 등에 비추어보면, 원고는 인공호흡기에 의한 연명치료를 받지 않기를 원하는 것으로 추정되므로, 피고(병원)의 연명치료 시술은 원고의 자기결정권 행사에 반하는 위법한 것으로서 중단되어야 한다고 주장.

(5) 그러나 원고의 주치의(主治醫)는, 원고의 기대여명이 상당 기간 남아있다고 판단하고 있고, 김 할머니 환자의 회복가능성이 3-5% 정도 남아 있다고 진단하고 있음.

(6) 대법원은 이 사건이 고귀한 생명의 문제를 다루는 중대한 사안일뿐더러 최종 단계 삶의 질의 문제와 결부되어 국민적 관심이 집중된 점을 감안하여 이를 전원합의체에 회부하고, 2009.4.30. 14시 공개변론을 열어 쌍방 당사자들 뿐만 아니라 학계의 전문가들을 참고인으로 출석시키고 그 의견을 청취하는 등 신중 하게 심리를 진행함.

(7) 그 후, 대법원은 합의결과 '연명치료중단'을 받아들인 원심결론을 수긍하는 다수 의견에 따라, 병원측인 피고의 상고를 기각하여, 환자측의 인공호흡기 제거 요청을 인정함.

(8) 대법원의 "연명치료 중단의 허용기준"(延命治療 中斷의 許容基準):
[자기결정권 및 신뢰관계를 기초로 하는 의료계약의 본질에 비추어 강제진료를 받아야 하는 등의 특별한 사정이 없는 한, 환자는 자유로이

의료계약을 해지할 수 있고 (민법 제689조 제1항), 의료계약을 유지하는 경우에도 환자의 '자기결정권(自己決定權)'이 보장되는 범위 내에서는 제공되는 진료행위의 내용의 변경을 요구할 수 있으나, 다만 환자의 생명과 직결되는 진료행위를 중단할 것인지 여부는 생명권 존중의 헌법이념과 사회상규에 비추어 극히 신중하게 판단하여야 한다. 다만, 의학적으로 환자가 의식의 회복가능성이 없고 생명과 관련된 중요한 생체기능이 회복할 수 없으며 환자의 신체상태만으로는 짧은 시간 내에 사망에 이를 수 있음이 명백한 경우에는 '회복불가능한 사망의 단계'로 진입한 것으로 평가되며, 이러한 단계에 이른 후에는 이미 의식의 회복가능성을 상실하여 더 이상 인격체로서의 활동을 기대할 수 없고 자연적으로는 이미 죽음의 과정이 시작되었다고 볼 수 있어 의학적으로 무의미한 신체 침해 행위에 해당하는 연명치료를 환자에게 강요하는 것이 오히려 인간의 존엄성과 가치를 해하게 되므로, 이와 같은 예외적인 상황에서 죽음을 맞이하려는 환자의 의사결정을 존중하여 환자의 인간으로서의 존엄과 가치 및 행복추구권을 보호하는 것이 사회상규에 부합되고 헌법정신에도 어긋나지 아니한다고 할 것임.]

[2] 미국의 경우 :

(1) Quinlan 판례(1976년):

회복 불가능한 환자에 대한, 효과 없는 연명치료를 거부할 수 있는, 환자 및 보호자의 권리를 법적으로 정의한 첫 번째 판례이며, 당사자들 자율성(自律性)의 원칙하에, 연명치료 여부를 결정할 수 있는 법률적 입장을 정의한 획기적 판례이며, 의식이 없는 환자에 대한 치료결정에 대한 미국 전국적 법리논의(法理論議)의 도화선(導火線)이 되었던 법정투쟁이었다.

22세의 여자 환자 Karen Ann Quinlan은, 미국 '뉴저지' 병원에서 지속적 식물인간상태(持續的植物人間狀態)로서, 오랜 동안, 담당의사의 판단과 치료방침에 따라, '인공기계호흡기'에 의존하고 있던 중, 환자 부모는 회복 가능성도 없이 도움이 않되는 인공호흡기에 매달려 고통받고 있는 딸의 처지가 안타까운 나머지, 인공기계호흡기를 제거해 줄 것을 담당의사에게 요구하게 되었다. 그러나 담당의사와 병원은 이 환자 보호자의 진정한 요구를 거절하게 되고, 거절당한 환자의 아버지는 담당의사와 병원을 상대로 해서, '뉴저지' 지방법원에 인공호흡기를 제거할 수 있는 권한을 가지는 환자의 '법적 후견인'을 법원에서 임명해줄 것을 청원 한다. 이런 법적 청원에 대해서 지방법원은 환자 보호자의 청원을 기각했고, 이에 불복한 환자 보호자는, 상위법원에 상고(上告)하고, 상위 법원인 '뉴저지州대법원'은 하위 법원의 결정을 파기하고, 환자 아버지의 청원을 인정하여, 그의 딸을 위한 대리인의 판단을 행사할 것을 승인 한다.

그 후, Quinlan 환자는, 그 아버지의, 딸의 고통을 위한 역사적인 법정투쟁에 이긴 후, 인공기계호흡기를 1976년에 제거할 수 있음으로서 인공기계호흡기에 메달리는 고통 없는 삶을 살 수 있게 되었다. 그 후 Quinlan은 인공기계호흡기를 제거하고도 7년을 '식물인간'으로, 스스로의 자가호흡을 유지해 가며 생존을 계속하여, 또 다른 기록을 남겼으며 최소한 인공기계호흡기에 매달려 고통 받는 심신(心身)의 형벌을 면할 수 있는 가운데에 '자연사(自然死)'의 임종을 맞을 수 있었던, 회복할 수 없는 불치병 환자였다.

(2) Nancy Cruzan 판례 (1990년):

회복가능성이 적은 환자에 대한 의료현장의 생명유지 치료 문제에 대한 역사적인 판례였던, 1976년의 '뉴저지' 대법원의 Quinlan 판결이후, 14년이 지난 1990년에 이룩된 Nancy Cruzan의 판례는, 전자가 인공기계호흡기에 의한 연명치료 사건이였다면, 후자는 인공경관영양(人工經管營養)에 의한 연명치료 중단결정에 대한 법정 공방이었으나, 그 판결 결과가 상반(相反)된 것 같이 판결됨으로서, 법리해석에 오해와, 중병을 앓고 있는 환자나 환자가족 및 진료현장의 의료진들에게 옳지 않은 결과로 이르게 할 수도 있는 염려를 낳게 했었다. 즉, 회복가능성이 적은 환자의 연명치료 수단인 영양 '튜부(tube)'를 제거하려는 환자 부모의 청원을, '미조리' 州대법원이, 의식이 없는 환자라도 아무도 그 환자의 권리를 대리할 수 없다고 판결함으로서, 환자 부모의 청원을 기각했고, 이에 불복한 환자 부모는, 다시 미국 연방대법원에 상고 했던 Quinlan 사건에 버금가는 많은 논란을 일으켰던 판례였다.

Nancy Cruzan(낸시 쿠루잔)은 1983년의 교통사고 이후 계속적인 식물인간상태에 있으면서, 생존을 위해서, 몇 년 동안이나 단지 '경관영양(tube feeding)'에 의존해야 했던 젊은 여자환자였다.

Cruzan 환자의 부모는 그런 식물인간상태에서 계속적인 경관영양에 의존해서 생존 하는 것을 환자 본인도 원하지 않을 것이라는 믿음 하에, 그리고 환자 스스로가 적어도 절반 이상의 기능이 정상이 아니면 계속적인 생존을 하고 싶지 않다고 말 한 사실에 근거해서, 인공영양공급 '튜부'의 제거를 허락해 줄 것을 법원에 청원하게 되었다. 사실심법정(事實審法廷)의 판사는, 부모의 청원을 받아들여 그의 딸의 인공영양 '튜부'의 제거를 정당하다고 인정하였다. 그러나 '미조리' 州대법원은, 4:3의 분리된 의견하에, 이 하위법정의 판결을 파기하였다. 이에 Nancy Cruzan의 부모는 다시, 미국 연방대법원에 상고 하기에 이르렀고, 미국대법원으로서는 '연명치료 거부권한'에 대한 청원을 접하게 된다. 이에 연방대법원은 많은 논란 끝에, Nancy Cruzan 같이 의식이 없는 식물인간 환자의 보호자의 대리인 권한을 인정하지 않는 판결을 내렸었다.

▶ Quinlan 판결, Nancy Cruzan 판결, 우리나라 보라매병원사건 판결의 비교:

- 판례간의 비교항목
  1. 환자의 임상상태
  2. 사법당국
  3. 환자의 권리 인정 (환자 의식이 명료할 때)
  4. 환자 대리인 인정 (환자 의식이 불명할 때)
  5. 문제가 된 진료항목
  6. 법리해석
  7. 진료현장의 의사와 보호자의 자율성 인정여부

8. 의료현장의 치료방침결정 의견의 충돌(이견)에 대한 현장 관련인들의 처리과정
9. 사법당국의 처리
10. 판결이후의 환자 상태와 최종 귀결

• Quinlan 판례 (1976년)

1. 인공기계호흡기에 의존하고 있는 식물인간상태
2. 미국 '뉴저지'州 대법원이 판결
3. 진료적 결정에서 환자의 권리 인정 (의식이 명료한 때)
4. 환자 대리인의 결정 권한을 인정함 (환자 의식불명할 때)
5. 인공기계호흡기의 제거를 보호자가 담당의사에게 요구함
6. 의식없는 환자의 대리인의 권리를 인정하고, 인공기계호흡기의 제거를 법원이 인정함.
7. 진료현장의 의료의 자율성 인정
8. 환자에게 의료행위가 가해지기 전에 병원당국이 법원에 먼저 법리결정을 청원함.
9. 법원이, 의식불명환자 보호자의 대리결정권한을 인정함.
10. 인공기계호흡기를 법원판결 이후 제거하고 7년 이상을 식물 인간으로 생존하다가 사망함.

• Cruzan 판례 (1990년)

1. 인공경관영양에 의존하고 있는 식물인간상태
2. 미국 '미조리'주 대법원과 미국 연방 대법원의 판결
3. 진료적 결정에서 환자의 권리 인정 (의식이 명료할 때)
4. 환자 대리인 권한을 인정하지 않음 (환자 의식불명할 때)
5. 인공영양 시술을 제거해줄 것을 보호자가 담당의사에게 요구.
6. 의식없는 환자의 대리인의 권한을 인정하지 않고, 더 구체적인 환자의 사전소망의 증거 수집을 하위 법원에 요구함
7. 진료현장의 의료의 자율성 불인정.
8. 환자에게 의료행위가 가해지기 전에 병원 당국이 법원에 먼저 법리결정을 청원함.
9. 의식불명환자 보호자의 대리결정권을 인정하지 않음.
10. 연방대법원의 결정으로 경관영양을 계속하면서, 식물인간 상태를 유지함. (환자 사망여부 및 생존기간 미확인 됨)

- '보라매' 병원 사건 (2002년)
  1. 인공기계호흡기에 의존하고 있는 회복이 불가능한 중환자
  2. 대한민국의 지방법원(서울), 고등법원 및 대법원의 판결
  3. 진료적 결정에서 환자의 권리 인정 (의식이 명료한 때)
  4. 환자 대리인 권한을 인정하지 않음 (환자 의식불명할 때)
  5. 인공기계호흡기의 제거를 보호자가 담당의사에게 요구함
  6. 법원에 대한 사전 청원 없이, 환자보호자의 경제적 이유로 담당의사에게 환자의 퇴원을 강요하고 담당의사는 이에 못 이겨 퇴원을 허락함.
  7. 진료현장의 의료의 자율성 불인정.
  8. 환자에게, 법원이나 병원윤리위원회에 청원 절차 없이, 담당의사가 보호자의 요구에 못이겨 결행함
  9. 병원 퇴원 후, 환자는 사망하고, 환자의 누나에 의해서, 환자 부인과 담당의사들이 사법당국에 고발됨
  10. 담당의사를 포함한 관련인들을 살인(방조)죄로 대법원 최종판결 내림(2004.6.24)

(3) Barber 판례 (1983년):

의식이 없는 환자에서, 환자의 배우자와 자녀가 환자 대리인의 자격이 있음을 인정 하고, 담당의사와 결정할 수 있음을 확인한 판례이다.

회복이 불가능한 질병상태의 의식이 없는 남자환자의 진료에서, 보호자(환자의 부인과 자녀) 고지(告知)에 의한 동의(승락)에 의거해서 생명유지치료였던 인공 영양공급과 수액요법을 위한 혈관주사를 제거한, 두 명의 담당의사가 살인죄로 고발되었다가, 법원에서 기각(棄却) 되었던 판례이다.

(4) Claire Conroy 판례 (1985년):

하위(下位)법원과 상위(上位)법원의 판결이 차이를 보인 예로서, 환자의 자율권 (自律權)/ 자기결정권(自己決定權)을 강하게 인정한 판례이다.

83세의 양로원 거주의 심한 치매와 여러 가지 병을 가진 환자(여자)가, 비강영양관(鼻腔營養管) '튜부(tube)' 에 의존해서 생활하고 있던 중, 환자의 손자와 보호자가 할머니의 뜻이고 평소의 소망이라는 근거로 경관영양관을 제거하는 것을 허락해 달라는 청원을 법원에 제출했다.

이에 사실심법정(事實審法廷)은 그 소청(訴請)을 인정하면서 그 이유를 다음과 같이 설정했다. 〈'콘로이' 환자의 생명은, 인공경관영양 '튜부'의 제거로서, 탈수와 아사(餓死)로 고통스러운 임종을 맞을 수도 있지만, 그의 병은 영구적으로 견딜 수 없을 정도의 부담이 되고 있음에, 그런 결정에 임했다.〉

그러나, 제 1 항소법정(抗訴法廷)은 이 사실심법정의 결정을 정정(訂正)해, 비강 영양 '튜부'를 '콘로이' 환자에게서 제거하는 것은, 허용될 수 없는 살인행위에 해당 된다고 판결했다.

이에, '뉴저지' 州대법원은, 의식이 없는 환자에서의 영양 및 수액요법을 포함한 어떤 치료도, 다음과 같은 이유 중 어떤 이유로서도 보류 또는 제거할 수 있다고 판결 했다. 즉 (1) 환자가 스스로 선택할 수 있는 능력과 자율이 있었다면, 그런 치료를 거절했음이 확실하다. (2) 치료의 부담이, 힘든 삶을 유지함으로서 얻는 이득(이익)보다 훨씬 큰 부담이 됨으로서, 치료함이 환자의 최선의 이해관계가 아니 된다.

(5) Helen Wanglie 판례 (1990년):

회복이 불가능한 85세 할머니환자의 무의미한 '인공기계호흡기치료'의 제거를 주장하는 담당의사와, 기적을 바라며 계속 유지를 주장하는 보호자 간의 의료현장의 논쟁의 해결을 위해서, 양측 합의하에 법원이 "독립적인 관리보호자(Independent Conservator)"의 임명을 결정했고, 도중 환자는 사망했으나, 해당 병원이 법적 "절차적정당화(節次的正當化)" 수순을 밟고 있음이 예시된 판례이다.

지속적식물인간상태(持續的植物人間狀態)에 있는 85세 할머니의 연명 수단이었던 인공기계호흡기를 '무의미한 치료' 임으로 제거해야 된다는 담당의사와, 유지하려는 보호자간의 법정투쟁으로, 1990년, '미네소타' 州 '헤네핀' 지역 제4사법구역 재판소의 사건이였다.

Wangli 환자의 담당의사는, 환자의 남편과 자녀들과 의논하며, 회복가능성이 없는 환자의 연명치료인 인공기계호흡기의 제거가 필요함을 설명하며, 그 비용도 일년에 50만불(달러)에 해당함을 알려 주었다. 그러나 환자의 남편은 환자의 생명유지장치 제거에 대한 부인(환자)의 소망을 들은 바 없음을 주장하며, 죽음전 생명의 가치를 내세워 남편과 자녀들은 기적이 있을 수 있으므로 생명유지치료를 계속해 줄것을 요구하였다.

1990년 가을 새롭게 담당의사로 임무 교대한 주치의는, '병원윤리위원회'의 동의를 얻은 후, 인공기계호흡기의 계속치료가 환자의 회복에 전혀 도움이 안되는 '무의미한 치료(효과 없는 치료, futile treatment)라는 이유 하에, 인공기계호흡기치료를 계속하지 않겠다는 의사(意思)를 분명하게 환자 보호자에게 의견제시 하였다.

이에 가족들은, 환자의 인공기계호흡치료를 계속해줄 다른 병원을 찾아보았으나 찾을 수가 없어 담당의사와 환자 가족간의 논의를 계속하던 중, 병원은 1991년에 들어와 법원에 다음과 같은 두 가지 결정을 해줄 것을 청원하게 된다. 즉 (1) 인공 기계호흡기치료가 이 환자에게 유익하냐 여부를 결정해 줄 독립적인 관리자를 법원에서 임명해줄 것과 (2) 만일, 이렇게 임명된 관리자가, 인공호흡기 치료의 계속이 유익하지 않다고 결정하는 경우, 인공호흡기의 제거 여부에 대한 청문회 절차를 취해줄 것을 청원했다. 법원은 숙고 끝에 병원의 이런 청원을 받아들여 절차를 준비하는 과정에서, 환자는 사망하였다.

(6) K 어린이에 대한 판례 (1994년):

선천적으로 '무뇌유아(無腦乳兒)(Ancephalic infant)'로 출생한 유아에게 연명치료의 유지를 계속할 것을 요구하는 유아환자 부모의 주장에 대하여, 담당의사와 병원은, 그런 치료는 무의미한 효과 없는 치료임으로 계속할 필요가 없다는 병원의 입장에 대해서, 법원이 연명치료의 계속을 위임통지(委任通知)한 예로서, 의료의 자율성(自律性)과 비유해행위(非有害行爲)(Maleficence)와 선행(善行)(Beneficence) 간의 상충(相衝)을 예증(例證)하고 있는 판례이다.

'K유아 송사(訟事)'는, 선천적으로 '무뇌유아'로 K유아의 모친이 K유아가 호흡곤란이 있을때 마다 인공기계호흡을 받아서라도 계속 연명해야 된다고 주장하는데 대해서, K유아의 담당의사는 그것은 '무의미한 치료' 라는 판단으로 연명을 위한 '인공기계호흡치료'의 보류를 권고/주장 했다. 7-8회에 걸친 K유아의 병원입원 중 병원측은 K유아에 대해서 인공호흡기치료의 필요성이 해당 않되므로 인공기계호흡 치료의 보류결정에 대한 법원의 동의를 구하게 되었다.

이에 대해, 연방판사(聯邦判事)는 병원측의 청원을 기각(棄却)했고, 이에 병원은 다시 '버지니아' 州 제 4순회 재판소에 항소(抗訴) 했는데, 순회재판소도 병원측의 항소를 기각했고, 판결내용에서, 병원과 담당의사는, K유아에 대해서 '버지니아' 州法을 대신 할수 있는 '연방응급환자치료 및 1986년 노동법(The Federal Emergency Medical Treatment & Active Labor Act of 1986)' 에 근거해, 요청된 인공기계호흡기치료를 제공해야 한다고 판결했었다.

이 사건을 계기로, 이 송사에 관여했던 '텍사스' 지역의 7-8개 병원 당사자들은 유사한 무의미한 치료행위에 대한 성문법(成文法) 개정 등의 '택사스' 주 자연사법(自然死法)의 개정을 요구하게 되었었다.

(7) L 어린이에 대한 판례:

회복불가능한 중증뇌신경장애 어린이 환자에 대한 무의미한 인공기계호흡기치료의 계속을 거부하는 담당의사와 치료 계속을 주장하는 환자 모친과의 의료현장의 논쟁을 양측 합의하에 법원이 '법적후견인'을 임명하여 해결을 시도한 판례이다.

중증뇌신경장애로 반복되는 '경련성발작'과 '흡인성폐렴'을 앓고 있는 2세 어린이 환자가, 미국 '보스톤'시 어린이병원에 재입원해 인공기계호흡기치료와 심장혈관 부전에 대한 치료를 다시 받게 되었다.

그러나 담당의사는 그런 치료가 환자에게는 고통만 가중시킬 뿐, 더 이상의 치료는 도움이 되지 않는다고 판단하였다. 이에 대해 어린이 환자의 어머니는 계속 그의 딸의 연명을 위하여 모든 수단을 다해 줄 것을 요구하고 있는 가운데에, 담당의사는 환자보호자의 요구를 받아줄 병원을 찾는 노력을 했고, 환자 어머니의 변호사는 '검인(유언)재판소(Probate Court)' 에 청문

과정의 마련을 신청했다.

이에 담당판사는 병원의 담당의사에게, 만일 법정이 '어린이환자에게 인공호흡기치료를 명령한다면 병원은 어떻게 대처할 것이냐는 판결 전 사전문의를 했고, 이에 대해 병원은 '이 치료는 의사의 환자에 대한 전문직업인의 의무위반이라는 이유로 환자에게 시술될 수 없다고 답변했다. 이에 따라 법정은 어린이환자를 위한 법적 후견인을 임명했고, 그는 모든 노력 끝에 문제가 된 그 어린이 환자를 다른 병원으로 전원시켰다. 그러나 이런 과정에서 '의사가 보호자의 치료요구를 거절할 수 있는지에 대한 법정의 의견'을 듣지 못했다.

(8) Terri Schiavo 판례 (2005년)

2005년 미국의 평범한 41세의 여인(식물인간상태) '테리 시아보'는, 10년 동안을 인공경관영양(人工經管營養)에 의해서 연명하고 있던 중, 8년간의 환자 남편의 긴 법정 투쟁 끝에, 연명치료인 '경관영양'의 제거를 법적으로 허용 받았고, '경관영양' 공급관의 제거 후 몇일 만에 사망한 유명한 법정판례이다. 이 사건이 당시 전 미국의 국가적 논란과 세계인들의 관심의 대상이 되었던 것은, 미국적 시민사회의 정치 환경과 환자 친정부모측의 생명보전 요구를 정치인들이 (미국대통령을 포함한 州 지사 및 국회의원 등), 물리칠 수 없어 법정판결 사항에 개입함으로써 확대된 국내외적 화두로 대두 되었었다.

사회적 논란의 핵심은, 환자 자신인 '테리 시아보'가 연명치료를 거부하고 자연사를 선택할 수 있는 의식이 있는 환자이냐의 논쟁과, 만일 판단능력이 없는 식물인간 상태라면 그 대리인이 누가 되느냐는 법률적 판단의 논쟁이 '안락사' 논쟁이라는 화두로 미국 방송매체(CNN등)의 연일 보도로 전 세계 사람들의 관심을 모았다.

그러나 '테리 시아보'의 운명을, 이미 1998년 이후(사망 7년전) 미국의 7개 법정에서 19명의 판사가 심리를 맡았던 법정판결 결과가 예시하듯이, 환자의 자기 결정권과 스스로의 판단으로 존엄스러운 죽음을 선택할 수 있는 환자 권리를 기본적으로 법률에서 인정 수용하고 있는 일관된 미국 법정 논리속에, 결혼해 출가한 '테리시아보' 환자의 법정대리인은 친정 부모 보다는 결혼한 여자의 남편이 된다는 법리를 변함없이 유지하는 판시(判示)를 보여 주었다.

〈3〉 "의학적으로 무의미한 치료" 논란에 대한 결론 (의견상충 해결절차):

'의학적으로 무의미함' 결정에 대한, 주치의사와 환자 (및 환자 가족)간 의견에 상충(相衝)(서로 어긋남)이 있는 경우는, 치료 방침 결정을 위한 절차 과정이 필요하고, 그 절차 과정이 합법적이고 윤리적 규범 내에서 이뤄져야 한다.

다음은, 어떤 치료가 환자에게 이득을 주지 못한다는 근거하에 '의학적으로 무의미한 치료(futile treatment)' 를 보류 및 중단하는 과정을 기술한 것이다.

이 과정은 (a) 환자의 자율성과 전문직 및 의료기관의 완전성을 존중하는, 양쪽 경합하는 이해관계의 균형 유지 (b) 상충되는 모든 문제에 대한 철저한 의료기관 자체의 검증 중요성의 인식 등에 의도가 있다. 이 지침의 어떤 것도 환자의 권리나 환자 치료를 담당하는 의료진의 책임을 위반하거나 손상하지 않는다.

환자를 치료하는 담당의료진이, 이용할 수 있는 치료가, 의학적으로 환자에게 도움이 못 된다는 결론을 냈을 경우, 그리고 의료진이 환자 (또는 대리인)와 다음과 같은 것을 논의 했을 경우; 즉, (a) 치료에 대한 환자의 목표 (b)질병의 종류와 상태 (c) 완화의료와 호스피스 치료 등을 포함한 치료 범위에 대한 의견 (d) 앞으로의 예후 (e) 어떤 특수한 치료가 futile 하다는 이유 등등을 논의 했을 경우에도 환자(또는 대리인)가 계속 연명치료의 시술을 주장 할때는 다음과 같은 단계를 취한다.

1. 환자의 주치의는 환자 의무기록(차트)에 이런 판단 사항을 기록해야 한다.
2. 환자의 주치의는 futile treatment를 시작하거나 계속할 의무가 없다.
3. 의료제공팀은, 요구하는 치료를 안하더라도, 환자를 방치하는 것이 아

니고 완화의료는 계속됨으로서 환자의 평안, 존엄성, 감정(정서)적 및 영적(靈的) 지원을 위한 적정한 치료가 계속됨을 설명해야 한다. 환자(또는 대리인)에게는 침습적인 치료의 중단이 완화의료까지 중단하는 것은 아니라는 것에 대해 재확인 시켜주어야 한다.

4. 의료진은 환자 (또는 대리인)와, 다음과 같은 선택이 있음을 협의해야 한다.
 (a) 요구하고 있는 치료항목이 의학적으로 무의미한 치료라는, 독립적 자문의사 의견을 다시 의뢰할 수 있다.
 (b) 환자를 다른 주치의사나 다른 병원으로의 이송.
 (c) 또 다른, 수용 가능한 해결을 위한 교섭.
5. 의료진은 환자와 가족과 '병원 검열기구' 에 자문을 청구하는 선택이 있음을 협의한다.
6. 만일 '병원검열기구'가 '치료의 무의미함' 의 결정을 확인하면, 그 치료과정은 중단하거나 시술되지 않는다.
7. 환자의 평안과 존엄성을 위한 치료 계획은 계속된다.

이들 환자는 이런 과정에서 어떤 시점에서든지 다른 병원으로의 이송될 수 있는 권리를 가지며, 이런 가능성의 선택에 대해서 일부 환자는 선택하는 경우도 있다.

의료진은 환자 대리인이나 가족의 결정이 존중된다는 것을 확실하게 알려야 한다.

'비용 - 효과 (cost-effective)' 문제, '의료자원의 제한문제(rationing issues)' , 또는 의료비 지불능력 등과 관련된 문제는, '환자에의 유익함' 이나 '의학적으로 무익한 치료' 등을 평가할 때는, 관련 타당성이 없으며, 이런 고려는 사회의 '건경전달 시스템' (Health Care System)의 사회적 논의에서 필요한 주제가 된다.

병원과 지역사회 의료기관은, 지역사회와 유대를 유지하며 말기임종환자 결정에 대한 교육을 제공할 것이 권장 되며, 말기환자 진료에 대한 사회적 논의를 죽음 직전까지 미루지 말아야 할 것이다.

많은 경우, 의학이 무엇을 할 수 있고 무엇을 할 수 없다는데 대한, 사회적 지식은 보도 매체에 묘사된 비현실적 기사에 근거하는 경우가 많다.

더욱이, 서로의 대화는 법적 개입의 필요성을 감소 시킨다.

인식(알고 있음)의 정도가 증가함은, 의료진과 환자 또는 환자 대리인, 가족등과의 소통의 개선을 가져오고, 상충되는 의견충돌을 줄이거나 해결하고, 무의미한 원치 않는 치료를 피할 수 있게 해준다.

Chapter 6

연명치료중단(延命治療中斷), 안락사(安樂死), 소극적안락사(消極的安樂死), 존엄사(尊嚴死), 자연사(自然死) 등의 정의(定義) 및 용어의 선택 문제:

2009년 5월 21일, 우리나라 대법원 판결의 "회복불가능한 사망의 단계에 들어선 환자"에 대한 연명치료중단 관련 최종 판결에서, 다음과 같은 판결문을 남겼다.

〈인용 시작〉

[생명권이 가장 중요한 기본권이라고 하더라도 인간의 생명 역시 인간으로서의 존엄성이라는 인간존재의 근원적인 가치에 투합하는 방식으로 보호 되어야 할 것이다. 따라서, 이미 의식의 회복가능성을 상실하여 더 이상 인격체로서의 활동을 기대할 수 없고 자연적으로는 이미 죽음의 과정이 시작되었다고 볼 수 있는 회복불가능한 사망의 단계에 이른 후에는, 의학적으로 무의미한 신체침해 행위에 해당하는 연명치료를 환자에게 강요하는 것이 오히려 인간의 존엄성과 가치를 해하게 되므로, 이와 같은 예외적인 상황에서 죽음을 맞이하려는 환자의 의사결정을 존중하여 환자의 인간으로서의 존엄과 가치 및 행복추구권을 보호하는 것이 사회 상규에 부합되고 헌법정신에도 어긋나지 아니한다고 할 것이다.

그러므로, 회복불가능한 사망의 단계에 이른 후에 환자가 인간으로서의 존엄과 가치 및 행복추구권에 기초하여 자기결정권을 행사하는 것으로 인정되는 경우에는 특별한 사정이 없는 한 연명치료의 중단이 허용될 수 있다.]

〈인용 끝〉

이상의 대법원 판결문은 (1) 회복불가능한 사망의 단계에 들어선 환자에게, 인간의 '존엄성'과 '가치 및 행복추구권'을 보호해 주는 것이 헌법정신에 부합된다고 했고, (2) 환자의 자기결정권을 행사하는 것으로 인정되는 경우에는 '연명치료'를 중단할 수 있다는, '중심단어'를 사용한 판결문을 남기고 있다.

이 판결문에는 존엄사(尊嚴死)라는 단어를 사용하지 않았지만, 회복불가능한 환자의 "존엄성"과 가치 및 행복추구권을 보호하기 위해 "연명치료를 중단"할 수 있다는 "존엄사"의 말 뜻을 그대로 설명하고 있어, "회복불가능한 환자의 연명치료 중단"과 "존엄사"가 같은 내용의 의료행위를 의미하고 있음을 알 수 있다.

의사들에게는, 의학적으로 "죽음"을 정의(定義)하는 것이 쉽지 않은 명제이며, 이는 연명의료시술의 하나인 인공기계호흡기같은 연명 의료장비와 기술이 개발되기 오래전부터 이 어려움은 제기되었다. 의료기술의 발달은, 최근 들어, 환자의 죽음의 시간을 의사들이 원하던것 보다 더 자주 의료적 결정의 어려운 문제로 직면하게 하고 있다.

어려운 문제는 '비가역성혼수상태'의 환자에서 연명기계의 도움으로 심장과 호흡기능이 유지되고 있을 때, 의료적으로 어떻게 할 것이냐의 어려운 문제에 이르게 한다.

말기 중환자의 생명은, 여러 수순으로 인공호흡기, 심장 자극기구, 인공신장 등등의 사용으로 수개월 수년간 지속될 수 있으며, 그러는 사이 가족의 정신적 및 경제적 재원이 고갈되고, 병원의 인력부족 및 시설부족 등으로 환자 진료에 관여하는 모든 사람들의 심적 물적 어려움을 야기 시키게 된다.

과학의 발달로 환자의 연명기술 기구가 있다고 해서, 의사의 임무는 이런 기구를 사용해서 환자(말기 임종환자)생명을 무조건 유지하는 것이 과연 의사의 임무 인가? 하는 질문에 당면하게 된다.

미국 대학교수위원회(University faculty committee)는 최근 발표한 제안에서 "죽음은 비가역성 혼수"로 재정의(再定義) 되어야 한다.('death be redefined as irreversible coma' 〉라고 했고, 이 제안을 채택하게 되면, 의사들은 비가역성혼수상태 환자에서 생명연장을 하고 있는 인공 연명기술을 중단하는 것을 인정 받게 된다.

미국의 "오래곤" 州는, "The Oregon Death With Dignity Act(오래곤州 尊嚴死法)" 이라는 법령이름으로 존엄사(尊嚴死)라는 단어를 사용하고 있고, "켈리포니아" 州도 "California Death With Dignity Act('켈리포니아' 尊嚴死法)" 명칭하에 州法을 시행하고 있고, 일본은 '존엄사' 용어의 수용뿐만 아니라 "존엄사협회(尊嚴死協會)" 라는 명칭으로 공인(公認) 사회단체가 활동하고 있다.

우리나나에서는 "존엄사(尊嚴死)" 라는 단어에 대한 사회적 수용(受容)이 편하지 못한 상황에서, 2009년 7월 1일 개최 되였던 한국보건연구원(원장: 허대석 서울의대교수) 주최 "무의미한 연명치료의 중단, 어떻게 접근할 것인가?" 주제하의 사회적 합의 도출을 위한 1차 토론회(개념 및 용어 통일)에서 "존엄사" 용어에 대한 쟁점이 토의되어 다음과 같은 논의를 한 것으로 정리 발표 되어 있다.

〈인용 시작〉

["존엄사(Death with Dignity)" 라는 용어 사용에 대하여 =〉

〈찬성〉 ['존엄하게 임종을 맞이할 환자의 권리' 라는 시각에서 이를 요약한 용어로 받아들일 수 있다는 점이다. 일본은 미국 '자연사법' 에 해당하는 부분을 안락사(의사조력자살 등)를 배제하는 것을 명문화 하면서 '존엄사' 로 번역하여 받아들이고 있다. 어떤 죽음이 존엄한 임종인지는 문화나 사회여건마다 다른 입장을 지닐 수 있다. 한국이라는 문화, 사회적 상황에서 사회적 합의를 도출할 수 있다면, 이 용어가 가지는 근원적 의미는 살릴 수 있다고 생각한다.]

〈반대〉 [이 용어를 받아들이지 못하는 분들은 미국 '오레곤' 주의 '존엄사법' 을 문제점으로 지적하고 있다. 미국 '오레곤' 주가 1997년도에 제정한 '존엄사법(Death with Dignity Act)' 에는 의사조력자살도 포함하고 있기 때문에, 이 용어가 보편화 되면 안락사까지도 포괄하는 논의가 되지 않을까 우려하는 측면이 있다.]

이어 – 1차 토론: '개념 및 용어 통일'에 참석한 토론자들의 합의문 내용에서 =>
"소극적안락사(消極的安樂死)(passive euthanasia), 존엄사(尊嚴死)(death with Dignity)라는 용어는 개념상 혼란을 초래할 수 있어, 이 용어를 중심으로 논의가 확산되는 것은 반대한다." 라고 유보적(留保的) 입장에 머물고 있다. 〈인용 끝〉

이에 논의의 중심이 되어 있는 안락사(安樂死)의 종류와 특히 소극적안락사(消極的安樂死)(passive euthanasia)와 혼용되고 있는 새로운 개념의 연명치료중단(延命治療中斷)(termination of life-sustaining treatment) / 존엄사(尊嚴死)(Death with Dignity)(절차적 정당화 수순을 밟은 연명치료중단)와의 차이 등을 살펴보고, 이어서 2008년도 발행 세계 내과학 교과서인 Cecil 및 Harrison 내과학의 내용 중 '안락사'에 대한 새로운 분류를 인용하면서, 우리나라의 현실과 변화하는 외부 세계 추세와의 차이점을 살펴 본다.

[1] 안락사(安樂死)(Euthanasia)의 "구 분류(舊 分類)":

치료가 불가능한 질병을 앓고 있는 환자의 견딜 수 없는 고통을 덜기 위해, 다른 사람이 환자에게 치명적인 행위를 하는 것을 말하며, 행위에 따라 다음과 같이 분류한다.

(1) 적극적안락사(積極的安樂死)(Active Euthanasia):

환자가 불치병으로 고통을 받고 있는 환자에게 고통을 제거하기 위하여, 환자가 원하던 원하지 않던 간에, 환자의 사망과정에 의사가 적극적으로 관여하여, 의도적으로 환자가 사망에 이르게 하는 행위를 말하며, "행위적안락사(行爲的安樂死)"라고도 하며, 이는 위법행위(違法行爲)에 속하며, 대부분의 국가나 종교단체가 반대하고 있다. '적극적안락사'에는 두 가지 형태가 있다.

1) 적극적 자의적 안락사(積極的自意的安樂死)(Voluntary Active Euthanasia): 환자의 자의적 의도(意圖), 소망에 의해서 이루어진 경우

를 말하고, 위법행위에 속한다.

2) 적극적 반(反)자의적 안락사(積極的反自意的安樂死)(Involuntary Active Eu.): '적극적안락사' 가 환자의 동의(허락) 없이 이루어진 경우를 말하고, 이 경우도 위법행위에 속한다.

그러나 어떤 특수한 경우에, 환자가 의식이 없어 스스로의 의사표시를 할 수 없는 환자인 경우, 법정은 환자의 가족에게서 제시된 연명치료 중단에 대한 환자의 소망 표시 자료 등에 근거해 연명치료의 중단을 허락하는 경우가 있다.

(2) 간접적안락사(間接的安樂死) (Indirect Euthanasia)

환자의 생명이 단축될 위험이 있음에도 불구하고, 환자의 고통을 완화 시킬 목적으로 적극적 처리를 한 결과, 그(의도하지는 않았으나) 예상된 부작용으로 인해 환자가 사망에 이르게 하는 행위를 말하며, 결과적안락사(結果的安樂死)라고 하기도 한다.

(3) 소극적안락사(消極的安樂死) (Passive Euthanasia)

죽음의 진행과정을 일시적으로나마 지연하거나 저지 시킬 수 있는데도 불구하고, 죽음에 직면한 환자에 대한 치료를 중단하거나 생명유지장치를 제거함으로서, 환자가 죽음에 이르도록 하는 행위를 말하고, 소위 "죽게 내버려 둔다(letting the patient die)" 라던가, "전기 '플러그'를 뺀다(pulling the plug)" 등으로 표현되고 있으며, 일부 부작위적안락사(不作爲的安樂死)라고도 한다.

'소극적 안락사' 에는, 두 가지가 있다.

1) 자의적 소극적안락사(自意的消極的安樂死)(Voluntary Passive Euthanasia):

중병(重病)으로 죽음에 직면한 환자의 연명을 위한 생명유지장치가, 환자의 요구에 의해서 제거됨으로서, 환자가 죽음에 이르는 죽음을 의미한다.

환자는 사전에 '사전의료지시서(事前醫療指示書)' / '사전의료지향서' 나

'대리인 임명' 등의 절차를 통해 자기 의사(意思)를 표시해 놓을 수가 있고, 이는 법적으로 '자기결정권'에 의한 의료행위로 보호를 받을 수 있다. 〈이는 "절차적정당화 수순을 밟은 연명치료중단" 즉 "존엄사(尊嚴死)"〉로 표현되고 있다.

2) 반자의적 소극적안락사(反自意的消極的安樂死)(Involuntary Passive Euthanasia):

중병(重病)으로 죽음에 직면한 환자의 연명을 위한 생명유지장치가, 환자의 승낙(동의) 없이 제거 됨으로서, 환자가 죽음에 이르는 죽음을 의미하고, 불법행위에 속한다.

(註) "무의미한 연명치료(futile treatment)"를 원하지 않는다는 의사표시를 사전(事前, 死前)에 분명히 한 환자에 대해서는 연명치료를 중지해도 좋다는 것을 합법화 함으로서, 많은 나라에서는 '소극적안락사'가 완전히 정착하게 되었고, 대부분의 종교 단체들도, 죽음에 직면한 회복 불가능한 환자의 연명치료를 중단 하는 '소극적안락사'에 대해서, "연명치료중단" 또는 "존엄사"라는 명분으로 지지(支持)를 표명하고 있으며, 의식 불명이 되어 스스로의 의사표시를 할 수 없는 경우에 대비해, 자연사법(自然死法)에 근거한 두 가지 문서, 즉:

(a) "사전의료지시서"와 (b) "항구성 대리인 위임장(恒久性代理人委任狀)(Durable Power of Attorney)" 등, 두 가지 종류의 문서가 인정되고 있으며, 대부분의 미국州에서 두 문서 중 한 가지만 구비해도 법적인 지지를 받고 있다. 이 문서들에 의해서, 임종을 맞는 죽음에 직면한 환자들이 모든 선택 가능한 자율성(自律性)을 갖게 하기 위한 것이다.

(4) '의사도움안락사(醫師도움安樂死)' 또는 '의사조력자살(醫師助力自殺)', Physician Assisted Euthanasia (PAE) 또는 Physician Assisted Suicide (PAS):

치료 불가능한 질병을 앓고 있는 환자의 견딜 수 없는 고통을 덜기 위해 환자가 사망에 이를 수 있도록, 의사가 필요한 방법이나 정보를 제공함으로서 환자의 죽음을 돕는 것을 말한다.

'의사조력 자살' / '의사도움안락사'는, 미국의 여러 州에서 합법화(적법화) 하려는 운동이 진행되고 있으며, 미국 '워싱턴'州에서 1991년에 "Proposition 119(제안 119호)"로 입안된 법률안이 46:54로 부결된 바 있고, 1991년 11월에는 미국 '켈리포니아'州에서 "Initiative 161(제안 161호)의 "존엄사 법(The Humane and Dignified Death Act)"이 부결되었고, 1994년 11월 8일에 미국 '오래곤'州에서 근소한 차이로 합법화 되었다.

대부분의 형법학자들은 '의사조력자살'의 합법화를 반대하고 있으며, 우리나라의 한국보건의료연구원(원장:허대석 서울의대 교수) 개최의 '무의미한 연명치료중단' 1 차 토론회(2009년 7월 10일)의 합의문에도, '의사조력자살'에 대해서는 반대한다는 입장을 발표 한바 있다.

미국 '오래곤'州의 "존엄사에 관한 법률 1994(The Oregon Death with Dignity Act, 1994)"은, '의사조력자살' / '의사도움자살' 법이라고 표현되기도 하지만, 실지 말기환자 임종 의료현장에서는 "사람답고 존귀하게 내 생명을 끝내는 약 처방을 위한 신청 (Request for medication to end my life in a humane and dignified manner)" 수순이 매우 엄격한 '절차적정당화' 수순을 필수로 하고 있으며, 치료가 불가능한 말기질환을 앓고 있는 환자의 자의적인 결정에 의한 2차에 걸친 서면 요구와 주치의사의 책임 있는 전문적 결정 및 자문(전문)의사의 확인 및 가족에게의 통보, 상담전문의(카운슬링) 의뢰 등 등, 엄격한 수순을 필요로 하고 있고, 법령 이름대로, 불치병 환자의 권리와 결정을 최대한 존중하고 가족의 동의를 포함하고 있는 "연명치료중단 법" 즉 "존엄사법(尊嚴死法)"이다.[1,2,3]

[2] 안락사(安樂死)의 새로운 분류(分類):

* 2008년도 발행 세계 내과학 교과서(Cecil 및 Harrison 내과학)에서 분류하

고 있는 안락사(安樂死)와 醫師助力自殺(PAS, Physician Assisted Suicide):

2008년 발행 Cecil 내과학 교과서에 기술된 '안락사' 와 '의사조력자살' 항목의 용어(用語)의 "정의 및 정당화(正當化)(Definition and Justification)" 항목에 의하면, "안락사와 의사조력자살"과 관련하여 용어상의 혼선이 있음을 지적하고 있으며, 특히 소위 말하는 '소극적안락사(消極的安樂死)(Passive Euthanasia)' 와 '간접적안락사(間接的安樂死)(Indirect Euthanasia)' 라는 용어는, 첫째로 (1) "잘못된 명칭(misnomer)" 이고, 둘째로는 (2) '소극적안락사' 와 '간접적안락사' 는 '안락사(安樂死)' 부류에 속하지도 않으며, 셋째로는 (3) '소극적안락사' 와 '간접적안락사' 는 두 가지 모두 윤리적으로나 법적으로 수용되고 있다고 기술하고 있다.(Cecil, 9 쪽)

Harrison 내과학 교과서에 기술된 '안락사' 와 '의사조력자살' 항목을 인용하더라도, "연명치료를 중단하고 환자의 통증관리를 해주는 것 (소극적안락사, passive euthanasia)은 의료계와 법정에서 오래 전 부터 윤리적으로 수용하고 있으며, '안락사' 나 '의사조력자살' 과 혼돈하지 말아야 한다" 라고 강조 기술하고 있다. (표: 1,2) (Harrison 77 쪽)

〈표 1〉 '안락사' 와 '의사조력자살' 의 "정의(定義)" 와 "법적 수용(法的 受容)" 상황[17)]

용어 (term)	정의 (definition)	법적 수용 (legal status)
적극적 자의적 안락사	의도적으로 약물이나 기타의 처치로 환자를 죽음으로 이르게 하는 행위로, 환자와의 사전 합의 (informed consent)에 의해 이루어 짐.	Netherlands 와 Belgium 에서는 합법.
적극적 반자의적 안락사	의식 있는 환자의 동의 없이, 의도적으로 약물이나 기타의 처치로, 환자를 죽음으로 이르게 하는 행위.	합법인 곳이 아무데도 없음. Nowhere.
소극적 안락사	연명치료를 중단 또는 보류하고 통증관리(완화의료)를 계속하면서, 환자가 자연사의 죽음을 맞게 함.	모든 곳에서 허용됨. Everywhere.***
의사조력자살	환자가 자신의 생명을 끊는데 필요한 약품이나 방법을 의사가 정보 제공함으로서, 환자 스스로의 자살을 도움.	Oregon**, Belgium Netherlands, Suisse.

(*** 소극적안락사(Passive Euthanasia)는 세계 모든 것에서 허용된다고 정의함.)
(** 미국 Oregon州의 "존엄사에 관한 법률(The Oregon Death with Dignity Act, 1994)"

실지에 있어서는, 안락사와 의사조력자살을 시행할 경우에는, 모든 가능한 물리적 및 정신적 치료를 포함한 완화요법을 시행해서 실패한 경우에 한해서 고려한다는 합의가 광범위하게 성립 되어 있다.

미국 '오래곤' 州나 '네덜란드' 경우에도, 다음과 같은 일연의 보호조치(safeguards)가 개발 되어 있다.

(a) 환자는 의식(정신) 상태가 온전해야 하며, 의사조력자살을 위한 처방전의 요구를 자의적이고도 반복적으로 요청해야 한다.
(b) 환자는 적절한 완화치료로 경감될 수 없는 통증과 고통이 있어야 한다.
(c) 안락사나 의사조력자살을 원하는 환자의 소망이 진지하고 굳은 결심임을 확인하는 대기 기간이 주어진다.
(d) 담당의사는 독립된 기능을 가진 다른 의사로 부터 2차 의견을 얻어야 한다.
(e) '오래존' 州는 환자가 말기환자이어야 하나, '네덜란드' 와 '벨지움' '스웨덴' 같은 국가에서는 그러한 보호조치가 없다.

이러한 보호조치가 운영 되어 오는 Oregon州 존엄사법에서는, '안락사' 나 '의사조력 자살' 에 참여한 의사들에게, 초기의 'Dr. 케보키안' 에 대한 예를 제외하고는 몇 번의 기소(起訴)가 있었던 것 이외에, 법정이 유죄판결(有罪判決)을 내린 경우가 없다.

안락사와 PAS에 대한 미국의 광범위한 조사에 의하면 미국 의사의 60-70%가, 참을 수 없는 통증으로 고통 받고 있는 말기환자에 대한 '안락사'와 '의사조력자살'을 지지하고 있는데 반해, 일반 사회에서는 그 지지도가 현저하게 떨어져 있음이 조사 되어 있다. 미국 의사들의 18-25%와, 종양학 전문의사의 43-68%가, '안락사' 나 '의사조력 자살' 의 요구를 받고 있으며, 여러 방면의 조사에 의하면, 미국 의사의 5% 미만이, 그리고 종양학 전문의사의 4% 미만이, 그들이 일생 의료업 종사 중 '안락사' 나 '의사조력자살' 을 시행하고 있다고 조사 발표 되어 있다. 한 조사에 의하면, 안락사의 54%는 가족의 요구에 의해서 시행되었고, 안락사의 39%와 의사조력자살의 19%의 환자에서 우울증이 있었다. 즉 이 조사는 직관(直觀)에 반하는 소견으로서, 환자가 '안

〈표 2〉 '안락사'와 '의사조력자살'의 정의(定義) (2008년 발행 Cecil 내과학 교과서)[15]

용어 (term)	정의 (definition)
적극적자의적안락사 (Voluntary Active E.)	의도적으로 약물이나 기타 처치로 환자를 죽음으로 이르게 하는 행위로, 환자와의 사전 동의(informed consent)에 의해 이루어 짐.
적극적反자의적안락사 (Involuntary active)	의식 있는 환자의 동의 없이, 의도적으로 약물이나 기타의 처치로, 환자를 죽음으로 이르게 하는 행위. (예: 환자의 사전 요청이 없음)
적극적非자의적안락사 (nonvoluntary active)	환자의 사전 동의가 불가능한 상태에서, 의도적으로 약물이나 기타의 처치로, 환자를 죽음으로 이르게 하는 행위 (예: 환자가 의식불명상태일 때)
소극적안락사 *** (Passive euthanasia)	회복불가능한 환자에서 연명치료를 중단하여, 환자가 사망에 이르게 하는 행위(연명치료중단)
간접적안락사 *** (Indirect euthanasia)	환자의 생명이 단축될 위험이 있음에도 불구하고, 환자의 고통을 완화시키기 위하여 진통제등의 적극적처리를 한 결과, 그(의도하지는 않았지만) 예상된 부작용으로 인해 환자가 사망에 이르게 하는 행위.
의사조력자살 (Physician-Assisted Suicide, PAS)	환자가 자신의 생명을 끊는데 필요한 수단이나 그것에 관한 정보를 의사가 환자에게 제공함으로서, 환자 스스로의 행위로 죽음을 앞당기게 하는 행위.

(*** '소극적안락사'와 '간접적안락사'는 잘못된 명명(misnomer)이고, 안락사 범주(範疇)에 속하지도 않으며, 윤리적으로나 법률적으로 수용되는 범례(範例)라고 정의하고 있음.)

(*** '회복불가능'한 환자에서 '연명치료'를 중단하는 경우, 미국 의료의 기본이 되는 "환자 동의(consent)"(또는 가족 동의)와 '통증관리' 등의 "완화의료"가 기본적으로 포함 되고 있음.)

락사'나 '의사조력자살'을 요청하는 동기(이유)가 심한 통증(痛症)에서가 아니라 심리적 '스트레스'와 특히 우울증과 절망감(絶望感)이었음을 나타내고 있다.

어려운 임상적 결정으로서, 언제 어떻게 환자에게 진실(환자 예후와 임종에 대한)을 말할 것인가?, 완화의료의 계속이란 환자에게 무엇을 의미하고 환자에게 어떻게 도움이 되는가? 안락사와는 어떻게 다른가? 등등의 어려운 문제는 각 전문과목의 전문가들의 관련된 지식과 경험을 필요로 한다. 예를 들어 임종환자의 가료를 위해서는 심리학자, 정신과 의사, 정신과 전공 간호사 및 사회사업가 등 분야의 전문가의 도움을 받는 것이다.

많은 대학병원과 교육병원에서는 "사망환자 토론 모임(Deach Conference)"

을 개최 하여 환자가 사망하면, 사망 전에 무슨 다른 방법을 써서 환자를 살릴 수 있었느냐는 등의 토론과 사망원인등의 정밀 분석을 연구 한다.

임종환자를 위한 정신 심리적 가료(care)에 대한 교육은, 의료전문직에 의해서 대부분 간과(看過)되어 왔다. 이런 경시(輕視)는 말기 임종환자와 그 가족의 적정 정서적 지지를 제공 하는데 실패를 초래하고, 환자의 죽음에 대한 의료진 자신들의 정서적 부담을 이겨내는데 어려움을 가져다 준다.

보다 큰 교육적 노력이, 장래 의료 요원들이 말기 임종환자에게 도움을 주고 존엄과 자존심을 유지하며, 매일의 삶에 기쁨과 만족을 얻고, 죽음에 임할 때

〈표 3〉 '연명치료중단'시의 실질적으로 고려해야 할 사항들
(인용: 2008년도 발행 Cecil 내과학 교과서 9 쪽)

실질적인 현장의 질문들?	해 답
환자는 의료적치료(연명치료)를 거부할 법적권한이 있나?	법적권한이 있음. 미국대법원은, 의식 있는 환자는, 헌법(미국헌법수정조항14)이 보호하는, 원하지 않는 치료를 거부할 수 있는 환자의 권리가 있다고 공포하고 있다.
어떤 종류의 치료(연명치료)를 법적 윤리적으로 합당하게 중단할 수 있나?	어떤 종류의 모든 치료(인공호흡기, 항생제, 수분 및 영양공급 등)를 중단할 수 있으며, 법적이나 윤리적으로 수용되고 있다.
"연명치료"의 '중단'과 '보류' 사이에 차이가 있나?	법적 윤리적 측면에서 연명치료의 '중단'과 '보류' 사이에는 차이가 없음.
'연명치료중단'에 대해서 '환자'와 '가족'간에 의견 충돌이 있을 때, 누구의 의견이 우선 되나?	의식이 있는 성인 환자의 의견이 우선임. 결정은, 환자 자신의 육체와 생명에 관한 결정이다.
환자가 의식불명일 때는, 누가 '연명치료중단'을 결정하나?	만일 환자가 대리인을 임명했다면, 대리인이 결정할 수 있다. 대리인의 임명이 없는 경우는, 법적으로 지명되는 대리체계는 (1) 배우자, (2) 성인 자녀, (3) 부모, (4) 형제 자매, (5) 친척 순.
'사전의료지시서'(사전의료지향서)는 법적으로 시행력(집행력)이 있는가?	법적 효과가 있다. 환자가 자신의 의사(意思)와 소망을 분명하게 표시한 경우, 헌법이 보장한 환자 개인의 권리가 보호 된다. 미국의 거의 모든 州에서, 명확하고 뚜렷한 구두 진술(口頭陳述)도 '연명치료중단' 결정에 법적 윤리적으로 수용되고 있다.

환자자신과 가족이 견디어낼 수 있는 진실 앞에, 대응할 수 있도록, 모든 의료전문직에게 필요한 준비가 되어야 할 것이다.

[3] 우리나라의 안락사, 연명치료중단 및 존엄사:

＊2002년에 발표된 대한의사협회의 '안락사에 대한 선언문' 은 다음과 같다.
[안락사란 환자의 생명을 고의적으로 끊는 행위를 말하며, 이는 환자 자신의 요구이건 가까운 친척의 요구이건 간에 비윤리적이다. 이것은 질병의 마지막 단계에서 그 진행과정에 따라 자연적으로 사망에 이르고자 하는(자연사) 환자의 희망을 의사가 저버리는 것이다. (1987년 10월 제39차 세계의사회 총회 채택, 스페인 마드리드)]

＊"의사의 도움으로 행해지는 자살(醫師도움自殺)"에 대한 성명은 다음과 같다.

[의사의 도움으로 행해지는 자살에 대한 예가 최근 사회적으로 주목을 받고 있다. 이러한 예에서 보면 의사에 의해 고안된 기구를 사용하도록, 그 사용법을 의사가 개인에게 알려주는 방법으로 이루어진다. 그로 인하여 개인은 자살을 할 때 도움을 받게 되는 것이다. 또 다른 경우의 예를 보면 의사가 개인에게 약물의 치사량에 대한 정보를 약물과 함께 제공하는 방법으로 이루어진다. 그로 인하여 개인은 자살의 수단을 받게 된다. 물론 이들은 중증질환이나 말기질환을 앓고 있으며, 통증으로 고통 받고 있는 자들이다. 더욱이 이들은 자살할 수 있는 분명한 능력이 있고 자기 자신이 자살을 결정할 수 있다. 자살을 기도하는 환자는 질병 말기에 다달아서 종종 우울증의 소견을 보인다.

안락사와 같이 의사의 도움으로 행해지는 자살은 비윤리적이며 의료인에 의해 비난 받아야 한다. 의사의 도움이 개인의 목숨을 끊도록 고의적으로 유도되었다면, 이것은 의사가 비윤리적으로 행동한 것이다. 그러나 치료를 거절할 권리는 환자의 기본적인 권리이다. 의사는 목숨을 끊고자 하는 환자의 희망을 존중한다 할지라도 비윤리적으로 행동해서는 안 된다.

(1992년 9월 제 44차 총회 채택, 스페인 말베야)]

이상의 대한의사협회가 발표한 두 선언은, "안락사"와 "의사도움자살"은 분명하게 비윤리적 의료행위로 반대하고 있다.

한국보건의료연구원(원장: 허대석 서울의대 교수) 개최의 '무의미한 연명치료 중단' 관련 사회적 합의 도출을 위한 1차 토론회 (2009년 7월 10일)에서 논의된 관련 분야 전문가들의 '안락사' / '소극적안락사' 관련 의견은 다음과 같이 정리 되어 발표되어 있다.

* '소극적안락사'는, 여러 가지 혼선이 있는 용어임. 용어의 정립은 어떤 범위, 어떤 요건에서 행위를 규율할 것인지 규정하는데 목적이 있다고 봄. (N 전문가)
* '소극적안락사'는 '무의미한 연명치료중단'과의 구분이 모호한 경우가 있으며, '의사의 양심에 비춘 진정한 의도'가 구분의 기준이 될 수 있음. 개념상 혼란을 가져올 수 있다는 것에 동의함. (H 전문가)
* '소극적안락사'도 정도의 차이가 있을 뿐, 살인이다. 그러므로, 무의미한 연명치료 대상 논의에서 논의 하지 않는 것이 좋음. (J 전문가)
* '의사윤리지침'을 만들 당시, 언론에서 '소극적안락사'라는 용어를 일방적으로 사용하여 거부감을 유발하여 사회적 수용성이 감소한 측면이 있으며, 현재는 '존엄사'라는 용어가 많이 사용되고 있음. (K 전문가, 언론의 의학전문기자)
* '안락사'의 개념이 매우 다양함. 인위적 생명단축이 아니라는 측면에서 호흡기에 의존한 상태도 생명이라 하면, 그 범위가 모호해짐. (Y 전문가)

** 〈토론회의 합의문 중에서〉: "소극적안락사(passive euthanasia), 존엄사(death with dignity) 라는 용어는 개념상 혼란을 초래할 수 있어, 이 용어를 중심으로 논의가 확산되는 것은 반대 한다."

2009년 7월, 한국 보건연구원이 정리한 "무의미한 연명치료" 논의에서 우리나라에서 앞으로 정리하여야 할 범위를 설정 발표 한 바에 의하면, 다음 표와 같다.

용어 (term)	정의 (definition)				
	2009년, 미국의사협회 의료윤리규약 (AMA 2009 Code of Medical Ethics)	카톨릭 교회 교리서 1989년	Evangelical Lutheran Church 1992년	대만 '자연사법' 2000년	일본 말기 의료지침 2007년
안락사	반 대	반대	반대	(–)	반대
의사조력자살	반 대	반대	반대	(–)	(–)
무의미한 연명치료의 중단	임종치료에서 "의학적으로***(정의) 무의미한 치료(futile treat)"	인정	인정	인정	인정
	연명치료의 인정 중단 / 보류	인정	인정	인정	인정
사전의료지시서	인정	인정	인정	인정	인정
진통제 사용	인정	인정	인정	(–)	(–)

(–): 명시적 표현이 없는 상태

*** "의학적으로 무의미한 치료(futile treatment)"에 대해서는 그 정의(定義)에 대해서 좀 더 논의가 필요하다는 표시. 〈참고: 제 1 부, II–[1]〉

따라서, "회복가능성이 없는 환자에 대한 '연명치료중단' (withdrawal of life-sustaining treatment)" 즉 "연명치료중단(延命治療中斷)"이라는 용어에 대해서는, 국내외 모든 관련 전문인이 동의하나 이런 의료 현장 상황에서, '안락사', '소극적안락사', 및 '존엄사' 등의 용어 사용에 대한 해석 및 수용에 대해서 견해 차이와, 또한 "의학적으로 무의미한 치료(medically futile treatment)"에 대해서도 견해 차이가 있음을 알 수 있다.

즉, '안락사'는 세계 모든 국가, 종교 단체에서 반대하고 있는 살인 행위라는데는 의견이 일치하나, '소극적안락사'에 대해서는 아직 의료현장의 상황에 대한 이해부족과 받아들이는 용어의 해석상의 큰 의견 차이가 국내외 전문가 사이에 아직 상존(常存)하고 있음을 알 수 있고, 이런 견해 차이의 해소를 위한 지속적인 노력과 사회적 합의가 필요한 단계에 와 있다고 할 수 있다.

[4] 대한의사협회, 연명치료중지에 관한 지침 (2009년 9월)

(연명치료 중지에 관한 지침 제정 특별위원회)

1. 목적

이 지침의 목적은 회복 가능성이 없는 환자의 품위 있는 삶을 위하여 연명치료를 적용하거나 중지할 상황에 있는 의료인에게 행위의 범위와 기준을 제시하는데 있다.

2. 연명치료 중지 결정의 원칙

- 회복가능성이 없는 환자 본인의 결정과 의사의 의학적 판단에 의하여 무의미한 연명치료를 중지(시행하지 않음을 포함한다. 이하 같다) 할 수 있다.
- 환자는 담당의사에게 자신의 상병(傷病)에 적절한 정보와 설명을 제공받고 협의를 통하여 스스로 결정하여야 하고, 그 결정은 존중 되어야 한다.
- 담당의사는 연명치료의 적용 여부와 범위, 의료 내용의 변경 등을 환자와 그 가족에게 설명하고 협의하여야 하며, 연명치료에 관한 의학적 판단은 반드시 다른 전문의사 또는 병원윤리위원회에 자문하여야 한다.
- 담당의료진은 환자의 통증이나 다른 불편한 증상을 충분히 완화하기 위해 노력해야 하며, 환자나 그 가족에게 정신적 사회경제적인 도움을 포함한 종합적인 의료를 실시하거나 혹은 완화의료를 권유한다.
- 의도적으로 환자의 생명을 단축하거나 자살을 돕는 행위는 허용하지 않는다.

3. 연명치료 중지의 대상, 종류, 절차

가. 대상 환자

연명치료 중지를 적용해야 하는 대상은 2명 이상의 의사가 회복 가능성이 없다고 판단한 '말기환자' 또는 '지속적식물상태(PVS: Persistent Vegetative State)'의 환자이다.

'말기환자'란 원인인 상병이 중중이고 회복할 수 없는 환자이다. 말기환자에 대한 의료는 주로 대증적(對症的)인 연명치료이며, 원인에 대한 치료는 현재의 의료수준에 비추어 불가능하거나 그 효과가 미약하다.

'지속적식물상태' 는 심한 뇌 손상으로 지각(知覺) 능력이 완전히 소실되어 외부 자극에 대하여 의미 있는 반응이 없는 상태가 지속되는 경우를 말한다.

* 연명치료 중지의 대상 환자는 다음과 같다.

(1) 말기 암 환자: 수술, 방사선 치료, 항암 화학요법 등의 적극적인 치료가 효과가 없거나 미약한 경우.

(2) 말기후천성면역결핍증 환자: 인간면역결핍바이러스에 감염된 뒤에 치명적인 감염증 등이 합병하여 적극적인 치료에 반응이 없거나 미약한 경우.

(3) 만성질환의 말기상태 환자: 심장, 폐장, 뇌, 간, 신장, 근육 등의 만성 질환이거나 진행성 질환의 말기 상태로 치료 방법이 없거나 효과가 미약한 경우.

(4) 뇌사 상태 환자: 법률에 정의된 뇌사로 진단되었거나, 뇌사 판정 기준 가운데 무호흡검사 등 일부 기준을 제외한 나머지 기준이 충족되어 2인 이상의 전문 의사가 이에 준한다고 판정한 경우.

(5) 임종환자: 말기 환자 가운데 상태가 극히 위중하여 여러 계통의 기능이 매우 저하되거나 상실된 상태(multi-organ failure)여서, 적극적인 치료를 하여도 죽음이 임박하여 짧은 시간에 사망할 것으로 예상되는 경우.

(6) 지속적식물상태 환자: 식물상태로 6개월 이상이 지났고 회복가능성이 없는 경우.

* 연명치료의 적용 또는 중지를 결정하기 위하여 말기환자와 지속적식물상태 환자는 다음과 같은 수준으로 구별한다.

- **제 1수준:** 말기상태이나 의사결정 능력이 있는 환자; 암, 후천성면역결핍증후군을 비롯하여 만성심부전, 만성폐쇄성폐질환, 간성혼수, 만성신장질환, 진행성 신경근육계통 질환 등의 말기 상태 환자로서, 의사결정 능력이 있는 환자.
- **제 2수준:** 의사결정 능력이 없으나 특수 연명치료 없이 생존할 수 있는 환자; 제 1수준의 말기환자 또는 지속적식물인간상태의 환자로서 의사

결정능력은 없지만 특수 연명치료 없이 생존할 수 있는 환자.

- **제 3수준:** 의사결정능력이 없으며 특수연명치료를 적용해야 할 환자; 말기 환자 또는 지속적식물상태의 환자로서 의사결정 능력이 없고, 특수연명치료를 적용 해야만 생존할 수 있는 환자.
- **제 4수준:** 임종환자 또는 뇌사 상태 환자; 이 지침에서 정한 임종환자 또는 뇌사 상태 환자.

나. 연명치료의 종류

연명치료란 말기 환자의 상병 원인을 직접 치료하거나 주된 병적 상태를 개선할 수는 없지만 생명을 연장할 수 있는 치료이다. 연명치료는 다음과 같이 일반적인 것과 특수한 것으로 나눈다.

'일반 연명치료' 는 생명유지에 필수적이지만 전문적인 의학 지식이나 의료 기술, 특수한 장치가 필요하지 않은 치료이다. 관(管)을 이용한 영양 공급, 수분 산소 공급, 체온 유지, 배변과 배뇨 도움, 진통제 투여, 욕창 예방, 일차 항생제 투여 등이 있다.

'특수 연명치료'는 생명유지를 위해서 고도의 전문적인 의학지식과 의료 기술, 특수한 장치가 반드시 필요한 치료이다. 환자에게 고통을 줄 수 있는 심폐소생술, 인공호흡기 적용, 혈액투석, 수혈, 장기이식술, 항암제 투여, 고단위 항생제 투여 등이 있다. 심폐소생술은 심장 마사지, 강심제나 승압제 투여, 제세동기(defbrillator) 적용, 인공호흡 등을 포함한다.

다. 연명치료 적용 또는 중지에 관한 절차

연명치료에 관한 결정은 (1) 환자의 자기결정권과 (2) 환자의 상태에 대한 의학적 판단을 기초로 한다. 환자의 상태에 따라 다음과 같은 절차를 거쳐 연명치료 적용이나 중지 여부, 중지할 연명치료의 내용 등을 결정할 수 있다. 이 결정 과정은 기록으로 보존하여야 한다.

* 제 1단계: 임종환자 또는 뇌사상태 환자;

임종 환자는 의학적 판단과 가족의 동의에 따라 연명치료를 중지할 수 있다.

뇌사이거나 뇌사에 준하는 환자는 의사의 의학적 판단에 따라 연명치료를 중지 할 수 있다.

* 제 2단계: 의사결정 능력이 없으며 특수연명치료를 적용해야 할 환자;

환자가 특수연명치료를 받고 있거나 받아야만 생존할 수 있는 상태라면 (1) 환자가 기왕에 구체적이고 '명시적으로 표시한 의사'를 존중한다. (2) 만약 환자의 명시적 의사표시가 없다면, (a) 객관적인 의학적 판단과 (b) 환자의 추정적 의사 또는 최선의 이익을 고려하여 병원윤리위원회에서 특수연명치료의 중지 여부를 판단 한다.

병원윤리위원회는 담당의사 이외의 2명 이상의 전문의사가 환자의 의학적 상태를 판단하도록 해야 하며, 환자의 추정적 의사는 포괄적인 사전의료지시, 환자의 나이, 직업, 경력, 평소의 종교 신념이나 생활 태도 등을 고려하여 판단하여야 한다. 병원윤리위원회는 위의 사항 이외에 가족들의 동의, 환자로 인한 가족들의 정신적 고통, 이미 지출하였거나 앞으로 지출할 비용 등으로 인한 경제적인 어려움 등을 고려할 수 있다. 병원윤리위원회는 당해 의료기관에서 연명치료 중지여부 뿐만 아니라 다른 의료기관으로 전원(轉院) 여부도 결정할 수 있다.

{'명시적인 의사표시'란, 합리적인 이해력과 판단력을 갖춘 환자가 향후 치료 방침이나 연명치료의 적용 - 비적용(중지)에 관한 의지를, '사전의료지시서'와 같은 문서로 작성하거나, 가족이나 다른 사람이 있는 상황에서 담당의사에게 그 의지를 말로 표시하거나, 합법적인 대리인에게 결정을 위임하여 그 내용이 진정성을 인정 받아 의무기록지에 기록한 것을 가르킨다.}

4. 연명치료의 중지

심폐소생술과 인공호흡기는 시행하지 않거나 중지할 수 있으며, 다른 특수연명치료는 환자의 원인상병과 상태를 고려하여 같은 절차에 따라 중지할 수 있다. 심폐소생술 하지 않기(DNR)와 인공호흡기 적용 중지의 결정은 〈그림 1〉과 같은 절차와 과정을 거치도록 한다.

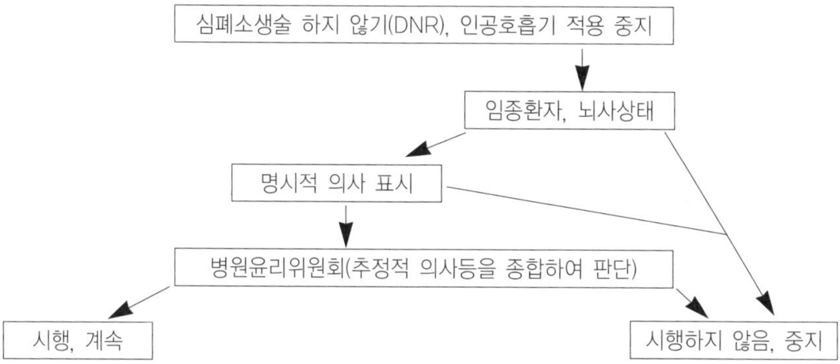

〈그림 1〉 심폐소생술 하지 않기(DNR), 인공호흡기 적용 중지의 절차

가. 환자와 환자 가족

(1) 환자나 환자의 가족은 환자의 상태, 치료 방법과 효과, 예후, 연명치료 등에 대하여 담당의사에게 자세한 정보를 받고 설명을 들을 권리가 있다.

(2) 제공받은 정보와 설명을 바탕으로 담당 의사나 의료진과 협의하여 앞으로 시행할 연명치료에 대한 결정을 명시적으로 표시한다.

(3) 환자가 스스로 결정할 수 없을 때에는 환자의 대리인 또는 후견인이 대신할 수 있다.

(4) 환자 가족은 환자의 자기결정이 없을 때에는 환자의 추정적 의사를 존중하여 환자에게 최선의 의료를 제공하여야 한다.

(5) 환자와 환자 가족은 의사 표시를 수정할 수 있다.

{가족의 동의는 원칙적으로 배우자, 부모, 성인인 직계비존속이 합의해야 성립하지만, 가족이 합의 할 수 없을 때에는, 근친 중에 환자를 부양하는 배우자, 부모, 자식의 연장자 순서에서 최우선 순위자 1인의 서명 동의를 인정한다. 가족이 없을 때에는 후견인 또는 보호자가 대신한다.}

나. 담당 의료진

(1) 담당의료진은 환자의 상태, 치료 방법과 효과, 예후, 연명치료 등에 대하여 환자와 그 가족들이 이해할 수 있게 설명하여야 하며, 환자 상태에 변화가 있으면 다시 환자 혹은 그 가족과 협의하여야 한다.

(2) 담당 의료진은 환자가 합리적으로 결정할 수 있도록 도와야 하며 그 결정

을 명시적으로 남기도록 환자에게 권유한다.

(3) 담당 의료진은 환자의 통증이나 다른 불편한 증상에 대한 최선의 의학적 조치를 하여야 하며, 그 회복 가능성을 객관적으로 검토하고, 환자의 결정에 대해 그 진정성 여부를 확인하여야 한다. 만약 환자의 결정이 진정이 아니거나 의학적으로 비합리적이면 이를 거부할 수 있다. 의학적 이유로 거부하였음에도 환자의 결정이 확고하다면, 담당 의료진은 다른 의료인 또는 병원윤리위원회에 환자의 상태와 환자의 요구사항을 알려 그 타당성을 재평가하도록 해야 한다.

(4) 연명치료에 대한 일체의 결정은 의무기록으로 보관하여야 한다.

5. 기타

가. 병원윤리위원회

- 의료기관은 연명치료 중지에 관해 자문을 할 수 있는 병원윤리위원회를 두어야 한다.
- 병원윤리위원회에서 연명치료 중지를 권고하면 담당의사는 가족과 협의하여 그 결정을 수행한다.

나. 이견 조정 절차

- 담당의사와 환자나 그 대리인 사이에 의견이 일치하지 않으면 합리적인 의사결정을 위하여 다른 의사에게 자문할 수 있으며, 환자나 환자의 가족은 담당의사 또는 의료기관을 교체할 수도 있다.
- 이견 조정 절차는 〈그림 2〉와 같다.

다. 사망 원인, 사망의 종류, 사망 시각

- 사망 원인(The Cause of death)과 사망의 종류(manner of death)는 환자가 말기상태에 이르게 된 원인 상병으로 결정한다.
- 사망 시각은 심폐기능 종지(心肺機能終止)의 때로 결정한다.

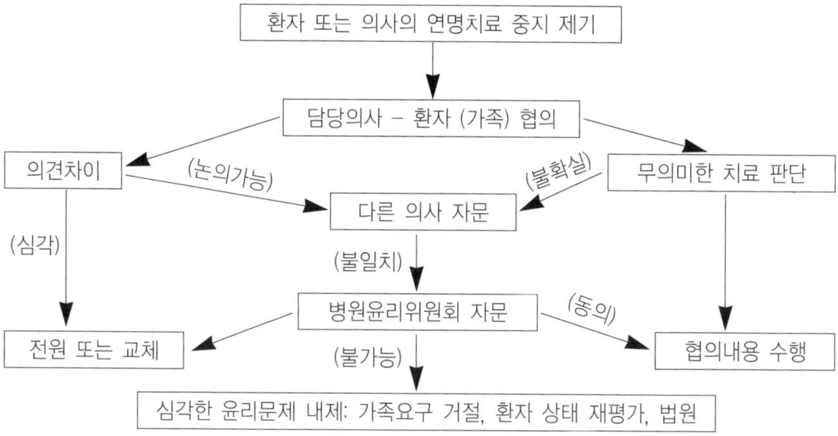

〈그림 : 2〉 연명치료에 관한 의견 조정 절차

라. 사회보장제도의 강화

- 연명치료 중지와 관련된 제도가 정착할 수 있도록 완화의료에 대한 지원 등의 사회 경제적 지원이 확대 되어야 한다.

[5] 소극적안락사(消極的安樂死)(passive Euthanasia)와 존엄사(尊嚴死)(Death with Dignity)의 차이:

'존엄사'가 '안락사'의 일종인가? '존엄사'와 '소극적안락사'가 어떻게 다른가? 등의 질문이 일반인이나 비의료인(非醫療人)들에게 많이 제기 될 수 있으며, 우리나라 법원 판결문에도 유사하게 표현이 되고 있다.

"존엄사(尊嚴死)"라는 의미를 어떻게 정의하느냐에 따라, 허용되는 것이 당연시 받아들여질 수도 있고, 무리하게 받아들이거나 거부 되기도 하는데, '존엄사'라는 용어 대신 "무의미한 연명치료 중단"이라는 동의어(同義語)를 사용할 때 좀 더 수용하기가 편해지기도 하며, 심지어는 국내 일부 여론도 "존엄사"라는 용어 대신 "무의미한 연명치료중지"라는 용어를 사용해야 된다고 주장하는 전문가도 있다.

"무의미한 연명치료 중단"에 대해서는, 대한의사협회 2001년 "의사윤리지침"에도 천명되어 있는 의료행위로서, 이것이 "소극적안락사"의 허용이라고 해석 되어서, "존엄사"와 "소극적안락사"의 개념상 논란이 되기도 했다.

"소극적안락사"를 정의할 때, 〈'죽음에 직면한 환자'에 대한 '치료중지'를 하거나 '생명유지장치를 제거' 함으로서, 환자가 죽게 내버려두는 행위(죽음에 이르게 하는 행위)〉라고 정의 함에, "존엄사"의 세 가지 구비 조건이 없다는 점에서 확연히 "존엄사"와 차이가 있으며, 절대로, "죽게 내버려 두는 것이 아님"이라는 점에서, '소극적안락사'와 '존엄사'는 분명한 차이를 가지고 있다.

우리나라 대법원의 2009년 〈첫 '존엄사' 인정(연명치료 중단) 판결〉('세브란스' 병원 '김' 할머지 환자)에서의 대법관들의 의견 내용을 살펴보더라도, '소극적안락사' 개념과 확연히 다른, "존엄사"의 세 가지 구비조건이 나타나 있어, 지금까지 일반적으로 생각해 오던 "소극적안락사"와 같지 않음을 잘 나타내 주고 있다.

"연명치료중단(존엄사)" 법정 최종판결에 참여 했던 13명의 대법관 중, 9명의 '연명 치료 중단' 찬성의견은 다음과 같이 기술 되어 있다.

〈인용시작〉

["생명과 직결되는 진료 중단은, '생명존중'의 헌법이념에 비쳐 신중히 판단 해야 한다. 짧은 시간 내에 사망에 이를 수 있음이 명백할 때는 회복불가능한 사망상태에 진입한 것으로 평가할 수 있다. 이 경우, 연명치료를 강요하는 것은 오히려 인간존엄을 해치게 되므로 환자의 결정을 존중하는 것이 인간 존엄과 행복 추구권을 보호하는 것이다." 환자는 '사전의료지시서' 등의 방법으로 미리 의사를 밝힐 수도 있지만, 그렇지 않은 경우라도 평소 가치와, 신념 등에 비춰 객관적으로 환자의 이익에 부합 된다고 인정되면 연명치료를 중단할 수 있다.
다만 이 경우도 전문의 등으로 구성된 '위원회' 등의 판단을 거치는 것이 바람직하다."

〈인용 끝〉

즉, 임종에 임한 환자가, '회복가능성이 없을 때, 환자 자신의 자기결정권(사전의료 지시서 등)에 의해 결정할 수 있고, 이 현장 의료행위(연명치료 중단)의 최종결정이 해당 의료기관의 전문위원회(윤리위원회 등)의 인준을 받는 것이 옳다(합법임)는 '존엄사'의 기본 요건을 기술하고 있으며, 대법원 판결 이후 연명치료로 주목된 '인공기계호흡기'를 제거하고도, '인공영양튜부(경관영양)'에 의한 영양공급과 비강(鼻腔)을 통한 산소 공급 등 '완화의료(緩和醫療)'의 계속으로 3개월 여 생존하다가 '자연사(自然死)'의 임종을 맞은, 우리나라 첫 '존엄사'의 판례(判例)를 보였었다.

〈추기: 인공적인 경관영양(經管營養) 공급의 계속이 연명치료에 속하는냐 아니냐에 대한 논란은 많으며, 이에 대한 추가 논의는 참조: 제 1부 V [2](2)〉

13명의 대법관 중, 2명은, 〈김할머니의 상태가 회복불가능한 사망단계라고 단정하기 어렵고, 환자인 '김' 할머니 자신이 현 시점에서 연명치료 중단을 바라고 있는지 추정하기 어렵다.〉라는 이유 하에, 존엄사(연명치료중단) 인정판결에 반대의사를 표시 했으며, 또 두분의 대법관은, 〈환자가 돌이킬 수 없는 사망의 상태에 이르렀다는 판단을 할 수 없다.〉는 이유로, 연명치료중단(존엄사) 인정 반대 의사를 표시 했다.

(추가: '김' 할머니의 '담당 주치의사' 들의 의견은, '김' 할머니 환자의 당시의 생존가능성이 3-5% 내외의 가능성으로 남아있다고 진단한 상태 였음.)

다시 한번, 확인 되는 것은, '소극적안락사'를 정의할 때 〈"죽음에 직면한 환자에 대한 '치료중지' 하거나 '생명유지장치'를 제거함으로서, 환자가 죽게 내버려 두는 행위(죽음에 이르게 하는 행위)〉라는 정의가, '존엄사'의 정의와 다르며, 우리나라 첫 판례인 '세브란스' 병원 '김' 할머니 경우도, 존엄사의 세 가지 조건을 포함하고 있다.

즉: (1) 환자의 병이 회복가능성이 없다는 법원의 판단. (2) 환자의 자기결정권에 의한 연명치료 중단. (3) '연명치료' 라고 지목된 '인공기계호흡기' 제거 후에도 '경관영양(tube feeding)' 및 비강을 통한 산소공급 등 완화의료의 시술은 계속 되었음 등등의 "존엄사(연명치료중단)" 요건을 구비하고 있다.

한편, 2009년의 대법원 '김' 할머니의 "연명치료중단(존엄사) 인정판결"은, 우리나라 최초의 '연명치료 중단' 관련 대법원 판례임에, 13명의 대법관 중 이견(異見)이 있었던 바와 같이, 다음과 같은 몇 가지 점에서 논란(論難)의 여지를 남기고 있기도 하다.

즉: (1) '김' 할머지 환자의 '회복가능성(사망 활률)'에 대한 법원 판단에 착오가 있었고 (해당 병원 주치의사와 병원윤리위원회의 3-5% 회복가능성 진단과 차이를 보임), (2) '김' 할머니 자신의 '사전의료지시서' 나 '대리인위임장' 등에 의한 '연명치료중단' 의사표시의 표증(表證) 없이, 환자 보호자의 증언으로 환자의 명시적 의사로 인정한 앞서 가는 판결? (3) '연명치료'에 포함되는 의료행위 중, '인공기계호흡기' 치료는 포함 시켰으나, 경관영양(인공 '튜부' 영양)에 의한 영양공급치료는 명시하지 못한 착오? 오류 등의 허점이, 앞으로 논의되고 보완되어야 할 의료적 문제 분야라고 지적 될 수 있다.

대법원 '존엄사(연명치료중단)' 판결의 13명 전원합의체(주심; 김○○ 대법관) 심의하에, 9분 대법관의 '다수의견'과 3분 대법관의 '소수의견' 내용을 정리하면 다음 표와 같다.

임종에 임한 환자를, '죽게 내버려 둔다'라는 표현과 개념은, 완화의료(緩和醫療)의 개념이 없던 시절의 묵은 개념이며, 21세기 현대의료/ 연명의료의 비약적인 발전과 그리고 앞으로 계속 발전을 거듭할 의학 발전을 염두에 두고, 임종 환자에 대한 의료기술 시술의 적용(indication) 여부 및 적용 범위(한계)를 거론할 때, 과거의 단순한 이론으로는 가늠할 수 없는 단계에 와 있다.

	다수 의견 (9명)	소수 의견 (3명)
연명치료 중단허용 기준	환자가 회복불가능한 사망의 단계에 들어섰을 때, 환자의 명시적 의사 없을 경우, 평소 언행, 가치관 등으로 추정 가능함.	생명유지장치의 제거는 돌이킬 수 없는 사망의 경지에 진입했을때, 예외적으로 허용되어야 함.
'김' 할머니의 회복불가능한 사망 단계 진입 여부	회복가능성 5% 미만이라는 주치의사의 판단. 진료기록 감정의와 신체 감정의 역시 회생가능성 희박하다고 판단.	기대여명이 4개월 이상이라는 것이, '세브란스' 병원측의 판단. 회복불가능한 사망의 단계에 와있다고 보기 어렵다.

"클라우 독트린(Clough Doctrine)"(너는 죽이지 말라, 하지만 쓸데 없이 생명을 연장하려고 할 필요는 없다)은, 임종의료 현장에서, "죽게 내버려 두는 것"의 의미를 다시 한번 생각하게 하며, 그 많은 종류의 의료기술/ 연명의료기술 중 어느 수준까지의 의료기술을 시술하는 것이, 치료를 중지하거나 "죽게 내버려 두는 것"이냐에 대한 새로운 정의가 필요하게 된다. 침습적인 연명의료기술을 사용하지 않는다고 해서 그것이 치료중지가 될 수 없고, 그 많은 종류의 생명연장의료기술은 치료를 담당한 의사의 전문지식에 기초한 의료적적응(醫療的適應)(medical indication) 여부에 따라 취사 선택해서 환자의 상태에 따라 환자에게 도움이 되게끔 적용하게 된다.

특히 완화의료(緩和醫療)(Palliative Care)의 개념이 도입된 이후, "임종환자에게 치료 를 중지한다"는 표현은 옳지 않고 적절하지 못한 표현이며, 완화의료 시술도 엄연히 표준 의료행위이며, 연명치료등의 침습적인 치료 방법이 개발되기 전에는 의료시술의 표준행위로 받아들여졌던 시절이 있었음에, 절대로 "치료를 중지" 한다든가, "죽게 내버려 둔다"의 개념일 수 없다.

미국 장로교회에서 1983년 발표된 "생명과 죽음의 윤리" 제목하의 성명 중, 〈우리는 죽음을 앞둔 환자를 위해, 연명치료(집중치료) 하는 것에 대한 목적과 그 의미에 대해서, 그리고 발달된 특수 의료기술이 있다고 해서, 모든 가능한 의료기술이 이런 경우 사용되어야 한다는 정당성(正當性)(justification) -실지로는 책무(責務)(obligation)-에 대해서, 다시 그 의미를 찾을 필요가 있다.〉라고 성명하고 있다.

연명치료의료기술이 있다고 해서, 모든 임종환자에게 사용하는 것은, 옳지 않음을 지적하고 있어, "치료를 중지 한다" 든가, "치료를 중단하고 죽게 내버려 둔다"는 표현을 사용할 때의, 그 옳고 그름을 판단하고 사용 해야 할 용어라고 생각된다.

"연명치료중단(존엄사)"과 "소극적안락사" 간의 차이의 key word는, 전술된 세 가지 "존엄사 전제조건"이며, 최근의 경향은 "존엄사"와 "소극적안락사"를 구분해서 말하고 있으며, "무의미한 연명치료 중단"이라는 개념하에 허용되는 의료시술로 기독교계를 포함한 많은 분야에서 수용되고 있다.[3)]

"무의미한 의료행위의 중단"과 "안락사"의 비교는 다음 표와 같다.

	무의미한 의료행위의 중단	안 락 사
의도	치료를 받았을때, 환자의 득실(이득)을 고려하여, 환자에게 불필요한 고통을 부과하고 있는 침습적인 무의미한 치료를 줄이기 위한 노력.	치료를 계속할 경우 환자가 도움을 받을 수 있으나, 치료를 중단하고자 결정.
스스로 택할 권리 (자기결정권) 되돌릴수 있는 가능성	타인에 의해 본인의 신체가 결정되는 것에 대한 소극적 거부. 언제든지 의료행위의 중단결정을 철회하고, 치료를 계속할 수 있다.	환자 본인의 의사와 관계 없이, 임종 환자에 대한 적극적 개입. 즉각적이고 비가역적.

Chapter 7

자연사(自然死)와 연명치료(延命治療)

의과학(醫科學)은, 하루가 다르게 발달하고 있으며, 과거였으면 사망했을 환자도 현대의학의 연명의술(延命醫術)은, 임종(臨終)에 가까워진 말기환자(末期患者)를 인공적으로 연명시키는 의료기술을 시술하고 있고, 이를 오늘날에는, "비정상적인 치료(extra-ordinary treatment)" / "과감한 치료 (heroic treatment)" 라고 호칭하고 있고, 이 비정상적인 치료방법에 포함되는 대표적인 치료가 인공기계호흡기(Respirator) 치료이다. 그리고 임종의료(臨終醫療) 시술에 있어서, 죽음에 임박해 있는 환자에게 생명을 끝까지 유지 시켜야 한다는 의사의 법적의무 즉 "의사의 생명 유지 의무" 부과와, 의료윤리(醫療倫理) 차원에서, 말기환자에게 인공기계 호흡기 치료를 환자 자신의 뜻과 소망에 관계 없이 시술하고 있는 것이, 오늘날의 종합병원 중환자실(ICU)의 임종의료 현장 상황이라고 할 수 있다.

오늘날에 '비정상적인 치료' 또는 '과감한 치료' 라고 분류되는 인공기계호흡기에 의한 연명치료는, 오랜 시일이 지나기 전에 의학발달에 힘입어 더 새롭고 효과적인 연명치료술이 개발되면(예: Extra-Corporeal Life Support), 보통(통상)의 표준 치료로 분류될 것이며, 그렇게 되면, 임종을 맞는 모든 환자가 인공기계호흡기를 착용하여 연명치료를 시행하지 않고 사망하는 경우, 현행법은 또 다시 "의사의 생명유지 의무" 태만으로 새로운 법의 잣대를 제시할 수 있게 될 것이다.

현행법에서 정의(定義)하는 '연명치료'에 속하는 생명유지장치(生命維持裝置)는 무엇을 의미하며, 종교계(카톨릭교회 등)에서 말하는 인간생명 유지를 위한 "비정상적인 방법(Extra-Ordinary measures)"이라고 지칭되는 '생명유지' 치료는, 어떤 의료행위를 포함하는 것인지? 등의 더 엄격한 정의가 우리 앞에 설명되어야 하게 되어 있다.

우리나라 법체계에서 정의하는 "소극적안락사(消極的安樂死)"는, 〈죽음에 직면한 환자에 대한 치료를 중지하거나 '생명유지장치'를 제거함으로서 환자가 죽게 내버려 두는 것.〉 이라고 정의하고 있는데, 과연 '생명유지장치'에 포함되는 치료가 어떤 종류인지 즉; 인공호흡기치료를 연명치료에 포함한다고 할 때, 경관영양공급(經管營養供給)(tube feeding)치료는 연명치료에 포함 시킬 것이냐? 그 외의 치료 등등? 의 정의(定義)가 선결되어야 할 문제라고 할 수 있다.

과거 30-40년 전만 해도, 중병에 이환되거나 노쇠해서 사망하는 경우, 오늘날과 같이 환자를 병원에 입원시켜, 비정상적인 연명치료를 시행하고, 임종을 맞고 병원에서 장례를 치르는 소위 "의료기관 사망(medicalized dying)"의 경우가 그리 흔하지 않던 시절이 있었고, 이때는, 환자는 자연사(自然死)(natural death)의 개념으로 가족의 위로와 애도(哀悼)속에 이 세상을 평화스럽게 마감하는 죽음의 과정을 밟았었다. 누구나가 추구하는, 인간이 추구할 수 있는, 고통이 없는 평화스러운, 사랑하는 사람들 속에 위로 받으며, 이승을 떠나고 싶은 존엄스러운 자연사(自然死)의, 인공적인 기계적(효과 없는 연명의술) 간섭 없는, 육체와 정신(精神)/혼(魂)의 자연스러운 이탈(離脫)(종교에서 말하는 죽음)을 기원하고 있다. 심지어는 병원에 입원했다가도, 회복가능성이 없다는 의료진의 진단이 있으면, 보호자의 요청으로 환자를 가정으로 모셔 집에서 장례를 치르는 것이 일상적인 관례와 미덕으로 우리나라의 거의 모든 가정이 과거에 경험 했던 우리 조상의 상사(喪事)였다. 이를 병원에서는 "의사 충고에 반하는 퇴원" (AMA discharge 즉 Discharge against Medical Advice)이라고 해서, 대부분의 수련의(修鍊醫)는 초년 수련의 시절 죽음을 앞둔 환자를 병원에서 퇴원시킬 때 환자 자택까지 병원 '앰브란스'로 환자를 동반해 환자 가정에서 사망하게 도움을 준 수련의 시절 경험을 가지고 있다. 이런 말기환자 진료의 의료행태가 절대로 "위법적의료행위(違法的醫療行爲)" 라고 판단된 일이 없이 관행적으로 수십년간에 걸쳐, 일년에도 몇 만 여건이 전국 규모에서 이뤄지고 있고(의협신보 3595호, 2002.2.1.), 이는 오늘날에도 중증 암환자가 회복불가능한 경지에 도달 했을 때 보호자의 요청에 의해 가정으로 옮겨져 사망하게 하는 경우를 포함할 수 있다.

의학적인 전문소견에서, 회복가능성이 없는 환자에서, 가족의 요청으로 가족과의 합의하에, AMA 퇴원을 시켜, 가정에서 사랑하는 가족과 함께 한 자리에서 임종 할수 있게 도움 준 의료진이, 의료형법의 '치료중단과 이익형량' 항목의 '치료중단 행위의 규범적 판단' 에 의거해 불법행위로 단죄된 판례가 "보라매벼원 사건" 이며, 현행법은, 환자의 생존확률이 전연 없는 0% 생존률인 경우 "소극적안락사" 로 인정해 합법으로 규정하며, 생존률이 단 1%라도 되는 1~5% 이상의 생존확률을 가진 환자의 치료중단은 불법으로 규정하고 있으며, 여기에는 "가망이 없는 퇴원(AMA discharge)" 도 포함시키고 있다. 만일 년간 몇 만 이상이나 되는 AMA 퇴원을 "의사의 치료중단 행위" 라는 위법성으로 단죄 한다면, 그리고 엄격한 법적 결단/단죄를 행하려고 나선다면, 현재의 법체계 / 실정법의 판단으로 얼마나 많은 죄 없는 선량한 범법자(살인 및 살인방조죄)가 매일 같이 병원 주변과 의사(醫師) 중에서 양산(量産) 될 수 있다고 생각된다.

더욱이 중환자실의 인공호흡기에 의존해 연명하고 있는 환자에 대한 예후

판정이 의학적으로 얼마나 불확실성의 의료통계상의 확률문제라는 것을 이해한다면(참고: 제 1부, VIII-[1]), 이 0-5% 맞추기 확률의 회복가능성 확률(確率)이, 담당의사의 치료중단행위의 위법성(違法性) 여부의 판결에 중요 인용수치가 되는 '연명치료' 현장이라는 사실을 알게 될 때, 우리는 연명치료가 불치병으로 죽음에 임박해 있을 때의 의료적 효율성에 앞서, 법앞에 그 환자의 생명의 가치와 존엄성을 생각해 보며, 그 환자의 삶의 가치와 존엄성을 오히려 손상 시키고 있다고 말할 수 도 있다.

언제부터, 우리 사회는, 이런 의료사망(醫療死亡)의 형태와 굴레에서 고심하게 되었으며, 그 많은 사람/환자들이 중병의 말기를 당해 선택 없이 연명치료에 의존해 생명을 유지하다가 고통 속에 생을 마감해야만 하는, 내 생명의 가치와 존엄성에 상처 받는 임종을 맞게 되었을까 ?

오늘날 '비정상적인 치료(Extra-Ordinary Measures)' / '극단적인 치료(heroic measures)' 로 분류하고 있는 인공기계호흡기 치료가, 빠른 의학발전에 힘입어, 곧 이어, '정상적인(통상적인) 치료(Ordinary treatment)' 로 분류되어 누구나가 임종시기에 인공기계호흡기치료를 받다가 사망하는, 필수적인 죽음의 과정을 밟아야 하는(그렇지 않은 경우는 불법행위) 시기가 올 수도 있다고 믿고 있다. 그때가 되면 모든 임종환자가 사망전에 인공호흡기치료 시술을 받아야 하며 그렇지 않은 경우는 그 담당의사는 환자의 '생명유지의무 태만' 으로 단죄(斷罪)될 수 있는 시기가 올 수 있다고 전망된다.

연명치료에는 어떤 치료가 포함되며, 왜 환자는 연명치료 대상이 되어야 하는가? 인간생명의 존엄성과 신성함을 지키기 위해서 어떤 연명치료를, 어떤 경우에 한해 시행되어야 하는가? 연명치료를 하는 것이 그 환자의 "삶의 질" 을 향상시키는 것이고 환자의 복지에 도움이 되는 것인가? 아니면 죽음을 앞둔 환자는 인간성의 상실 속에 의학발달과 의료제도의 굴레 속에 희생물이 되고 있는가?

고금(古今)을 통해 없었던 이 연명의술(延命醫術)이, 지나간 30-40년 사이

폭발적으로 발달하고, 상업화 하는 "의료-기업 복합(medico-industrial complex)" 및 기업편의(企業便宜) 의료 제도의 바탕아래, 많은 생명을 회생시킨 측면도 있지만, 인간성을 상실한 침습적(侵襲的)인 의료시술로, 인간 정신, 인간의 혼(魂)이 소외된 육체의 사망과정을 불필요하게 연장시키며, 죽음의 과정을 지연(遲延)시켜 환자를 포함한 주변의 모든 사람을 힘들게 한 측면도 있어왔음을 부인할 수 없다.

미국 '캘리포니아' 州는, 불치병 환자가 연명치료를 거부할 수 있는 권리를 명시한 자연사법(自然死法)(Natural Death Act)을 1976년 입법하였다. 그 이후 미국의 거의 모든 州에서 동일한 법이 통과되어 연방법과 같은 효력을 가지고 있다.
자연사법은 무의미한 연명치료를 거부할 수 있는 환자의 자기결정권을 인정하고 있다.

〈표 4〉 무의미한 연명치료의 중단을 기술한 용어의 역사

	존엄사 (Death with Dignity)	자연사 (Natural death)
1976년		미국 California 州의 Natural Death Act (자연사법)
1981년	세계의사협회 Lisbon 선언 환자는 품위있게 죽을 권리를 가진다.	
1983년	일본 존엄사 협회	
1997년	미국 Oregon州: 존엄사 법 (의사조력자살 포함)	
2000년		대만: 자연사법 (安寧緩和醫療條例)
2007년	일본 후생성: 종말기 의료의 결정과정에 관한 지침	

Chapter 8

환자 사망예측(患者死亡豫測)의 어려움

[1] 말기환자의 사망예측지수(死亡豫測指數) 〈의학통계의 확률(確率)의 문제〉

{(APACHE II 지수 등)(인간 육신의 죽음의 시기결정의 불확실성)}

의학(醫學)/ 의료(醫療)에서, 질병의 중증도(重症度), 특히 중환자실(ICU) 환자의 사망 예측지수(死亡豫測指數)로서 통일된 체계로 가장 많이 이용되고 있는 것이, 1985년 이후 Kanus 등에 의해 개발된 '아파치 평가 씨스템'(APACHE Scoring System)이라는 것이 있고[58], 이 평가지수가 세계적으로 가장 많이 이용 되고 있는 "중환자실의 '사망예측평가지수' "이다.

APACHE는 Acute Physiology And Chronic Health Evaluation II (급성 생리기능 및 만성 건강평가 II)의 다섯 단어 머리글자만 취한 APACHE 로서, 현재는 APACHE-II 이상의 'APACHE III (2007년도) 또는 APACHE IV (2009년도) 등등의 새로운 평가 방법이 계속 개발되고 있으나, 아직은 APACHE II 가 가장 널리 많이 광범위하게 이용되고 있고, 많은 의학문헌이 APACHE II에 관련되어 연구 보고 되어 있어, APACHE II 지수가 계속 세계적으로 이용 및 인용되고 있다.

APACHE 지수 이외에도, 유사한 평가지수로서, SAPS (Simplified Acute Physiology Score), MPM (Mortality Prediction Model), TISS (Therapeutic Intervention Scoring System) 등 유사한 평가 시스템이 계속 개발되고 있다.

이에 APACHE II의 평가방법에 대해서 약술하면 다음과 같다.

* APACHE II 평가항목: (13개 평가 항목)

13개 항목의 평가지수에 포함되는 것은:

〈1〉 환자의 년령 증가에 대한 평가 항목 (1)

〈2〉 장기부전(臟器不全) / 면역기능 손상 등, 만성질환에 관한 평점 항목 (2)

〈3〉 급성 생리기능에 관한 평점 항목 (3) - (12)

〈4〉 Glasgow Coma Scale 평점 항목 (13) 등,

네 가지 부류의 13개 항목의 평점 등을 합해서 다음과 같이 사망(확률)을 산정(算定) 예측(豫測) 한다.

즉: APACHE 점수가 :

0 - 4인 경우는, 환자의 사망확률이 0 - 4 %

5 - 9인 경우는, 환자의 사망확률이 5 - 8 %

10 - 14인 경우는, 환자의 사망확률이 9 - 15 %

15 - 19인 경우는, 환자의 사망확률이 16 - 25 %

20 - 24인 경우는, 환자의 사망확률이 26 - 40 %

25 - 28인 경우는, 환자의 사망확률이 41 - 55 %

30 - 34인 경우는, 환자의 사망확률이 56 - 75 %

30 이상인 경우는, 환자의 사망확률이 76 - 85 %

이하 각 평가항목의 점수 배당은 다음과 같다.

1) 년령

* 44 세 이하 ; 0점 * 45 - 54 세 ; 2점 * 55 - 64 ; 3점

* 65 - 74 세 ; 5점 * 75 세 이상 ; 6점.

2) 만성질환으로 심한 장기부전(臟器不全) 또는 면역기능 손상 환자 여부.

* 심한 장기부전 또는 면역기능 손상이 있거나, 응급수술 후 환자 ; 5점,

* 심한 장기부전 또는 면역기능 손상이 있거나, 선택적(대기)수술후 환자 ; 2점,

* 심한 장기부전 또는 면역기능 손상이 없음 ; 0 점.

3) 체온 (항문) : (섭씨, C)

* 40.9도 이상 ; 4점 * 39 - 40.8 ; 3점 * 38.5 - 38.9 ; 1점

* 36 - 38.8 ; 0점 * 34 - 35.9 ; 1점 * 32 - 33.9 ; 2점

* 30 - 31.9 ; 3점 * 30 도 이하 ; 3점

4) 평균혈압 (mmHg) (수축기혈압)

* 160 이상 ; 4점 * 130 - 159 ; 3점 * 110 - 129 ; 2점

* 70 - 109 ; 0점 * 50 - 69 ; 2점 * 50 이하 ; 4점

5) 심장 박동수 (심실박동수/분당)

* 180 이상 ; 4점 * 140 - 179 ; 3점 * 110 - 139 ; 2점

* 70 - 109 ; 0점 * 55 - 69 ; 2점 * 40 - 50 ; 3점

* 40 이하 ; 4점

6) 호흡수(呼吸數)(자발호흡 또는 인공호흡)(1 분간 호흡수)

* 50 회 이상 ; 4점 * 35 - 49 ; 3점 * 25 - 34 ; 1점

* 12 - 24 ; 0점 * 10 - 11 ; 1점 * 6 - 9 ; 2점

* 6 이하 ; 4점

7) 산소포화도 (酸素飽和度):

(가) 흡입산소농도(吸入酸素濃度)가 50% 이하일 때는, 동맥혈산소분압(動脈血酸素分壓, PaO2) 측정치를 '산소포화도' 로 사용하며, 이 수치는 동맥천자(動脈穿刺)를 통해 채혈된 혈액으로부터 측정한다.

(나) 흡입산소농도가 50% 이상일 때는 PA-aGradient(폐포-동맥분압변화도)를 산소분압으로 사용한다.

PA-aGradient 가;

* 500 이상일 때 ; 4점　　* 350 - 499 ; 3점　　* 200 - 349 ; 2점

* 200 이하 {만일 흡입산소농도(FiO2 가 49% 이상)}이거나,
PO2 〉 79 {만일 흡입산소농도가 50 미만일 때} ; 0점

* PO2 〉 61-70 이면 ; 1점

* PO2 = 55 - 63 이면 ; 3점

* 〈 55 면 ; 4 점

동맥혈 pH (Arterial pH);

* 7.69 이상이면 ; 4점　　* 7.60 - 7.69 ; 3점　　* 7.50 - 7.59 ; 1점

* 7.33 - 7.49 ; 0점　　* 7.25 - 7.32 ; 2점　　* 7.15 - 7.24 ; 3점

* 7.15 이하 ; 4점

8) 혈청 나트륨(Serum Sodium) (mMol/L)

* 179 이상 ; 4점　　* 160 - 178 ; 3점　　* 155 - 159 ; 2점

* 155 - 154 ; 1점　　* 130 - 149 ; 0점　　* 120 - 129 ; 2점

* 111 - 119 ; 3점　　* 111 이하 ; 4점

9) 혈청 포타시움(Serum Potassium) (mMol/L)

* 6.9 이상 ; 4점　　* 6 - 6.8 ; 3점　　* 5.5 - 5.9 ; 1점

* 3.5 - 5.4 ; 0점　　* 3 - 3.4 ; 1점　　* 2,5 - 2.9 ; 2점

* 2.5 이하 ; 4점

10) 혈정 크레이티닌(Serum creatinine) (mg/100 mL)

* 3.4 이상이고, 급성신장부전이 있을 때 ; 8점
* 2.4 - 3.4이고, 급성신장부전이 있을 때 ; 6점
* 3.4 이상이고, 만성신장부전이 있을 때 ; 4점
* 1.5 - 1.9이고, 급성신장부전이 있을 때 ; 4점
* 2.3 - 3.4이고, 만성신장부전이 있을 때 ; 3점
* 1.5 - 1.9이고, 만성신장부전이 있을 때 ; 2점
* 0.6 - 1.4 일때 ; 0점
* 0.6 이하 일때 ; 2점

11) Hematocrit (%)

* 59.9 이상일 때 ; 4점
* 55 - 59 ; 2점
* 46 - 49.9 ; 1점
* 30 - 45.9 ; 0점
* 20 - 29.9 ; 2점
* 20 이하 ; 4점

12) 백혈구(cubic mm / L)

* 39.9 이상일 때 ; 4점
* 20 - 39.9 ; 2점
* 15 - 19.9 ; 1점
* 30 - 14.9 ; 0점
* 1.0 - 2.99 ; 2점
* 1.0 이하 ; 4점

13) Glasgow Coma Score (GCS) :

'15' 라는 주어진 수치에서, Glasgow Coma Scale (GCS)에서 계산된 GCS 수치를 뺀 수자를, 13항목 평가수치에 합산한다.

GCS는 영국 Glasgow 대학 신경과학연구소의 G,Teasdale/ BJ Jennet 교수 등에 의해서, 1974년에 뇌손상시 의식상태를 평가하기 위해 개발된 혼수상태 평가지수로 중환자실(ICU) 환자 평가에 자주 인용 사용되고 있다.

또한, 현재 많이 사용되고 있는 APACHE II와 새로운 유사 평가 방법인

SAPS II, SOFA 등에 GCS가 포함되어 있어, GCS는 ICU 환자 평가에 아직도 중요부분을 차지 하고 있다. APACHE II에서는 13항목 마지막에 GCS 수치를 합산하게 되어 있으며, GCS 계산은 주어진 수치 15에서 다음과 같은 Glasgow Coma Scale에서 얻은 점수를 빼서 GCS 수치를 계산한다.
GCS이, 8 이하이면, 중증의 뇌손상을 의미하고, 9 - 12면, 중등도의 뇌손상을, 13 이상이면 경증의 뇌손상을 의미하고, 이 수치를 주어진 수치 15에서 제하고, 그 나머지 수치를 APACHE II의 13항목 GCS의 점수로 합산에 첨가하게 된다.

* Glasgow Coma Scale (GCS)은 다음 표와 같다.

점수	1	2	3	4	5	6
눈 (eyes)	눈을 뜨지 않는다	아픈자극에 눈뜨는 반응 나타냄	목소리 반응으로 눈 뜸	자동적으로 눈을 뜸	해당 없음	해당없음
말 (verbal)	소리내지 못함	이해할 수 없는 소리냄	온당치 못한 말을 발음함	혼란하고 어리둥절함	방향감각 있고 정상대화 가능	해당없음
움직임 (motor)	움직임이 없음	아픈 자극에 다리를 빼침	아픈자극에 끌어 당김	아픈자극에 끌어 당김	아픈자극 부위를 지적함	하라는 지시를 따름

이렇게 계산된 "APACHE II" 지수는, 의학적으로는 가장 유용한 "사망예측지수"로 인용되고 있지만, 역시 통계학적 계산수치의 확률로서, 법원 판결의 분계수치(分界數値)로 인용되어 충족 되기에 미급한 한계점을 가지고 있다고 할 수 있다.
즉 상기 13개 평가 항목중 (1)(2)항목을 제외한 전 11개 항목이 시시 각각으로 변하는 가변성(可變性)의 생체측정치임에, 측정시간 마다 다른 수치를 나타낼 수 있고, 또 계산된 APACHE II 수치의 'Posivite / Negative Predictive Value' 가 85% 전후 / 83% 전후를 나타내고 있어, 중환자의 사망예측의 불확실성의 가능성을 언제나 내포하고 있다고 할 수 있다.

따라서, 어느나라를 막론하고, 법원이 의료계를 향해 요구하는 단일 수치의

"사망예측치"는 정확하게 거론하기가 현실적으로 어렵다는 것이, 국내외적으로 증례로서 예시되고 있다고 할 수 있다.

[2] 중환자집중치료실(ICU) 환자의 치료 결과 예측[29]:

중환자집중치료실(重患者集中治療室)(Intensive Care Unit. ICU) 치료의 주된 목적은 물론, 첫 번째로 생명을 위협하는 중병(重病) 환자를 대상으로 집중치료를 시행하여 가역성질환(可逆性疾患)을 가진 환자의 생명을 구출하는 치료를 하는 것이지만, 한편, 가능한 모든 치료에도 불구하고 불가피하게 죽음을 맞이해야 하는 임종(臨終) 하는 말기환자(末期患者)에게 평온하고 존엄스러운 죽음을 맞게 해주는 의료시술의 목적도 포함하고 있다. 즉 "치유의료(治癒醫療)(Cure medicine)"에서 "가료의료(加療醫療)(Care medicine)"로의 전환이, 불가피한 죽음을 앞둔 환자를 대상으로 결정되고 시술 되어야 하는 아주 중요하고 어려운 의료현장이 된다.[16,17,29,53,63]

그러나 이런 어렵고도 중요한 임상적결정의 문제는, 환자의 질병상태가 회복이 불가능한 단계에 진입해 있다는 환자 예후에 대한 판단의 의학적 근거, 즉 특정 환자 특유의 예후 결과에 대한 정확한 예측이 있어야 하고, 즉 "의료적으로 무의미한 치료(medical futility)"라는 임상진단이 있어야 하고, 이 분야는 쉽지 않은 임상의학의 난문제(難問題) 분야(分野)이며, 계속적인 연구가 진행되어야 하는 의료 전문분야이고, "의사(醫師) 교육" 및 "의과대학 교육"에서 중요하게 다루어져야 할 어려운 분야라고 할 수 있다.

우리나라의 2009년 대법원 판결의 '세브란스병원' 김 할머니 환자의 인공호흡기 관련 연명치료중단(존엄사)에 관한 대법원의 판결문에서도, 환자 본인의 결정에 따른 "의학적으로 무의미한 치료의 중단"은 헌법정신에도 어긋나지 않는다는 합법적인 의료행위라고 명시하고 있다.
따라서, 환자 치료를 담당하는 의사, 간호사, 및 환자 가족, 병원 행정가, 의료행정가, 정부기관, 보험회사 등 모든 관련인/관련기관이 환자 예후에 대한 그들의 결정 과정의 근거가 되는 정확하고 접근할 수 있는 '데이터'를 필요로 하고 있다.

그리고 이런 목적 달성을 위해서는, 담당의사가 환자나 환자 가족에게 그들이 시술하는 의료제공의 수준과 내용에 관한 결정을 환자 측에 제공함으로서 즉 의료 시술의 제공자와 수혜자 간의 소통(疏通)이 있음으로서 일어날 수 있게 된다.

어느 한쪽의 주관적인 판단에 의한 "치료의 무의미함" 함이 아니라, 담당의사와 환자측이 모두 함께 공유하는 "치료의 무의미함" 이 정의(定義) 되어야 하는 것이다.

중환자집중치료실(ICU) 환자의 예후판정에 관한 여러 가지 중요한 질문에는 다음과 같은 것이 있을 수 있다. 즉:

(1) 왜 '객관적 위험도'의 '확률 측정'이 필요 한가? 객관적인 '위험도 측정'이 임상적 결정을 변경 시킬 수 있나? 그런 객관적인 '위험도 측정'을 말기 환자의 임종 관련 문제를 포함한 임상적 결정에 응용할 수 있는가?

(2) "의학적으로 무의미한 치료(Futility)"를 객관적으로 정의할 수 있을까? 만일 정의할 수 있다면 futility의 정의를 이용해 중환자의 치료방향결정을 위한 도구(tool)로 사용할 수 있을까?

(3) 객관적인 "무의미한 치료 (futility)" 의 정의(定義)속에 어떤 임상적 소견이 포함될 것인가?

이런 질문들에 대한 해답이 임종을 맞는 중환자를 치료하는 임상의사(臨床醫師)에게 필요하고 그에 대한 진료 체제의 구축이 필요하게 된다.

(1) 왜 '객관적 위험도'의 '확률측정'이 중요 한가? 그리고 그 확률에 근거해서 임상적 결정에 응용할 수 있는가?

중환집중치료실에서의 의학적(의료적)인 결정은, 특히 환자 예후에 관한 결정은 여러 가지로 왜곡(歪曲) 될 수 있는 요소를 포함하고 있다.

* 첫째로는, 중환자실에서의 임상의사에 의해서 처리 결정되는 여러 가지

생체측정 요소의 처리 과정이, 특히 환자 예후에 영향을 주는 여러 가지 요인을, 실지 환자 상태의 요소와 같게 확인하기가 쉽지 않다.

* 둘째로는, 각 개별 임상의사들의 편견(치우침)이 객관적인 결정을 손상시킨다. 이 경우, 특히 임상의사들이 불확실성으로 이어지는 특정 문제에 대한 개인적인 임상경험부족이 있을 때 가장 중요하게 작용한다.
* 마지막으로, 대부분의 의사들은 숫자적인 확률에 의한 추정평가에 근거한 임상적 결정에 대해서 익숙하지 못하다. 임상의사들은 대신 "임상적 있음직함(clinical likelihood)(臨床的 可能性)"에 그들의 결정을 의존하게 되고 이는 개인적인 경험에 따라 편향(偏向)(biased)될 수 있고, "사망할 가능성이 낮다"라든가 "합병증의 가능성이 높다" 또는 "회생가능성" 같은 막연한(애매한) 어구로 표현하고 있다.

이런 이유들 때문에, 어떤 형식의 정식 객관적 예후 측정수단이 중환자실에서의 '임상적 예후 결정' 방법을 개선하는 수법으로 생각되어 오고 있다.

현재로서는, 중환자실에서 임상적으로 이용할 수 있는 두 가지 형태의 예후판정 수단(방법)이 있다.

첫째는, "분류적예후측정방법(Categorical Prediction Rules)" 이라고 해서, 환자를 특정 확인가능한 특성에 근거해 위험 범주에 분류하는 방법이다. 이 방법의 예가 흔히 인용되는 인공기계호흡기 "이탈기준(Weaning Criteria)(離脫基準)"이고, 간(肝)질환에서의 Child's Criteria와 취장염(Pancreatitis) 환자에서의 Ranson's Criteria가 그 예이다.

두 번째는, 중환자의 예후를 숫자적으로 평가해 주는 "수학적예측모델(Mathematic Prediction Models)"은, 지금까지 많이 이용 되어 온 예측 방법이며, APACHE (Acute Physiology and Chronic Health Evaluation)(II, III, IV)나, MPM (Mortality Prediction Model), SAPS(Simplified Acute Physiology Score), PRISM (Pediatric Risk of Mortality), MPI (Manheim Peritonitis Index) 등이 여기에 속한다. 이 예측 방법은 여러 가지 생체측정치에 근거한 '지속적

인 생존 확률(probability) 측정' 이 된다.

(2) "의학적으로 무의미한 치료 (futility)"를 객관적으로 정의할 수 있나? / 어떤 임상적 상황이 "무의미한 치료"로 예시될 수 있는가?

의료시술에서의 "무의미한 치료" 의 간명한 정의(定義)는, 치료를 시술함에 있어서 그 치료가 환자에게 〈"이득(利得) / 유익함(benefit)"을 줄 수 있는 "합당(合當)한 기회(機會) /(reasonable chance)"〉가 없는 경우를, "무의미한 치료" 라고 할 수 있다. 그러나, 이 정의는 불행히도, 환자에게 이득이 될 "합당한 기회(reasonable chance)" 를 적합하게 양적(量的)으로 측정하는 방법을 제시하지 못하고 있다.

이런 "무의미한 치료(futility)"의 "양적정의(量的定義)(Quantitative definition)"를 위해 Schneidermann은[38,39,40,41], 〈의사들이, 그들 개인적 경험이나 다른 동료들의 경험 또는 보고된 경험적 자료에 의거해서, 지난 100예의 치료에서 효과가 없었다면, 그 치료는 "무의미한 치료(futile treatment)" 라고 결론 지울 수 있다〉 라고 제안했다. 그러나, 이 이론에 반대하는 사람들의 논거는 100번에 1번의 성공보다 적은 성공률이라는 근거에 의해서 "무의미한 치료(futile)" 라고 판단 될 수 없으며, 더 엄격한 임상시험 기준에 근거한 시험자료가 있어야 된다고 반박하고 있다.

특정환자의 치료가 효과 없는 "무의미한 치료" 라는 것을 결정하기 위해서는, 담당 의사가 이 결정을 위한 환자 및 환자 가족과의 지속적인 소통(疏通)을 유지해야 할 의무가 있으며, 일부 담론자들은, 의사가 무의미한 치료 계속에 저항하거나 무의미한 치료의 중단을 논의 시작할 전문직의 의무(義務)가 있다고 말하고 있다.

결국 "무의미한 치료" 라는 정의(定義)는 어느 한 쪽의 전문직 또는 환자측에 편향된 '정의' 라기 보다는, 상호 소통을 위한 환자에게 이득(benefit)이 되는 치료 방향을 찾기 위한 소통의 절차(疏通의 節次)를 통한 합의(consensus)를 취함으로서, 정당화 될 수 있다는 절차적정당화(節次的正當化)(Procedural Fairness)의 공평의 원칙이 적용 되게 된다.

그러면, 어떤 임상적 조건/상황이 객관적인 "무의미한 치료"의 정의를 예시하는가?

더 이상의 치료가 '의학적으로 무의미' 하게 되는 범주에 적용되는 임상적 상황은, 명확하게 범위를 규정하고 재현(reproducible) 될 필요가 있다. 예를 들어 골수이식을 받은 환자가 호흡부전증이 발생하고 '패혈성쇽(septic shock)'이 합병해 혈압상승제의 장시간 사용이 필요한 상태라면, 거의 사망하는 임상상태라고 쉽게 인정 할 수 있는 것 같이 명확한 범위의 규정이 되는 예라고 할 수 있다.

유사한 상황으로서, 75세의 고령 환자가 광범위하게 전이(轉移)된 암성 질환과 진행하는 '다장기부전증(多臟器不全症)(multi-organ failure)'이 합병한 패혈증쇽(septic shock)의 상태라면, 쉽게 '의학적으로 무의미함'의 치료대상이라고 확인이 가능하다.

그러나, '의학적으로 무의미함(futility)'의 결정을 구체화/실증 하기 위한 공표된 자료(정보)나 결과물은 아직 없는 상태이다.

이렇게 medical futility를 정의하기 위한 적당한 임상자료가 없는 상황에서, 중환자 담당의사(擔當醫師)는 지역사회를 대표하는 사회대표를 포함하는 합의위원단(合意委員團)(consensus panel)을 통한 합의과정을 걸쳐 futile 범주에 속하는 임상적 상황을 정의/결정할 수 있다. 법의 테두리에서는 이런 과정을 "절차적정당화(節次的正當化)(Procedural Fairness)"라는 수순으로 합법으로 수용하고 있다. (참고: 제1부- III))

또한 의학적으로 중요한 것은, Futility를 의학적으로 정의(定義)하기 위한, 일정한 형태를 갖추게 하기 위한, 지속적인 노력이 필요하며, Curtis[51,52]등은, 병원 전공의들이 futility에 대해서 많은 오해(誤解)(misunderstanding)를 하고 있음을 지적하며 의학교육에서도 이 문제에 대한 교육이 이루어져야 한다고 주장하고 있다.

중환자를 질료하고 이런 중대한 결정을 하는데는 경험 있는 의사의 식견이 필요하며, 환자의 예후라던가 선호, 시술 가능한 치료 수단과 그 한계점, 의료팀의 의견 등 등에 대해서, 그것이 medical futility에 대한 객관적인 기준의 유무(有無)를 떠나서 환자(및 가족)와의 진솔하고 정직한 소통(疏通)(communication)과 토의(討議)를 통해서만이 "질(質) 좋은 의료(good quality medical care)"의 중요 요소가 될 수 있게 된다.

Chapter 9

환자 생존률……
중환자(重患者) 회복률(回復率) 판정의 "법(法) - 의(醫)" 간의 괴리(乖離)

[1] 실정법 유죄판결의 분계수치로 인용하고 있는 "중환자의 회복률 %":

'보라매병원' 사건 판결의 살인죄(살인방조죄) 판결문을 정독(精讀)하면, 가장 중요한 핵심 용어로서, 환자의 "생존률(生存率)" 혹은 "회복률(回復率)" 이라는 단어가 사용되고 있고, 이 단어가 중환자 회복의 "생존확률(生存確率)" / "회복확률(回復確率)" 이라는 뜻으로 사용되고 있으며, 유죄판결의 중요한 근거로 인용되고 있음을 알 수 있다. 즉, 환자의 생존률이 몇 %(?)가 될 때에, 환자의 명시적인 의사(意思) 표시가 없는 상황에서 가족의 청원으로 환자를 퇴원을 시켜 그 환자가 자택에서 사망한 경우, 몇 %(?)의 생존률일 때, 그 퇴원시킨 의사가 "의사의 의무위반행위(치료중단)" 로 유죄판결을 받고, 몇 %(?) 일때 "의무위반행위(치료중단)"를 면할 수 있는 것일까? 하는 질문에 봉착하게 된다.

"의학적으로 무의미한 치료(futile treatment)"를 중단하는 것은, 의사의 직업윤리에 반(反)하지 않는다" 라고 공포한 '의사윤리지침(2001.11.15. 공포)' :

제30조에는, "의학적으로 회생가능성이 없는 환자의 자율적 결정이나 그것에 준하는 가족 등 환자 대리인의 판단에 의하여 그 대리인이 생명유지 치료를 비롯한 진료의 중단이나 퇴원을 문서로 요구하는 경우, 의사가 그러한 요구를 받아들이는 것은 허용 된다"라고 규정하고 있다.
그러나 의사협회의 직업윤리지침은 아직까지는 법조계나 지역사회에서 수용되고 있지 못하며, 현행법의 전통적인 해석에서 보면, "생존가능성"이 남아 있는 한, '치료중단행위'는 '살인죄'나 '살인방조죄'에 해당하는 불법이 되고 있다.

보라매병원 사건에 대한 법원 제 1심과 항소법원의 판결은, 환자의 '생존가능성'이 있는데도 의학적으로 유용한 치료를 중단한 것은 [의사의 '생존유지 의무'를 다 하지 못한 행위]의 불법으로 규정했고, [의사의 환자에 대한 생명유지 의무는 '생존확률'에 따라 그 의무의 높낮이가 결정된다.]라고 했다. 이렇게 환자의 '생존확률'을 법정 판결에서는 중요하게 인용하고 있고, 법적 단죄(斷罪)의 근거로 사용하고 있는 한편, 그러면 과연 어떤 수준(수치)의 '생존확률'이 "합법(合法)"과 "불법(不法)", 나아가 "유죄(有罪)"와 "무죄(無罪)"를 분명하게 구분하는 분계수치(分界數値)인가 를 살펴 볼 필요가 있다.

의학적, 통계학상의 이 확률개념(確率槪念)의 이 단순한 가변성(可變性)의 인위적인 예상수치가, "살인죄"와 "살인방조죄"를 결정하는 법 판정에서는 얼마나 결정적인 위력을 발휘하고 있는지를 놀라움 속에 인식하게 된다.

그러나 문제는, 이 '생존가능성' 또는 '생존확률', 혹은 '회복가능성' 또는 '회복확률' 이라고 하는, 환자를 대상으로 사용되는 의료현장이나 의학에서의 용어의 의미가 과연 법정에서 인용하듯이 그렇게 명확한 단일 분계수자적인 의미가 있는지에 대한 또는 그 분야 전문 의료인들을 단죄하는 법원 판결의 단일 기준 수치로 인용이 가능한지의 분석과 성찰, 공통의 언어인지 여부의 검토 및 서로의 합의가 있어야 할 것으로 생각 한다.

의료계의 의견을 대변하는 다른 표현을 인용하면, [의료상황이란, '흑백논리'

처럼 이원화(二元化)(binary) 되어 있지 않고 예측이 어려울 뿐만 아니라, 생존의 의미에 대한 관점 역시 '주관적'인 면이 있어서, 의학적 개념으로서 '생존가능성'이나 '생존확률'은, "합법"과 "불법"이라는 이원적 코드에 담겨질수 없는 성격을 가지고 있다] 라고 강변하고 있다.
법학자의 한 의견도, '생존가능성'의 유무나 '생존가능성의 확률'은 법논리적인 개념이 아니며, [의학적 개념으로서의 '생존가능성'은 매우 불확실한 확률의 문제일 뿐 이며, '생존가능성'은 "있으면 있고, 없으면 없는 것"이 아니라, "있다가도 없고, 없다가도 있어지는", 그런 유동적인 개념] 이라고 의견을 제시하고 있다.

형법학자 이상돈 교수는[97,98], 이 문제에 대해서 다음과 같이 밝히고 있다.

[그러므로 법적으로 소극적 안락사의 대상이 되는 식물인간이나 뇌사자의 경우에 는 생존가능성이 없기 때문에 치료중단이 허용되고, 보라매병원사건의 경우 처럼, 응급수술 후 회복과정에 있는 환자의 경우에는 생존가능성이 있기 때문에 치료중단이 허용되지 않는다고 말하는 것은, 의학적 판단으로부터 떨어져 나온, "법논리의 세계" 에서나 가능한 일임을 알 수 있다. 더욱이 어떤 수치의 '생존확률'을 기준으로, 그 이상의 환자에 대해서는 치료 중단을 해서는 않되고, 그 미만의 환자에 대해서는 치료 중단을 해도 좋다는 식의 "법정판단"을 가능케 하는 개념이 아님을 알 수 있다.]
현행법이, 법정의 피고를 단죄하는 근거로 인용하고 있는, 환자의 '생존확률'과 '의사의 생명유지의무' 간의 상관관계를 보면 다음과 같고[1,98], 유죄판결의 분계 수치로 '생존가능성'이 있는 환자에 대한 치료 중단'이라고 규정하고 있으나, 몇%(?) 라는 수치가 나타나 있지 않다. 즉

(1) 환자의 생존(생존확률 100%)이 확실한 조건에서, 환자 본인이 치료를 요구한 상황에서의, 의사의 치료중단은 : 살인(제250조 제 1항)
(2) 환자의 생존이 가능하나(생존확률 높음), 본인 또는 보호자의 치료요구가 없는 의식불명의 환자에 대한 치료 중단 : 살인(제 250조 1항)
(3) 자살하는 사람 : 무죄.
(4) 생존이 확실히 가능하며, 보호자가 치료를 요구한 의식불명의 환자에 대

한 치료 중단 : 살인(제 250조 1항)

(5) 생존가능성이 없는 의식불명의 환자에 대한 치료중단; 살인(방조) 여부 논란?

치료중단과 형사책임을 논한 법률서적의 "치료중단과 이익형량" 항목의 설명을 살펴보면, "치료중단행위의 규범적 판단" 에서, => 생존확률이 전혀 없는 0% 생존률의 "소극적안락사" 를 합법으로 규정하며, 생존확률이 단 1%라도 되는 1-5%의 생존확률을 가진 환자의 치료중단은 불법으로 규정 했으며, 여기에는 '가망 없는 퇴원 (AMA 퇴원)' 도 포함시키고 있다.

환자의 '생존가능성(회복가능성)' 이 남아있는 환자에 대한 치료중단(부작위 행위)이 중단 후 발생한 사태인 '환자의 사망' 이라는 결과에 대해 "인과관계(因果關係)" 가 인정되어 유죄 판결의 근거가 되었다면, 그 다음의 문제는, "그러한 환자에 대한 치료를 계속하였다면 환자가 생존했을 확률이 어느정도 되어야, 치료중단으로 인한 환자의 사망을 그 중단행위의 탓으로 귀속 시킬 수 있는지 [객관적 귀속가능성(客觀的歸屬可能性)]" 에 관한 논란이 여전히 남는다.
즉, 치료중단에 대한 유죄판결의 근거로서, 몇 %의 생존률이 유죄/무죄 판결의 분계수치(分界數値)가 되느냐에 대한 의료진과 의료계의 큰 질문이 남아 있다.

여기에 대해, 형법학자 '이상돈'은 다음과 같은 평석을 제시하고 있다.
[형법학계에서도, 생존확률이 어느 정도 일 때 치료중단으로 인한 환자의 사망을 그 중단행위의 탓으로 귀속시킬 수 있는지에 관하여 논란이 남아 있고 견해가 심하게 대립 되어 있다.] [생존가능성이 존재한 환자에 대한 치료중단(부작위 행위)은 그 중단 직후에 발생한 사태인 환자의 사망이라는 결과에 대해 인과적이라고 말할 수 있다. 그렇지만 환자에 대한 치료를 계속 하였다면 환자가 생존했을 확률이 어느 정도 되어야 치료중단으로 인한 환자의 사망을 그 중단

행위의 탓으로 귀속 시킬 수 있는지(객관적 귀속가능성)에 관하여는 여전히 논란이 남아 있다.]

형법학계의 논란을 소개하면, 다음과 같은, "사망확률 Z" 의 개념으로 논란을 하고 있다. 여기에서, 의사가 치료를 계속하였다면, 환자의 사망이라는 결과가 발생하였을 가능성(백분률 %)을 Z 라고 하고, 이 Z는 의무합치적행위 또는 합법적인 적정대처 행위가 있어도 결과가 발생하였을 가능성을 나타낸다. 즉 "의무 합치적행위의 발생률", 다시 표현해서 "법에서 요구하는 치료행위를 계속했더라도 사망할 수 있는 확률 %" 를 의미 한다.

그런데, 형법학계에서는 이 Z 확률이 어느 정도일 때 그 결과(환자 사망)를 의무위반행위(치료중단)의 탓으로 귀속시킬 수 있는지에 관하여, 견해가 심하게 대립되고 있다.

이에 대해 독일 형법학계의 입장과 여러 학자들(Roxin, Jeshceck, Kaufmann, Puppe, Ulsenheimer)들의 주장 (%)과 학설의 년대를 정리 소개한 것을 인용하면 다음과 같다.

즉: Z (치료를 계속해도 사망할 수 있는 확률)가,

* Z = 95 - 100% 일때, 의무위반행위이다. (Roxin, 1962, 1966)

* Z 〉 90 % 이상일 때, 의무위반행위이다. (Jescheck, Otto, 1980)

* Z 〉 60 % 이상일 때, 의무위반행위이다. (Kaufmann, 1985)

* Z 〉 50 % 이상일 때, 의무위반행위이다 (Puppe, 1982)

* Z = 10 - 20% 일때, 의무위반행위이다. (Ulsenheimer, 1969)

예를 들어, Z 가 10%라고 함은, 의무와 합치되는 치료행위를 했을 때에도 환자가 사망했을 가능성이 10%를 넘는다면, 그 결과(환자 사망)는 의무위반행위에 귀속시 킬 수 없다는 것을 말한다.

여기에서, 독일에서는, [Z 〉 50%] 인 경우만, 즉 치료를 계속해도 환자가 사망할 수 있는 확률이 50% 이상일 경우만 (위에서는 Ulsenhimer 를 제외한 Roxin, Jescheck, Kaufmann, Puppe 등 전부의 견해), 결과귀속을 배제하는 견해를 나타내고 있다. 즉: [의사가 치료를 계속해도 환자가 사망할 수 있는 확률이 50% 이상일때, 치료중단한 의사의 치료중단 행위를 의무수행 위반행위로 보지 않는다.]는 뜻이고, 이런 견해는 넓은 의미에서 "위험증대이론"이라고 부른다고 형법학자(이상돈)는 인용하고 있다.

"위험증대이론"에서 50%를 "개연성"이라고 하고, 90%를 "확실성", 80% 내외를 "고도개연성"이라고 표현한다면, 위험증대이론은 다음과 같이 표현 할 수 있다.

[적법한 대처행위(또는 의무합치적 행위)에 의하여 결과 발생(환자 사망)의 방지가 확실하지 않아도, "개연적인 경우" {즉: Z (치료를 해도 환자가 사망할 수 있는 확률)가 50%인 경우}에는 그 결과가 의무위반행위에 귀속시킬 수 있다.]

우리나라에서도, "위험증대론"은 점차 넓게 수용되어가는 추세에 있다고 하며, 중립적인 소개에 머무르는 학자(이형국, 형법총론, 개정판. 129쪽. 1996)가 있는가 하면 적극적으로 수용하면서도, "위험"의 현저한 증가를 요구하는 학설(김일수. 한국형법 I, 360쪽. 1996), 또는 "위험"의 상당한 증가를 요구하는 학설(신동운 판례 백선, 형법총론(상), 100쪽, 1995) 등이 있고, "위험"의 '현저한' 또는 '상당한' 증가는 Z의 50% 이상 (Z 〉 50%)을 요구하는 견해(Puppe)에 상응 한다.

이와 같이, 형법학자들 사이에도 생존률이 몇 %일 때, '치료중단행위'를 유죄판결의 분계수치로 정할 것이냐에 대해 논란이 있고, 의료 현장에서도 전술한 바와 같이 그렇게 유동적인 예측치에 불과한 '생존확률'임을 상기 한다면, 현행 형법/실정법에서 인용하고 있는 '생존확률'의 유죄판결의 분계수치(分界數値)의 근거가 취약함을 생각해 볼 수 있다. 따라서 '보라매병원사건'이나 '세브란스병원사건'의 환자 사망 예후에 대한 법원의 판단이 담당의료진의 전문적 판단(의료적 전문진단)과 일치하지 않는 판단에 근거한 법원 판결이었다면, 이는 법원 판결의 권위와 신뢰성에 의문을 제기할 수 있는 큰 문제가 될 수 있다.

[2] 우리나라 법원에서의 판결:

(1) 2005년 '보라매병원사건'의 경우:

'보라매병원사건'에서, 법정이 담당의사와 환자 부인에게 환자 살인죄(살인방조죄)로 판결 했던 근본 배경에는, '회복이 가능한 환자'를 퇴원 시켜 사망하게 했다는 것이었고, 검찰과 법원이 판단한 환자의 회복률은 70-80%로 높게 판정 되어 있었다.
이렇게 환자 회복률이 높게 책정된 배경에는, 1997.12.30의 담당의사에 대한 최초 검찰 심문과 1998.1.7. 2차 검찰 진술에서, 신경외과 담당의사(전공의)가 답변한, 뇌경막외출혈(腦硬膜外出血) 환자의 표준 외과적 수술 후 환자 회복률은 70-80% 내외의 예후를 예상 하고 수술에 임한다는 원론적(신경외과학 교과서적) 답변을, (즉; 의식 없는 응급환자를 환자 보호자 동의 없이 수술에 임했느냐는 질문에 대한 신경외과의사 입장에서의 방어적 답변을 한 것을), 문제가 된 환자의 "내과적 합병증 없는 뇌수술 환자 회복률"로 계속 검찰/법원이 인용함으로서, 회복가능성이 70-80% 이상 되는 환자를 퇴원시켰다는 살인죄(살인방조죄)로 판결 유도 되었다고 저자는 평석하고 있다.[107)]

그러나 문제의 환자는, 수술 당시 수술 소견에서부터 수술 중 1 시간이상 계속된 '쇽(shock)' 상태, 그 대처 치료로서의 68단위의 엄청난 양의 수혈(輸血) 치료, 수술후에도 인공기계호흡기에 의존해야 하는 '호흡부전증(呼吸不全症)' 상태, 그리고 중환자실에서의 급성신부전증(急性腎不全症), 급성간손상(急性肝損傷), 파종성혈관내응고증(播種性血管內凝固症) 등등을 합병한, 아주 중증(重症)의 '다장기부전증(多臟器不全症)' 환자로서, 이 환자의 중증도는, 중환자실(ICU) 환자의 사망확률을 예측하는 의학적인 전문 용어를 인용해, APACHE II 점수로 (참고:제1부, VIII-[1]) 34-39점으로, 사망률 83-89%에 해당하는 중증 환자 였음이, 국내 의사협회(醫師協會)에 제출된 담당의료진의 임상기록에 의해 밝혀진바 있다. 만일에, '보라매병원사건'의 담당의료진에 대한 첫 검찰심문에서, '뇌경막외출혈'의 수술치료요법 '회복률' (70-80%)과, 문제가 된 환자와 같이 많은 종류의 내과적합병증과 '다장기부전증'을 가진 환자의 '수술후 회복률' (10% 내외)이, 구분해서 정확하게 담당의사에 의해서 진술되고, 또 법원에 의해서 판단/판결 되었었더라면, 담당의료진에 대한 살인죄 (살인방조죄)는 선고 되지 않았을 것이라고 저자는 판단(확신)하고 있다.

(2) 2009년 '세브란스병원사건'의 경우:

2009년 5월 21일 대법원, 연명치료 중단(존엄사) 관련 판결(재판장:이용훈 대법원장)에서, 문제가 된 '김할머니' 환자의 중환자실 회복률 판단에 있어서, 담당의사의 진단과(의식회복 가능성이 1-5% 남아 있고, 기대여명이 적어도 4개월 이상이라고 판단), 법원의 판단이(회복불가능한 사망의 단계에 진입하였다고 판단), 차이를 보이고 있었고, 법원의 판단에 오류가 있었음이 후에 밝혀진바 있다. ('연명치료' 라고 구분해 제거한 인공기계호흡기를 제거하고도 200여일 이상 생존 하였음.)
물론 법원으로서도, 진료기록 감정의(鑑定醫)/ 신체감정의(身體鑑定醫) 등의 자문을 받아 최선의 회복률 판단을 했지만, 국내 일급 대학병원 의료진에 의한(전문의사 뿐만 아니라 관련 타과 전문의사에 의한) 전문적인 '팀진단'에 의한, 그리고 환자를 종적(縱的)인 관찰과 진료를 계속 했던 담당의료진의 전문판단이, 법원의 판단 보다 전문적이고 보다 환자 상태와 예후 판정에 파악/근접 할 수 있음을 확인할 수 있다.

'김할머니' 환자의 '사망예후'에 관한 이견(異見)은, 대법원 판결에서도 표출된바 있으며, '김할머니' 판결에 참여 했던 일부 대법관은(김00, 차00), 다음과 같은 이론으로 '김할머니'의 '돌이킬 수 없는 사망과정 진입' 이라는 판단에 반대 의견을 제출한 것으로 기록 되어 있다.

〈인용 시작〉

[다만, 환자가 '돌이킬 수 없는 사망의 과정에 진입한 경우'에는 생명 유지장치의 제거를 요구하는 것도 허용된다고 하면서, 여기서 '돌이킬 수 없는 사망의 과정에 진입한 경우'라 함은 생명유지장치가 삽입, 장착되어 있는 상태에서도 비교적 짧은 기간 내에 사망할 것으로

예측, 판단되는 경우를 말하는데, 이 사건 원고 경우에는 여기서 말하는 돌이킬 수 없는 사망 과정에 진입하지 않았음으로 더 나아가 살필 필요 없이 원고의 청구를 인용할 수 없다는 취지 이다.]

〈인용 끝〉

제 2 부

우리나라 의학교육(醫學敎育)에서 소외(疎外)되여 온 "臨床죽음學" (Clinical Thanatology)(臨死學)

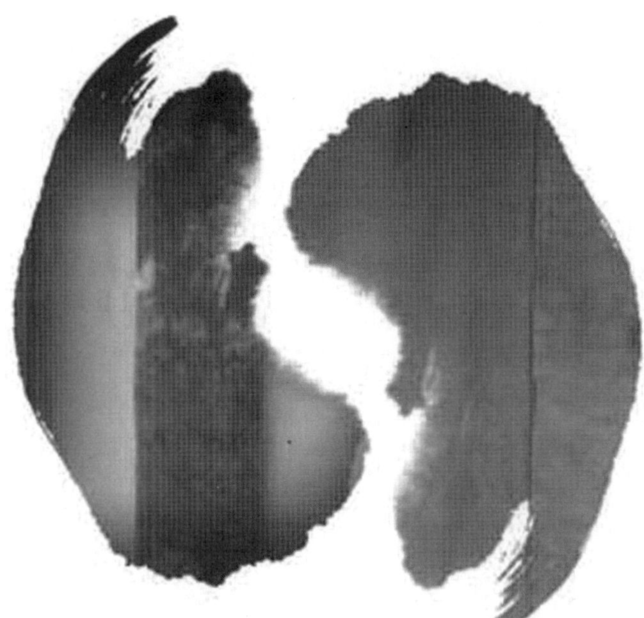

Chapter 1

죽음學의 태동(胎動)

[1] Dr. Elisabeth Kubler-Ross박사 (죽음學의 창시자),
- 미국 "죽음학재단(The Foundation of Thanatology)",
- Billing J.A. 교수(하바드대학) 의과대학 완화의료학 교육현황 보고서.

(1) 죽음학의 창시자, Dr. Elisabeth Kubler-Ross:

역사적으로, 우리 조상들은, 사람 죽음에 임(臨)해서는, 의사(醫師)와 샤만(shaman) (무당, 마법사)이나 '윗취닥터(witch doctor)' 등을 청해 죽음을 집례(執禮)하게 했다.
그럼에도 불구하고 현대 사회에서는, 죽음 관련 행사는, 의료 전문인들 보다는, 종교인, 철학자나 소설가들의 주제로서 보다 많이 처리되어 오고 있다.

그러나 지나간 반세기 동안, 임종환자에 대한 경험과 관심이 증가하고 이 분야를 연구하는 학문으로서 Thanatology(죽음學)〈죽음과 죽음의 과정, 손실과 슬픔 등에 관해 연구하는 학문〉이 발전하게 되었다.

죽음학은 Elisabeth Kubler-Ross 박사(1969)(정신과 전문의)의 저술인 "On Death and Dying (What the dying have to teach doctors, nurses, clergy, and their own families)[죽음과 죽음의 과정(죽음이 의사, 간호사, 성직자, 그리고 환자가족들에게 무엇을 가르쳐야 하나][5]에 의해서 자극을 받아서 촉진되기 시작했으며, 이 저술에서 밝힌 "죽음의 5단계" 이론은, 현금까지지도 세계적으로 인용되고 있는 정설로 되어 있다.[6,7,8,9]

2004년 8월, 우리나라 일간지에 보도된 '퀴불러 로스' 박사의 서거(逝去)에 대한 연합통신 인용의 보도는, 다음과 같이 세계적인 Thanatology [임사학(臨死學) (죽음學)] 학자인 Kubler-Ross 박사의 타계 소식을 보도 했다.

〈인용 시작〉

['스위스' 출신의 세계적인 심리학자 '엘리사베스 로스'가 미국 '애리조나'주 '스콧데일' 자택에서 타계했다. 향년 78세. '로스'여사는 평생 "죽음"이라는 현상에 천착, 20여권에 이르는 저서를 남겼으며 이를 통해 '호스피스'의 필요성에 대한 사회적 인식과 각성을 고취했다. 그는 특히 1968년에 발표한 저서 '죽음과 죽음의 과정(On death and Dying)'에서 유명한 "죽음의 5단계 이론"을 제시하기도 했다. 임종을 앞둔 대부분의 사람들은 심리적으로, '부정', '분노', '타협', '우울', '수용' 이라는 다섯 단계를 거친다는 이론. 전 세계적으로 죽음을 선고 받았다가 다시 살아난 사람들의 2만 가지 사례를 연구해 집대성한 "사후생"도 그의 대표적 저작이다. 1926년 스위스 취리히에서 출생한 '로스' 여사는 국제 심리학계의 오랜 금기를 깨고 "죽음의 현상"을 연구한 학문적 공로를 인정받아 1999년 미국 시사주간지 '타임'이 선정한 21세기의 100대 사상가에 선정됐다. 제네바=연합] 〈인용 끝〉

** 죽음의 5단계 (Elisabeth Kubler-Ross):

"퀴불러-로스(Kubler-Ross)" 박사가 제창한 '죽음의 5단계' 설은, 임종하는 환자가 겪는 여러 단계의 심적 갈등을 이해하는데 아주 중요한 지침이 되고 있다. 임종환자 모두가 이 순서대로 겪고 지나가는 것은 아니지만, 대부분의 임종환자가 이런 전형(典型)을 따라 죽음을 맞고 있으며, 이 5단계를 이해함으로서 임종환자의 행동을 이해하고 대처 / 치료 하는데에 많은 도움을 얻을 수 있다.

단계 1: 부정(否定)과 고립(孤立)(Denial / Isolation)

〈아니다, 나는 아니다.〉

환자가, 그의 병이 고칠 수 없는 말기(末期)의 병이라는 것을 알게 될 때의, 전형적인 첫 반응은 부정(否定)이다. 부정의 심리는 중요하고 필요한 단계이고, 죽음이 피할 수 없는 현실이라는 것을 환자가 알게 되는 충격을 완화(緩和)시키는데 도움이 된다.

단계 2: 분로(忿怒) (Anger) 〈왜 내게?, 왜 나야?〉

환자는 다른 사람들은 건강하고 잘 살아가는데 왜 내게? 나만이 죽어야 하느냐? 하는 반응을 나타내는 단계이고, 대부분이 하늘(하나님)을 원망(怨望)의 대상으로 삼는다.

단계 3: 타협(妥協) (Bargaining) 〈그래, 할 수 없지, 그러나 ....〉

환자는 '죽음'의 현실을 받아들이게 되면서, 좀 더 귀하게 사는 시간을 가지려고 하는 타협의 심리로 돌아간다. 대부분이 하늘(하나님)과 타협을 하려고 하고, 전에는 한 번도 하늘(하나님)을 찾지 않던 환자도 지금까지와는 달리 좀 더 좋은 일을 하고 세상에 보탬이 될테니까, 한 주일이라도, 한달이라도 또는 일년만이라도 더 살게 시간을 달라고 하늘(운명)과 타협을 한다.

단계 4: 우울증(憂鬱症) (Depression) 〈그래, 나다. 내게 왔다. ...... 〉

환자는 지난날의 실패나 하지 못했던 일, 잘못한 일 등에 대해서 슬퍼하면서, 그러나 죽음의 당도(當到)를 맞는 '예비비탄시기(豫備悲歎時期) (preparatory grief state)'로 들어가게 된다. 환자는 조용해지고 방문자를 거절하고, 이 시기가 되면 환자 스스로의 내적 심적 안정을 찾게 되는 시기가 된다.

단계 5: 수용(受容) (Acceptance)

〈나의 시간은 다 됐다. 운명이다. 괜찮다. 할 수 없다 나는 .....〉

환자의 이 마지막 단계는, 당사자에게 행복한 순간도 아니고 그렇다고 불행한 순간도 아닌, 다만 '감정은 없지만 그러나 단념하지 않은 승리의 느낌의 순간일수 있다' 라고, Kubler-Ross 박사는 기술하고 있다.

(2) 미국 '죽음學' 재단(財團) (The Foundation of Thanatology)

〈임상죽음학(臨床죽음學)의 원칙과 의학교육(醫學敎育) 및 연구를 위한 재단〉

세계의 표준의학사전인 "Dorland's 의학사전" 에는 "죽음學(Thanatology)" 을 다음과 같이 정의(定義)하고 있다. 즉:

〈'죽음' 과 시체(屍體)에 영향을 주는 상황들에 대해 연구하는 법의학(法醫學)적 연구 분야 (The medico-legal study of death and conditions affecting dead-body)〉.

지나간 30-40년 사이, 임종환자에 대한 관심과 경험이 증가 축적되고 '죽음에 관한 과학(Science of Thanatology)' 즉 '죽음' 과 '죽음의 과정' 및 '사별(死別)의 상실(喪失)' 등 분야의 학문으로서 발달 되어 왔다. 그리고 이는 Elisabeth Kubler-Ross의 유명한 저서 '죽음과 죽음의 과정(Death and Dying)(1969)[5]으로 촉진 되였었다.

Kubler-Ross 박사의 이 책은, 죽음의 5단계 이론을 제시한 것으로 유명하며 우리 사회에서, 의료인들을 위한 죽음교육(death education)이 어느 때 보다 필요함을 강조한 가장 널리 읽혀진 책으로 인용되고 있다.

그 밖에, Eissler(1955), Feifel(1959), Norton(1963), Scheonberg(1970), Weisman(1972) 등이 이 방면의 연구자로 알려져 있고, The Foundation of Thanatology를 주도한 Austin Kustcher가 1969년 이후 인도한 미국 Columbia 대학에서의 죽음학 관련 여러 제목을 통한 심포지엄은 죽음학교육의 필요성을 의료계에 전파하는데 크게 기여한 것으로 인용되고 있다.[32]

미국 "죽음학재단(죽음學財團)(The Foundation of Thanatology)" 에서 발표한 "죽음학의 12가지 원칙" 은 다음과 같다.[32]

*〈 죽음學 원칙(原則)의 개요(槪要) 〉

[죽음학(임종학, 臨終學)은, 과학(science)임과 동시에 예술(藝術)(Art)이다. 죽음, 임종, 사별(死別) 등에 대해서 인본주의적(人本主義的)(humanistic)접

근을 강조하며, 과학적 측면에서는, 한때 금기(禁忌)로 생각해오던 논제(論題)에 대해 교육과 연구, 체계적인 조사 등의 필요성을 강조하는 분야이다.

서문: 우리는 인간(人間)임으로서, 죽음(death)과 임종(臨終)(Dying)의 경험을 겪게 되며, 따라서 삶에 대한 건전한 견해는, 우리들의 삶의 유한(有限)함을 인식하고, 죽음이 삶 과정의 필연적 한 부분임을 인식하는 것이다.

원칙 1: '삶'에 대한 온전한 견해는, 필연적으로 '죽음'을 포함한다. 인간의 '삶과 죽음'은, 불가피한 과정으로 받아들여져야 하며, 지나치게 무서움의 대상이 되어서는 아니 된다.

원칙 2: '죽음(death)'과 '임종(臨終)(dying)'이 금기(禁忌) 논제가 아니며, 금기(禁忌) 논제가 되어서도 아니 된다.

원칙 3: "죽음학(Thanatology)/임종학(臨終學)"에 대한 지속적인 '의학교육'(醫學敎育)이 필요하다.

원칙 4: '죽음학'에 대한 교육은, 여러 전문 분야에 걸친 통합적 접근(multi-disciplinary approach)이 요구된다.

원칙 5: 임종환자(臨終患者)는 그의 인권이 존중되어야 할 권리를 가지고 있다.

원칙 6: 임종환자 치료에 대한 궁극의 목표는, 환자의 고통 없는 평안과 존엄스러운 죽음(Death without Indignity)을 맞게 하는데 있다.

원칙 7: 환자의 " '존엄' 스러운 죽음(Death with Dignity)/ (Death without Indignity)"을 이뤄내기 위해서는, 환자(보호자) 및 의사 간의 개방적인 의견교환이 이뤄지는 환경(環境) 정황(情況)이 필요하다.

원칙 8: 사랑하는 사람/가족과의 사별(死別)의 슬픔과 그 표현은, 정상인(正常人)의 반응과 표현이다.

원칙 9: 사별한 사람의 권리도 존중되어야 한다.

원칙 10: 사별한 사람의 슬픔은 정상의 반응이지만, 때로는 생리적이거나 심리적인 잠정적 질환으로 발현되기도 한다.

원칙 11: 사별에 의한 특별한 심한 반응은 전문 치료를 필요로 한다.

원칙 12: 훌륭한 임사학적(臨死學的)/ 임종학적(臨終學的) 치료의 본질은, 환자를 끝까지 성실히 돌보는 것이다.

미국의 의학교육은 복합적인 체계하에 발전 되면서 다음과 같은 네 가지 방향으로 '임사의학(臨死醫學)'의 교육이 발전 되어 왔다.

(a) 의과대학의 교과과정이 이미 다른 중요분야의 학과로 채워저 있음으로서, 영향력 있고 전통적인 임상교수에 의한 내과 임종환자 대상의 임상교육(bedside teaching)에 의존하는 형태로 이어져 옴.

(b) '임사학(臨死學)'은 타 전문분야인 정신과, 예방의학, 가정의학 및 노인병학 등과 통합 되어 교육되어 옴.

(c) '임사학(臨死學)'은, 또한 사회학 및 행동과학 교과 과정과도 통합되어 왔음.

(d) 동시에, 학생들의 임종환자 현장치료의 숙달을 위해 별도의 필수 및 선택과목의 설정 등을 통해, 개별 학생 대상의 교육과정이 설정되어 옴.

이런 미국 의학교육의 발전과정을 통해, 1980년대 초반 조사에 의하면, 미국 의과대학의 대부분이 적어도 한 두 강좌의 '임사학' 강의를 학생들에게 제공하고 있었고, 71%의 의과대학에 적어도 반수 이상의 소속학생들이 '임사학' 강좌에 접할 수 있다고 관계 기관에 보고하고 있다.

그러나, 이런 계속 증가 추세를 나타내고 있는 임사학 강좌에 대해서도, 관계기관에서는, 대부분의 의과대학에서 제공되고 있는 '임사학' 교육이 제한적이어서, 충분한 교육이 이뤄지지 못하고 있음을, 이미 1980년대부터 여러 보고서를 통해서 지적되어 오고 있으며, 이렇게 제한/ 국한된 의학교육의 틀에서 벗어나, 의과대학 4년간의 수학기간 전 학년에 계속 임사학 강의를 실시할 필요가 있다는 주장이 계속 제기되어 있는 단계 였다.

특히, 최근 들어 많은 발전을 이룩한 연명의료기술(延命醫療技術)의 발달로, 인공기계호흡기(人工機械呼吸器)등을 이용한 임종환자에게 연명의술을 응용해, 정당성 없이 환자의 의사(意思)에 반하는, 환자의 권리(인권)가 무시된 상황에서, 효과 없는 연명 치료를 계속하는 의료 남용 행태마저 나타나고 있어, 많은 문제점을 제시하고 있으며, 의료계 뿐만 아니라 일반인 및 국민의 관심과 우려(憂慮)도 이끌어 내고 있다.

2002년도 조사의 미국의 '임종환자 실태조사 (A Report on Dying in America Today, November 2002, by Last Act)' (www.lastacts.org)에 의하면:

* 65세 이상 인구의 50% 이상이 병원 중환자실 치료를 받다가 사망하고,
* 매년 400만명 이상의 환자가 중환자 집중치료실(ICU)에 입원하고,
* 그중 50만명(12%)이 사망하고(중환자실 입원환자의 1/8이 사망),
* 이들 중환자실에 입원한 환자들은, 그들의 마지막 삶(인생)을 선택 없이, 인공기계호흡기등 연명치료기계에 매달려 숨지고 있으며,
* 중환자실에 입원했던 환자의 55-75%가 현저한 통증과 불편함, 불안감, 수면장애등에 시달리다가 사망하고 있다.

이와 유사한 보고로서, 미국에서 최초의 가장 큰 규모의 임종환자 치료에 대한 조사 발표(1995년, SUPPORT 보고[63])에서도, 미국 국민의 임종(臨終)은, 필요 이상으로 환자의 고통과 소외감(疎外感)을 갖게 하고, 환자의 소망을 이해하지 못하는 의사에 의해서 이뤄지고 있을 뿐만 아니라, 너무 고가의 의료비 부담이 되고 있는 것이 문제라고 지적되고 있다.

또한 1997년의 Institute of Medicine의 보고(Approaching Death in America: Improving Care at the End-of-Life)에서도, 미국에서의 임종환자치료는 의료기술적(醫療技術的)으로는 과치료(過治療)(Over-treatment) 되고 있고, 연명치료의 계속으로 오래 끄는 임종과정과 그에 따라 중환자에게 부과되는 불필요한 육체적 정신적 고통과 가족에게 부담되는 의료비의 과다지출 문제 등이 밝혀짐으로서 심하게 비난 받은 바 있기도 하다.

현재 미국의 '임종환자에 대한 교육과정(End-of-Life Care Curriculum)'은, "여러 분야에 걸치는 팀(interdisciplinary team)" 접근으로서 이뤄지며, 교육요원들은, 의사(정신과 내과 가정의학 및 노인병 전공), 간호사, 종교인, 철학자, 사회사업가 등과의 협동과, 교육내용으로서는 임종환자의 치료, 윤리적 법적 규제 및 속박(束縛), 증상 치료, 특수 임종시 증후군/ 완화치료의 관리, 관련 의료인과 환자측 상호 간의 신뢰 구축을 위한 의사소통(意思疏通) 능력

개발 등 등이 열거 되고 있다.

임종환자 관리에서 세계적 선두 주자를 주장하고 있는 카나다(Canada)의 경우는, 정부와 입법부(상원) 및 학계와 민간차원의 임종환자 관리에 대한 활발한 활동이 시작 된지 오래며, '캐나다' 상원 소위원회(Subcommission of Canada's Senate)에서 2000년도에 이미,〈임종환자 치료의 질(質): 모든 '카나다' 국민의 권리 보고서〉(Report, Quality End-of-Life Care: The Right of All Canadians)를 발표한바 있다.[2)]

그밖에도, 학계를 중심으로 '호스피스 완화의료(緩和醫療)(Hospice Palliative Care)' 분야의 전문 분야 연구개발을 위한 PALLIUM 연구협력이 Albert 대학, Manitoba, Calgary대학 등의 제휴로 25만불의 정부지원을 받아 진행 되었으며, '캐나다 완화의료 협회(CPCA, Canadian Palliative Care Association)'는 전국 규모의 '완화의료 국가 표준(National Standard for Palliative Care)'을 완성하여, 세계에서 제일 먼저 호스피스 완화의료의 국가적 표준과 지침을 이뤄낸 첫 번째 국가가 되고 있으며, "노년환자의 임종가료 지침(Guidelines for End-of-Life Care for Seniors)"도 확립 발표되고 있다.

(3) Billing J.A. 교수의 미국 의과대학 '완화의료학' 교육현황보고(1997년):

(Billing 교수는 미국 '하바드' 의과대학 내과학 및 완화의료학 교수로서, 2004년 및 2008년도에 출판된 Cecil 내과학' 교과서의 "임종의료"항목 저자)

미국 '하바드' 의과대학 완화의료학 담당 교수인 Billing JA 교수는, 20세기 말 1990년대 후반에 실시한 미국의학교육 교과과정에서의 완화의료 및 임종의료에 대한 현황을 조사하고 앞으로의 전망을, 미국의학협회지에 보고한 바 있고[36)], 21세기의 임종의학(臨終醫學)(End-of-Life Care, EOL Care Medicine)의 나아갈 길은 제시 한 바 있다.

Billing의 보고는, 미국 의과대학의 89%가 "임종의료(臨終醫療)(End-of-Life Care)"에 대해서 어떤 형태이든 교육을 하고 있으며, 다만 11% 만이 의학교육의 정규교육 과정으로 실시하고 있고, 그리고 의과대학 졸업 후의 전공의

(專攻醫)(Resident) 교육은 26% 만이 임종의료에 대해서 임상교육이 이루어지고 있어, 아직 체계적인 임종 교육이 의과대학 학부나 졸업 후 의사 교육에서 이뤄지지 않고 있음을 지적 한 바 있고, 다음과 같은 현황과 개선점을 보고 기술한바 있다.[36)]

(a) 현재의 의학교육의 불충분한 준비.

(b) 학생들의 임종의료 교육과목에 대한 높은 호응도.

(c) '암성질환'에 대한 지나친 절망감과, '죽음에 대한 우려(death anxiety)'를 줄여주는 교육.

(d) 환자 측과의 효과적인 소통(疏通)(communication)에 대한 교육.

(e) 학생들의 임상교육 기간에 임종환자의 중요 의료(醫療)/가료(加療) 업무에 관한 불충분한 임상교육(臨床教育) 문제

(f) 학생들의 임상실습기간동안 "임종의료(End-Of-Life Care)(EOL care)"에 대한 현장 임상교육의 부족함.

이어서, Billing은, 의과대학교육 교육과정에서, 완화의료/임종의료 관련 교육을 촉진하기 위한 다음과 같은 16가지 기본 원칙을 제시 한바 있다.
즉: 의학교육에서의 임종환자 관련 교육 지침을 위한 "최선의 교육 실천(Best pedagogical practices)"의 16가지 기본 원칙은 다음과 같다.

- **원칙 1:** 말기 임종환자와 그의 가족을 위한 가료(加療)(Care)는, 의사들의 핵심 전문직 업무이다. 의과대학은 학생들에게 말기환자 진료에 대한 의료기술과 인정 많은 임종 진료를 위한 교육을 제공할 책무가 있다.
- **원칙 2:** 의과대학 교육과정에서, 임종의료에 대한 다음과 같은 중요한 내용이 제기되어야 한다. 즉:

* 환자와 환자 가족과의 효과적(effective)이고 인도적(humane)인 소통기술(communication skill)

* 통증과 다른 고통을 주는 증상에 대한 숙련된 처치 관리;

* 질병 급성기 관리후의 대안(代案)으로, 쉽게 접근할 수 있고 포괄적이고 높은 수준의 '가정간호'와 '호스피스' 가료(加療)(care)를 제공;

* 환자의 '삶의 질(質)'을 좋게 유지하는 치료를 계속하고, 말기질환의 치료의 한계를 올바르게 인식하게 함;
* 환자 '삶의 질(質)' 평가에 있어서 윤리적 문제를 이해하고 환자 개인의 가치들; 즉, 문화적, 언어적, 종교적 다양성과 여러 가지 개별적 형(스타일)을 인지하고 대응할 수 있게 함;
* 포괄적이고 통합적인 가료(care)를 제공할 수 있는 여러 분야에 걸치는 치료팀으로 환자를 돌봄;
* 임종환자를 대상으로 일하는 전문인의 개인적 '스트레스'를 인지하고 대처함;
* 죽음과 손실에 대한 개인적 태도, 감정과 예상 등에 대한 인식을 개발함;

- **원칙 3:** 의학교육은, 학생들로 하여금 임종환자와 그들의 가족에 대한 감정과 말기질환 가료(加療)(care)에서의 의사로서의 역할에 대해서 긍정적인 생각을 개발하도록 독려해야 한다.
- **원칙 4:** '죽음'과 '죽음의 과정' 및 '사별(死別)'에 대한 강화된 교육이 의과대학 4년간의 기간을 통해서 계속적으로 이루어져야 한다.
- **원칙 5:** 교육의 내용과 과정이, 학생들의 발전과정에 맞게 이뤄저야 한다.
- **원칙 6:** 최선의 배움은, 환자와 환자 가족과의 직접적인 경험, 특히 학생들이 환자를 종적(縱的)으로 추적하면서 고통 받는 사람에 대한 친절함과 스스로 처리할 수 있는 개인적 책임감을 개발할 수 있는 기회를 갖게 함으로서 증대 되게 한다.
- **원칙 7:** '죽음(death)'과 '죽음의 과정(dying)' 그리고 사별(死別) (Bereavement)에 관한 교육과 배움에서는, 인본주의적인(humanistic) 태도를 강조 해야 한다
- **원칙 8:** 교육은, 소통(疏通)(communication)하는 기능/기술을 포함 해야 한다.
- **원칙 9:** 학생들은 배움의 과정에서, 의사들이 임종환자와 그의 가족에게 훌륭한 의료(가료)를 제공하고 있는 것을 현장 견학할 필요가 있으며, 그런 일의 의미와 보람을 체득 할 필요가 있다.

- **원칙** 10: 의학교육은, 환자 개인의 가치관을 존중하고 죽음과 죽음 과정에서의 문화적 영적(靈的)인 다양성(多樣性)을 인식 할 수 있게 촉진 되어야 한다.
- **원칙** 11: 교육과정은, 의사가 환자를 위해 일하는 가치를 반영 해야 한다.
- **원칙** 12: '죽음' 과 '죽음의 과정' 및 사별(死別)에 대한 포괄적이고 통합적인 이해와 접근은, 학생들이 많은 학문분야가 함께 하는 견지(見地)에 접하게 함으로서 촉진 된다.
- **원칙** 13: 교수진 자체도 "말기환자 진료(End-of-Life Care, EOL)" 에 대한 교육을, 어떻게 좋은 교사가 되고, 행동과 기술의 모범 전형이 됨을 포함하여, 교육하는 교수법에 대한 교육을 받아야 한다.
- **원칙** 14: '죽음'과 '죽음의 과정' 및 '사별'과 관련된 기본적인 임상 환자상황을 다루는 학생의 능력이 평가 되어야 한다.
- **원칙** 15: 교육 프로그램은, 그 시점에서의 기술적 수준에 맞는 방법으로 평가되어야 한다.
- **원칙** 16: 추가적인 자료가 이러한 변화를 추구하기 위해서 요구 된다.

이상과 같은 16가지 의과대학 교육과정에서의 완화의료/임종의료 관련 교육의 촉진을 위한 제언을 제시하면서, 의과대학 교과과정(curriculum)의 훌륭한 개발을 위한 노력이, 예비 의사들에게 무엇을 교육해야 하는가의 청사진을 제공한다고 강조하고 있다.

[2] 세계 완화의료학(緩和醫療學)(Palliative Medicine) 교과서의 임종의료(臨終醫療)

(End-of-Life Care, Oxford Textbook of Palliative Medicine, 2004)

영국의 완화의료학(Palliative Medicine)은, 1980년부터 의과대학 교육과정의 필수 분야로 추천 되어 왔고, 1994년의 영국상원특별위원회(House of Lords Select Committee) 추천에 의해서 강화된 교육 노력이 보강 되였다.

비슷한 시기에, '캐나다'의 "완화의료 교육위원회"(MacDonald지휘)는 '완화의료 교육과정(1991년)'을 발간했고, 그 내용이 대부분의 '캐나다' 의과대학 학장들의 위임을 받았고, 모든 의과대학에서의 완화의료 교육 프로그램 개발을 촉진하기 위한 목적이었다. 그리고 그 내용에 있어서, 영국과 캐나다의 교육과정(curricula)은 유사한 내용이다.

영국에서는, Field와 Wee에 의하면, 지나간 19년 사이에, 영국 의과대학의 거이 대부분에서 완화의료학 교육이 표준화 되어 있다고 발표 했었다.

현재는 모든 의과대학생들이 임종환자 진료에 직접 참여하는 교육이고, 그 교육과정에서 여러 분야 전문가들에 의해서 완화의료교육 이념이 성취 될수 있게 기획 되어 있다. 그러나, 통증관리 등 임상증상의 조절을 위한 물리적(육체적)측면 치료의 강조가 완화의료 분야의 확장을 더 반영하고 있는 것도 사실이다.

그러나, 이런 교육 훈련의 효과에 대한 조사에 의하면, 아직도 이 분야에는 개선점이 많은 것으로 나타나 있고, Lloyed-Williams의 조사연구는, 새로 일을 시작하는 많은 병원 전공의들은, 그들이 완화의료에 대한 지식과 솜씨(skills)가 부족함에 좌절감을 갖고 있고, 특히 환자와의 소통(疏通)하는 솜씨가 부족함에 좌절하고 있다고 지적 하고 있다.

Dickinson과 Field는, 말기환자 진료문제와 관련된 2000년의 교육 현황을 미국과 영국의 의과대학을 대상으로 조사 비교하여, 중요한 소견을 정리한 바 있다.

모든 의과대학이 어떤 형태이던 교육을 하고 있으나, 교육방법, 교육자의 전문직종, 및 교육 내용 등에 있어서 차이를 보이고 있고(표: 5), 의과대학 교육과정중의 평균 수업시간은 영국의 20 시간과 미국의 14 시간이었다.

〈표: 5) 교육자의 전문 직종 (Professional background of instructors)

	영국(%) +	미국(%) ++
의사 / 개원의(Physician / general practitioner)	20(83)	105(94)
완화의학 전문가(Palliative medicine specialist)	24(100)	
정신과 의사(Psychiatrist)	10(42)	34(30)
사회사업 전문인(Social workers)	1 1(46)	35(31)
간호사(Nurse)	3(13)	40(36)
완화의료 전문간호사(Nurse specialist in Palliative care)	15(63)	
심리학자(Psychologist)	7(29)	29(26)
사회학자(Sociologist)	6(25)	9(8)
철학자(Philosopher)	17(15)	
신학자(Theologian/ religious minister)	1 1(46)	49(44)
윤리학자(Ehicist)	4(17)	8(7)

\+ N=24 ++ N=112

교과과정의 토픽(제목)은 (표: 6)에 나타내 있고, 영국과 미국 교과과정 간에 차이가 있음을 보여주고 있다.

〈표: 6〉 의과대학 교과과정의 임종진료 교육 제목

	영국(%)	미국(%)
태도(죽음과 죽음의 과정에 대한 태도)	24개교 (100%)	90개교 (80%)
임종환자와의 소통(communication)	21개교 (89%)	97개교 (87%)
임종환자 가족과의 소통	23개교 (96%)	85개교 (76%)
슬픔과 사별(死別)	22개교 (92%)	81개교 (72%)
죽음의 사회적 정황(Social context of dying)	21개교 (89%)	71개교 (63%)
죽음의 심리학적 관점(Psychological aspect)	22개교 (92%)	80개교 (71%)
죽음의 종교 및 문화적 관점	19개교 (79%)	68개교 (61%)
죽음과정의 경험(The experience of Dying)	19개교 (79%)	68개교 (61%)
만성통증 관리와 진통제 사용	23개교 (96%)	87개교 (78%)
암성질환의 통증관리와 진통제 사용	23개교 (96%)	83개교 (74%)
진행된 말기질환에서의 임상증상 완화 및 관리	24개교 (100%)	74개교 (66%)
임종시기의 수액요법(End-of-Life Hydration)	16개교 (67%)	55개교 (49%)

임종시기의 영양공급(End-of-Life Nutrition)	14개교 (58%)	57개교 (51%)
기타 물리요법(Other physical therapy)	8개교 (33%)	5개교 (4%)
신생아 문제	8개교 (33%)	29개교 (26%)
AIDS 환자 관련문제	9개교 (37%)	58개교 (52%)
안락사(Euthanasia)	21개교 (89%)	51개교 (46%)
사전의료지시서(Advance Directives)	18개교 (75%)	91개교 (81%)
사망진단서(Death Certificates)	20개교 (83%)	29개교 (26%)
N = 영국 12, 미국 112		

* '사망진단서'와 '안락사' 문제가 영국에서는 미국에서 보다 더 중요하게, 그리고 AIDS 환자의 임종이 미국에서는 더 중요하게 교육되고 있다.
* 신생아문제와 물리요법에 대해서는 영국 미국 모두에서 관심도가 낮았다.
* 임상증상 관리, 통증 완화, 소통, 그리고 임종환자에 대한 태도 등은, 영국에서 중요 교육대상이다.

저자의 중요 논평은, 미국 의료계에서의 "환자의 죽음은 의료의 실패"라고 생각하는 의료계의 죽음문화가, 의과대학 교육과정에 임종의료(End-of-Life Care)가 포함되는 과정을 지연시키는 큰 원인이 되었다고 평가하고 있다.

[3] 우리나라의 죽음學(Thanatology) / 임상죽음학(臨床죽음學)

우리나라에는 '한국죽음學會'와 '생사학회(生死學會)' 등이 인문학 교수중심으로 형성되어 활동하고 있고, '삶과 죽음을 생각하는 회' 등 종교인 민간인 중심의 모임도 형성 되어 활동하고 있다.

대한내과학회(大韓內科學會)도, 최근(2010년) '죽음학'에 대한 관심을 정리하고 있어 학회 홈페이지에 "죽음과 임종" 제목 하에 내과 전문의사 회원들에게 소개 글을 게재하고 있고, 2010년도 내과학회에서 유사제목으로 주제 발표가 된 바도 있다.

이하, 대한내과학회의 "죽음과 임종" 소개 글을 인용 소개하면 다음과 같다.

〈인용시작〉

[Thanatology '죽음學' 이란: 사람이 반드시 맞이하게 될 죽음에 관하여, 철학, 심리학, 간호학, 사회학, 의학, 문학, 인류학 등 여러 방면의 전문가들이 공동으로 연구하는 학문을〈참고사이트: http://www.kaim.or.kr/pds/dead.php.〉, 〈'죽음學' thanatology〉라고 하는데, thanatos는 '그리스' 어로 '죽음' 을 뜻합니다. '죽음' 은 '삶' 과 나누어 생각할 수 없다는 취지에서 '사생(死生)학' 혹은 '생사학' 으로 부르기도 합니다.

'죽음학' 은, 사람이 반드시 맞이하게 될 죽음에 관하여 철학 심리학 간호학 사회학 의학 문화 인류학 등 여러 방면의 전문가들이 공동 연구를 하는 학문분야입니다.

대표적인 내과교과서인 Harrison에서도 2005년도판 부터 Palliative and End-of-Life Care가 초반부터 Introduction to Clinical Medicine에 등장하고 있습니다.

[**저자 추기:** Cecil 내과학 교과서는, 1988년도 발행인 18판부터 이미 〈임종환자(臨終患者)와 가족을 위한 '돌봄' (Care of Dying patients and their family)〉 항목이 신설 되어, Sylvia A. Lack에 의해서 처음으로 임종환자의 통증관리를 중심으로 '호스피스' '프로그램' 등이 소개 되었다. 2000년도 발행인 21판에는, 같은 제목하에(Care of Dying Patients and their family), Balfour M. Mount에 의해서 저술 되었고 새로운 개념 분야인 "완화의료(緩和醫療)(Palliative Care)"에 대한 정의(定義)와 목표가 소개 되었고 말기환자에 대한 임상치료 지침과 환자와의 소통 문제, 임종을 다루는 의사(醫師)로서의 대처 등등에 대해서 기록하고 있다. 2004년도 발행인 22판에는, 같은 제목하에 (Care of Dying Patients and their family), J.Andrew Billings에 의해서 저술 되었고, 21판에 비해서 많은 내용의 보완이 이뤄진, 2008년도 발행의 23판 까지 같은 저자인 A.Billing에 의해서 같은 내용의 임종 말기환자에 대한 내과학적 교육내용과 치료 지침이 전수 되어 오고 있다.]

2008년 1월 미국 '하바드' 의대에 단기연수를 다녀온 서울의대 의사학교실 김00교수에 의하면, 이곳에서는 '죽음' 을 다루는 수업이 있어서, 의대생들이 죽어가는 환자의 집이나 병상을 매주 방문하여 환자와 이야기를 나누고 일기를 작성하여 환자 임종 경험이 많은 임상의사 선배로부터 멘토링(mentoring)을 받고 함께 모여서 경험을 나누는 과정으로 이루어져 있다고 합니다.

우리나라 의과대학 교과과정에도, "환자 - 의사 - 사회" 시간에 존엄사, 무의미한 연명치료 중단 등을 다루고 있으나 아직 미흡하다는 것이 많은 분들의 공통된 의견입니다. 의사 스스로도 자신의 가족이나 친지의 임종을 지켜보면서, 의과대학의 교육과정에서 죽음을 제대로 다루지 않기 때문에 죽어가는 환자를 진료하는 의료 현장의 의사들에게 문제점이 많다는 의견을 피력하는 경우를 종종 만날 수 있습니다.

'한국죽음학회' 홈페이지에 의하면, 죽음을 자주 대하는 의사들이 죽음에 대해 갖는 공포나 불안이 일반인보다 크다고 합니다. 죽음에 대한 두려움을 가지지 않은 사람은 없겠지만, 그 실체를 파악하면 공포와 불안으로부터 어느 정도 해방될 수 있다고 생각합니다.

대학교과과정이나 전공의 연수 과정 중에, 생물학적 죽음을 넘어선 '죽음과 임종' 문제를 다룸으로서, 임종이 임박한 환자를 진료하는 의사가 죽음은 소멸하는 것이 아니라 삶을 마무리하는 과정이고 이로써 마지막 성장을 이를 수 있는 기회라는 것을 환자나 가족에게 알려 주어 평온하게 그 시간을 보낼 수 있도록 돕게 되기를 바랍니다.

'죽음과 임종' 문제에 관심을 갖는 회원 여러분께 가장 먼저 권해 드리고 싶은 책은 사후생(死後生, On life after death)"입니다. 이 책은 스위스 출신의 정신과의사였던 엘리사베스 퀴블러 로스 박사가 주로 어린이 환자의 임종을 지키면서 관찰한 공통된 현상과 그 외에 사람의 근사체험(近死體驗, Near Death Experience)에 대한 경험도 포함된 일종의 관찰연구(Observation study) 라고 할 수 있습니다. '로스' 박사는 우리나라에서는 '인생수업' '상실수업' '생의 수레바퀴' 라는 베스트셀라의 작가로 알려져 있는데 2004년 타계했습니다. '로스' 박사는 세계적으로 "죽음학"의 효시로 알려져 있습니다. '사후생'은 〈한국죽음학회〉회장을 맡고 있는 이화여대의 최준식 교수(한국학)가 미국 한 대학의 서점에서 발견하고 번역해서 우리나라에 소개한 책입니다. 1996년 대화출판사에서 초판이 나온 후, 최근 6-7년간 절판 되었는데 2009년 1월에 개정판이 나왔습니다.

미국의 경우 '죽음학(Thanatology)' 은 1963년부터 대학의 교과과목으로 채택된 것으로 아는데, 미국죽음학회(http://www.adec.org)를 통해서 논문발표등도 활발하게 이루어지고 있습니다. 필란드에서는 1983년에 근사체험에 관한 일련의 논문이 의학회를 통해서 발표되어 많은 반향을 일이키기도 했다고 합니다. 서구에서는 근사체험에 대한 임상연구가 2001년 Lancet지(2001;358:2039-45)에 발표되기도 했고, 이에 대한 사설도 실렸습니다. 기획에서 발표까지 10년쯤 걸린 연구입니다. Near Death Experience가 죽음 전체의 모습을 보여준다고 절대로 말할수는 없겠지만, 죽음의 세계를 문틈이나 열쇠구멍을 통해서 엿본 정도는 충분히 된다고 생각합니다. 또한 이것이 자살예방교육이나 말기 암 환자의 치료 등 의료에 활용할 수 있는 부분이 많다고 생각 합니다. 또 고령의 노인들이 자신의 죽음을 준비 하는데도 도움이 될 수 있으리라 생각합니다.

우리나라에서도 2005년 6월 한국죽음학회(http://kathana.or.kr)가 창립되어 월례 포럼도 하고 봄 가을 학회를 열고 있습니다만, 아직도 대부분의 사람들이 관심을 갖고 있지 않거나 회피하고 있는 실정입니다. 우리나라 사람이 죽음에 대해 갖는 태도는 무관심과 부정(denial), 두 가지입니다. 평소에는 무관심으로 일관하는데 가까운 친척의 죽음을 맞으면 잠시 관심을 두다가 다시 무관심해지지요. 자신이 죽는다는 사실도 머리는 알고 있지만 무의식에는 "나만은 절대 안

죽는다"라는 생각이 깔려 있고, 이는 정신분석학자인 '프로이드'도 설파한 적이 있습니다.

또 한권의 책 '살아있는 날의 선택'은 우리나라의 철학자 유호정 교수가 쓴 책으로 평소에 죽음을 어떻게 바라볼 것인가에 대한 것입니다. 이 책은 근사체험이나 삶의 종말체험에 관한 내용은 전혀 없고 순전히 철학자의 사유만으로 죽음을 바라본 것입니다. 우리는 여행을 가기 전에 가려는 곳의 대해 인터넷을 검색해 보기도 하고 관련 책자를 사서 열심히 정보를 얻으려고 합니다. 또 떠나기 직전까지 집안을 정돈하고 다른 가족을 위해 이 것 저 것을 챙겨 놓거나 단속해 놓고 자신이 집을 비운 사이 필요한 여러 가지 사항을 메모로 남겨 놓기도 하지요. 하물며 장거리 여행이라고 할 수 있는 죽음에로의 여행을 위한 사전준비는 아무리 해도 지나치지 않을 것입니다. 이 책은 그러한 사전 준비와 같습니다.

상술한 주제에 대한 관심이 궁극적으로는 환자가 갖는 질병의 괴로움과 죽음에 대한 두려움에 대해 의사가 emphathy 내지 compassion을 느끼고 환자를 도울 수 있는 길이 되리라고 믿습니다.]

〈인용 끝〉

우리나라의 의학교육에서의 의과대학 교과과정의 죽음學(Thanatology), 임상죽음학(臨床죽음學)(임사학, 臨死學)(Clinical Thanatology) 교육과정은, 아직 논의단계에도 미치지 못하고 있으며, 국내 출판 내과학 교과서에도 "말기환자진료(末期患者診療) (End-of-Life Care)"에 대한 항목이 포함되지 못하고 있다.[12,13,14,21,22)]

뿐만 아니라 임상의사(臨床醫師)가 된 이후, 지역사회나 교육병원에서 진료하고 있는 의사를 위한 의사 보수교육 과정에도 '죽음학' / '임상죽음학(임사학)'에 대한 '의과대학졸업후교육(post-graduaduate education)'(의사보수교육)이 이뤄지지 않고 있어 죽음을 대면하고 진료하고 환자를 위한 최선의 치료를 해야 하고, 피할 수 없는 환자의 죽음 앞에서 환자에 대한 동정과 철저한 전문직업인으로서의 소신 있는 시술을 해야 하는 의사(醫師)들에게, 심적 두려움과 직업적 '스트레스', 및 환자가족과의 분쟁에 대한 우려 및 의료 실정법 저촉 여부에 대한 공포심 (예:보라매병원사건)등으로, 많은 부담으로 작용하고 있는 것에 대한 도움과 지침을 교육하고 있지 못한 실정이다.

Chapter 2

의학교육과 "의과대학 교육과정(Medical College Curriculum)"

[1] 의학교육의 목표와 의과대학 교육과정[74,75)]

의학교육의 궁극적인 목표는 "좋은 의사를 교육시켜 사회에 내보내는 것"이다. 그것은, 좋은 의사(good doctor)가 되면 환자에 대하여 보다 나은 역할 즉 환자를 돌보는 일(patient care)을 잘 할 수 있으리라고 기대하기 때문이다.

〈Medical Education must always strive to serve the ever changing needs of patients by remaining a dynamic, evolving process - because better doctors means better care. (AAMC, US, 2009)〉

의학은 그 역사가 수 천년에 이른다. 그러나 '의사교육'은 불과 수백 년에 지나지 않으며 '의학교육'은 불과 백 년을 넘지 않는다. 그리고 '의사교육'과 '의학교육'은 변화의 당위성을 함께 공유한다. 사회가 변하고 의학 자체가 변하면 '의사 교육'도 반드시 변해야 하고 이에 따라 '의학교육'도 함께 변해야 된다는 불변의 원칙이다.

20세기에서 21세기에 걸친 약 60년 사이에 의학교육은 많은 변화가 있었고, 그 기간 중에 새로 연구 개발되어 지금의 의학교육에 적극 활용되고 있는 변화 주제는 다음과 같이 정리할 수 있다.

즉: (1) 적극적인 배움(Active learning)
(2) 성인학습(Adult learning)
(3) 태도교육(Attitude Education)
(4) 임상의학에 지향한 교육(Clinically-oriented Education)
(5) 의사소통기술(Communication skills)
(6) 지역사회에 기초한 교육(Community-based Education)
(7) 수행능력에 기초한 교육(Competency-based Education)
(8) 평생의학교육(Continuing Medical Education)
(9) 의료관련사항 결정(Decision Making)
(10) 심층학습(Deep Learning)
(11) 탐구학습(Discovery Learning)
(12) 의사의 임무(Duties of Doctor)
(13) 기본의학표준(Essential Medical Standards)
(14) 전자기기를 통한 교육 (E-Learning)
(15) 선택과정(Elective Program)
(16) 증거에 근거한 교육(Evidence-based Education)
(17) 교수 연수 교육(Faculty Development)
(18) 의학의 기능(Function of Medicine)
(19) 학습자중심교육(Learner-centered Education)
(20) 환자 - 의사 관계(Patient-Doctor Relationship)
(21) 의사의 역할(Roles of Doctors) 등이다.

그 중에서도, 가장 가까이 다가온 변화주제는, 환자의 자율성(自律性)(patient autonomy)과 환자의 자기결정권(自己決定權)(Self-Determination Right)등에 근거한 환자(患者) 중심 의학(醫學)/의료(醫療)로의, 의학교육의 목표와 교육과정의 전환이 변화의 중심이 되고 있다는 점이다.

즉; (1) 환자 대상의 "임상의학 지향교육"

(2) 환자와의 "의사 소통기술"

(3) 환자가 속한 "지역사회에 기초한 교육"

(4) 지역사회 일원으로서의 "의사의 임무"

(5) 지역사회 요구에 기여하는 "의학의 기능"

(6) 지역사회 공동 구성원으로서의 "환자 - 의사 관계"

(7) 지역사회의 일원으로서의 "의사의 역할" 등등이, 새롭게 강조 되는 주제로 변화됨으로서, 바야흐로 '환자 중심' 의료로의 전환되는 시대가 된 것이다. 환자의 '자기결정권'이 강조됨에 따라 의사는 진료와 관련된 모든 상황을 환자에게 설명한 후 환자의 동의를 얻어 진료방향을 결정하는 것이 보편화되고 있다.[131,132]

또한 전인진료(全人診療)의 발전을 위해 '질병중심(疾病中心)' / '의사중심(醫師中心)', 혹은 과거의 "가부장적의사(家父長的醫師)(Physician Paternalism)"의 역할로 부터 탈피하는 큰 변화를 보이고 있으며, 사회적 경제적 문화적(죽음의 문화를 포함) 사회 환경에 대한 이해가 깊어야 하며 복지사회를 지향하는 가운데에 복잡해져가는 의료시스템 의료경제 여건하에서 의료윤리에 대한 소신이 확고해야하는, 쉽지 않은, 그러나 해내야 할 새로운 의학교육의 과제를 안고 있다.

"임상의학지향 교육(Clinically-Oriented Education)"은, 의학교육의 궁극의 목적은 의사(醫師)가 임상상황(臨床狀況)에서 주어진 임무와 일을 수행할 수 있어야 하며, 임상의사(臨床醫師)의 기본 임무수행 상황과 관련된 내용을 최종적인 목표로 하고 그것에 관련된 내용을 정리하여 교과과정을 편성하고 교육을 하도록 강조 하는 것이 "임상의학지향 교육"이다. 이러한 것을 강조하여 출판된 전문 서적에는 '임상지향적(Clinically-oriented)' 또는 '임상관련(Clinically-correlated)'이라는 문구가 들어 있으며, 같은 이론하에, 최근 문제가 되는 큰 의학/의료 분야로서 노령인구와 그에 수반되는 질병역학 변화에 수반 되는 노인병학(老人病學)(Geriatric Medicine)이나, 불가피한 인간의 죽음을 필수적으로 접해야 하는 의사(醫師)로서 "임종(臨終)" 즉 "죽음의 과정"을 치료해야 하는 "임상 죽음학(Clinical Thanatology)" 즉 임종(臨終)을 앞둔 말기환자(末期患者)에 대한 완화의료학(緩和醫療學)(Palliative Medicine)의 대두 및 그에 대한 의학교육의 대처가 한 예로 제시되고 있다. 이상 예시된 두 가지 예 즉 '노인병학(Geriatrics)' 및 '임상죽음학(Clinical Thanatology)' 분야의 대두 및 발전은, "지역사회바탕 의학교육"의 필요성을 대변하는 대표적인 사회변화의 요구이며, 의학교육이 '사회와의 소통(communication)'을 필요로 하고 의학교육이 사회와 환자와의 소통을 위한 교육을 필수로 요구하고 있다는 사실을 잘 예시하고 있다고 할 수 있다.

새로운 '의학교육의 변화주제' 중 "기본의학표준(Essential Medical Standards)"은, 기본을 갖춘 의사(醫師)가 되기 위해 의과대학 졸업을 앞둔 예비의사가 갖추어야 할 내용의 표준(標準)을 말하는데, 미국의 "국제의학교육연구소" (I IME)(Institute for International Medical Educaiton)"가 발표한, "의학교육"이 반듯이 갖추어야 할 "의사의 필수 능력(Global Minimum Essential Requirements of Undergraduate Medical Program)"이 있으며, 이것이 곧 권장되는 의과대학의 학습 내용이 되어 왔다.

이것은 의학교육의 3대 영역을 좀 더 세분화한 것으로 여기에는 다음과 같은 일곱 가지 항목이 들어 있고, '의사소통 기술(communication skills)'이 세 번째로, 그리고 국민건강과 지역사회 '의료시스템(Medical system)'에 대한 학습이 제시되고 있다.

(1) 전문직업의 가치 태도 행동 윤리(Professional Values, Attitudes, Behavior and Ethics)
(2) 의학의 과학적 바탕 지식(Scientific Foundation of Medicine)
(3) 의사소통 기술(Communication skills)
(4) 임상기술(Clinical skills)
(5) 국민건강 및 의료체계(Population Health and Health System)
(6) 정보의 관리(Management of Information)

(7) 과학적 비평 및 연구(Critical thinking and research).

“의학의 기능(醫學의 機能)” 을 말해서, 어떤 자리에 있는 사람이 그 이유 때문에 남들이 그 사람이 그 일을 하기를 기대하는 일련의 활동이 있을 때, 그것이 그 직업의 기능이라고 할 수 있다.

많은 사람, 다양한 직업인으로 구성되어 있는 우리 사회에서 의사(醫師)라는 전문인 그룹인 "의학사회, 의료사회(Medical Community)"에 일반 사회가 기대하는 기능 즉 "의학의 사회적 기능(Social Functions of Medicine)"은 크게 세 가지이다.

하나는 사회구성원인 사람의 건강 의료 보건문제를 해결해주기를 바라는 “의료서비스(medical service)” 이고, 또 하나는 이들 전문인의 다음 세대를 이어갈 새로운 의사(醫師)를 교육시키는 “의사교육(醫師教育)(Medical Education)” 이며, 마지막 기능은 의료서비스를 더욱 정확하고 효과적인 것으로 발전시키기 위한 의학의 연구 활동(Biomedical Research)이다.

이상 세 가지 업무 내용이 매우 전문적이어서, 사회(Society)가 의사 사회에 권리와 의무를 모두 위임하였고, 의사는 그것을 성실히 지키기로 하고 받아들인 것이 의학의 기능이다. 이 세 기능, 즉 의료서비스, 교육, 연구는 곧 의과대학의 기능이기도 하다.

이 중 의료서비스 기능은 사회 구성원인 국민에게 직접 시행하는 것이며, 교육과 연구는 간접적으로 사회를 위해 시행하는 기능이다. 그러한 의료 기능을 수행하기 위해 의사가 나타내는 종합적이며 행동적인 활동이 의사의 역할(The Role of Doctors)이 되며 그 역할을 수행하기 위해 의무감과 책임감을 가지고 맡아서 해야 할 고유한 업무가 “의사의 임무(醫師의 任務)(The Duties of Doctors)” 가 된다. “환자 돌보기” 는 의사의 역할이며 그것을 위해 “질병과 손상의 진단, 치료, 예방, 건강증진 및 건강유지를 위해 봉사하는 의학적 활동” 이 의사의 기본 임무이다.

의사(醫師)는 직업상 환자 및 환자 가족을 대하게 되므로 진료 상황에서는 이들 간의 관계가 특별한 관계가 된다. 그것이 ‘환자 - 의사 관계’ (Patient-Doctor

Relationship / Patient-Physician Relationship) 이다. 환자와 의사 사이에 적용되는 이 관계는 진료에서 매우 중요한 의미와 위치에 놓이므로 상호 신뢰에 바탕을 둔 좋은 관계가 유지되어야 한다. '환자 - 의사' 관계의 중심에는 의사소통, 신뢰성과 윤리성이 놓여 있다. 의사에 대한 믿음은 관계의 첫 조건이며 의사는 환자가 자신을 믿게 해야 하는 상호의존적인 관계이다. 서로 존경하며 최선을 다 했을때 그리고 솔직했을 때 두사람 사이의 관계는 좋은 사이가 된다. 환자에게는 "좋은 의사", 의사에게는 "좋은 환자"일 때 이 관계는 가장 이상적인 상태라고 볼 수 있다.

21세기 의사 수행능력 지침서〈Skills for the New Millenium (Frank JR. Ed.) 2005, Physician competency framework: Otawa; The Royal College of Physicians and Surgeons of Canada〉에는, 의사가 갖추어야 할 내용에, 의학 전문가(medical expert), 의사소통자(communicator), 협조자(collaborator), 관리자(manager), 건강 옹호자(health advocate), 학구적 의사(scholar), 도덕 윤리가 건전한 의사(Ethical Professional) 등 등 많은 역할이 포함 되어있다.
의사가 기본 임무(임상진료)의 한정된 능력 테두리에서 벗어나 계속 확대되는 새로운 임무를 수행해야 한다고 주장되는 배경에는, 〈의사 - 환자〉 및 〈의사 - 사회〉의 문제가 날이 갈수록 복잡해지는데 근본적인 원인이 있다고 판단되고 있다.

따라서 의학교육에서의 인문학 사회의학 등의 중요성이 거론되고 있으며[76, 77, 78], 서울대학교 의과대학 교과과정에는, 2003년도부터 2006년도에 걸쳐 새로운 교과과정으로서, "환자 - 의사 - 사회" 과목을 신설하여 기초의학 교육과정에서 기초 교육을 실시하고 있으나, 임상의학과의 연계 및 임상적 적용을 위한 임상교육에는 아직 많이 못미치고 있는 실정이다.(참고: 제2부 VI-[1])

[2] '퍼시벌'의 윤리(Percival's Ethic)
(의료윤리의 첫 번째 현대식 규약)[32)]

19세기 초에 이루어진 세계 첫 번째의 의사윤리(medical code)인 〈 'Percival'의 윤리원칙〉은, 영국 Manschester병원 의사 Thomas Percival에 의해서 쓰여졌고, 1847년에 채택된 미국 의학협회(AMA)의 첫 번째 의사윤리의 기초가 되었다. Percival 자신은 전문직업적 예의범절(etiquette)문제에 관심을 표명했었으며 의사들 간의 사례금 분배 또는 진찰비 관리에 대해서 관심을 갖었었다. 또한 의사의 윤리적 측면과 '환자 - 의사' 간의 재정적 측면, 및 말기 임종환자를 어떻게 치료해야 하는가 등의 문제에 관심을 가지고 기록했었다.

그 당시에는, 어떤 전문직 관련 기관이, 의사들에게 Percival's Code를 따르도록 강요 하지 않았다. Percival의 생각으로는 의사들은 신사이고, 철학자, 도덕가임으로, 개인 스스로 외부의 강요/감독 필요 없이 사회에 책임 있는 행동을 취하는 것으로 보았고, 그리고 그의 규약(code)을 강요하는 절차를 만들려는 것을 지지하지 않았다.

Percival's Code는 네 개 항목으로 되어 있는 금언(金言) 모음의 성격을 갖고 있다.

즉: (1) 병원, 또는 의료자선단체와 관련된 전문직인의 행위(품행)
(2) 일반 개업의사의 전문직업인의 행위(품행)
(3) 약제사를 향한 의사의 행위(품행)
(4) 법의 지식을 요하는 특정 환자에 대한 전문직업인의 의무.

"말기 임종환자"에 대한 Percival의 진술은 문장의 한 장(章)으로서 또는 금언으로서 라기보다는 그의 업적 및 문장 전체를 통해 여러 곳에 나타나 있다.

그는 미국의학협회(AMA)에서 토의되는 세 가지 문제에 대해서 취급하고 있고 다음과 같은 내용을 포함하고 있다. 즉;

- 의사나 또는 다른 의료인이 환자에게 그들의 병이 "말기질환" 이라는 것을 말해야 하나? 하는 문제.

- 의사가 질병이 “말기질환” 이냐? 라는 질문을 받았을 때 솔직하게 진실을 말해야 하나 여부?.
- 환자의 질병이 “말기질환” 임이 확실할 때, 의사가 전문직의 의사로서 계속 환자와 관여해야 하는지의 여부?.

미국의학협회(AMA)는 협회창립 다음해인 1847년에 Pervival's code를 참고해서 미국의학협회 윤리규약(AMA Code of Ethics)을 작성했고 동시에 그의 시행(강행) 절차를 규정 했다. 그리고 지역(지방)의 의사협회에는 AMA에 가입하기 위해서는 AMA code를 채택할 의무를 부여했고, 각 회원이 이 규약을 위반시에는 회원자격을 상실하게 윤리규약 시행의무를 부과했다.

이런 강제수행규정은 장기간 계속된 내부적 논의와 진통 후, 1903년에 폐지되었고, 강제 수행 규정은 州 의사협회의 재량에 마끼는 것으로 변경 되었다.

그리고 ‘규약(Code)’은, ‘원칙(Principles)’이라고 재명명 되었고 그 이름이 지금까지 지속되고 있다.

이 ‘윤리 원칙’ (Principles)은 그 후 1912, 1949, 1957년에 개정 되었고, 그리고 매 개정 때 마다, 원칙은 계속 간략화 되었다. 그래서, 초기의 Percival's Ethics는 140페이지에 달하고, 1847년 AMA Code 는 20페이지, 그리고 1957년 AMA principle은 단 한 페이지에 해당한다. 각 개정 때 마다, Percival의 초기 진술인,

- 의사가 말기임종환자를 도와줄 수 있는지?
- 죽어가는 환자에게 그들의 곤경(나쁜 상태)을 말해야 하는지?
- 그리고 의사가 그런 말을 해야 할 사람인지? 등 항목이 점점 희석 되어 1957년에는 아주 그런 문구가 사라지게 되었다.

1847년의 초기 규약(Code)은 임종환자 관련 문제를 다음과 같이 구분하여 토론하고 있다. 즉:

조항 1-4 절은, 이렇게 기록 되어있다. 의사는 임종 환자의 예후통고를 주지 말아야 한다. 왜냐 하면, 의사는 질병치료를 위한 봉사나 질병치료의 중요성을 확대하여 보여줌으로서 경험적 치료의 희망을 보여 주어야 하기 때문이다.

그러나 적당한 시기에, 환자의 친지에게 위험한 상황이 일어날 수 있음을, 그리

고 만일 절대적으로 필요하면 환자 자신에게도 통지하는 것을 유념해야 한다. 환자의 생명은, 행동으로 뿐만 아니라 의사의 언어나 행동으로서도 단축 될 수 있다. 그러므로, 의사 스스로 이런 신성한 의무를 조심스러이 지키며, 환자를 낙담 시키고 그의 영혼을 부진하게 하는 것을 피해야 한다.

조항 1- 5절: 의사는 환자가 불치병인 경우에도 단념하지 말아야 한다. 왜냐하면, 의사의 존재는 환자에게는 계속 도움이 되고, 환자 주변의 친지를 평안하게 해주고 임종의 마지막 순간에도 환자의 통증 등 다른 증상을 완화 시키고, 정신적 고통을 덜하게 해줄 수 있기 때문이다. 이런 환경에 처할 때 의사가 동참을 거절하는 것은 의사의 의무와 재량을 져버리는 것이다.

조항 1-6절: 의사는 환자의 희망과 평안의 전달자이어야 하며, 그것은 생명은 의사의 행동으로 뿐만 아니라 말이나 몸가짐으로서도 환자의 생명 연장 또는 단축함에 영향을 미칠 수 있기 때문이고, 의사의 임무는 환자를 실망시키거나 우울하게 만드는 말씨나 행동을 모두 피하는 것이 된다.

환자 예후에 관한 조항 3: 의사는 질병의 위험 징후에 대해서, 환자의 친지에게 적당한 시기에 통고를 해야 한다. 그리고 환자의 위험 상태에 대해서 과장하거나 축소해서 말해서는 아니 된다. 그리고 의사는 환자나 그의 친지들이 환자의 상태에 대해서 그런 지식을 가지고 있으며, 환자에게 최선의 관심을 가지고 있음에 대해서도 스스로 확신을 가져야 한다.

조항 4: 의사는 어떤 환자에게 자기의 치료 봉사를 할 것인가에 대한 선택을 할 수 있다. 그러나, 응급상황이나 절제(節制)된 대중 의견상 의사의 도움이 필요한 경우에는, 언제나 응해야 한다. 일단 환자를 맡으면, 의사는 질병이 불치병이 되더라도 포기하거나 소홀이 하거나 어떤 이유에서라도, 환자나 그의 친지가 다른 주치의사를 원하는 것을 밝히지 않는 한, 중단하지 말아야 한다.

그러나, 의사는, 이러한 문화적 제약에 대해서, 말기질환으로 임종을 맞는 그들의 모든 환자에 대한 특별한 책무를 지니고 있기 때문에, 이러한 것에 대해 저항할 의무가 있다. 이것은 특히 현재의 최신의료기술이 이전세대(以前世代)에는 알지 못했던, 즉 환자의 극심한 고통 속에서도 연명기술을 계속할 것인가 하는 등의 문제를, 특히 오늘날에는 야기 시키고 있다.
의사들은 이런 문제에 대해서 새로운 관심을 표명했고, 새로운 윤리규약(ethical codes)의 작성의 필요성을 거론하게 되었다.
근래의 논의는, 해답을 내기 보다는 더 많은 의문을 제시해 주고 있고, 환자의 죽음 문제에 대해서 여러 가지 의견이 세상에 알려지게 되었다.
사회적 합의가 이뤄질 때 까지는, 성문화(成文化)(codification)는 불가능하고 현명한 방법이 되지도 못한다. 그러나 전문직내에서의 토론과 합의로서, 어느 정도의 합의 가능성이 있다면, 성문화도 가능한 것이 될 것이다.

[3] 미국의학협회(AMA)의 의료윤리 규약 (Code of Medical Ethics)

(미국의학협회 '윤리사법위원회' 제정 "의료윤리 규약")

미국의학협회(AMA)의 윤리 규약(Code)은 다음과 같은 내용을 포함하고 있다.
2.35: 무의미한 치료(Futile Care)
의사는 그들의 최선의 전문직 판단으로, 그들의 환자에게 도움을 못주는, 변화를 가져 오지 못하는, 의료 시술을 제공할 윤리적 책임이 없다.
환자가 요구한다고 해서 그런 요구된 치료를 시술 해서는 아니 된다.
'치료의 거부' 는, Opinion 2.03과 2.095 항에 공개된 의료윤리적 원칙과 수용된 의료 표준에 의거하여 정당화 되며, 의미 있게 정의가 되어 있지 않은 Futility 개념에 의한 것이 아니다. (1994년 6월 발표.)

2.36: "임종환자 진료에서의 '무의미한 치료'"(Medical Futility in End-of-Life Care)":
환자의 생명연장을 위한 더 이상의 치료가 무의미하게 되면(futile), 의사는 치료의 방향을 환자의 평안과 연명치료의 중단 쪽으로 변경 해야 한다.
그러나 '무의미한 치료(futility)'의 평가와 진단(판정)에 있어서, 적절하고 필요한 가치평가가 수반 되어야 한다. 이런 평가의 옳은 판단을 위해서는, 환자와 환자 대리인의 평가를 고려 해야 한다.

치료의 계속 여부의 결정에서 의사나 의료제공팀은, 생리적 또는 기능적 측면의 예후 측정을 사용하는 지역사회의 평가기준도 고려해야 한다.

그럼에도 불구하고 관련인들 사이에 특정환자에서의 futility의 결정에 대해서 의견의 충돌이 지속될 수 있다. 이로 인해 만족할 결정이 이뤄지지 못해, 환자 진료와 가족의 만족, 및 '의사 -의료팀' 간의 기능에 지장을 주는 경우가 있다.

"무의미한 치료(futile intervention)"를 결정하는 공정하고 만족할 만한 결정 과정은, 다음과 같은 두 가지 요건이 있으며, 그것은, (1) 모든 크고 작은 병원에서 medical futility에 대한 정책을 채택해야 할 것이며; (2) medical futility 정책은 적법 절차인 "정당한 법의 절차)(due process approach)(미국헌법 제5조, 제14조)"를 취해야 한다.

특정 환자에 대한 futility를 결정 선언하기 위해서는 다음의 7 가지 단계가 그러한 결정 절차 가운데에 포함 되어야 한다.

(a) 환자 및 환자대리인과 의사는, 환자에게 어떤 치료가 무의미한 치료가 되고, 어떤 범위의 치료가 의사, 가족 및 병원에서 수용 가능한 치료이냐에 대해서, 사전에 협의 및 이해 돕기를 위해, 신중하고 진지한 협의를 해야 한다.

(b) 최대한도 효과적인 결정(해결)이, 환자나 가족 및 의사간에 이뤄져야 한다.

(c) 만일 의견의 불일치가 있으면, 최대한도 합의가 이뤄질때 까지 노력을 해야 하고, 외부기관의 도움이 필요하면, 적정한 도움을 받을 것이다.

(d) '병원의 윤리위원회' 같은 공기관의 참여와 도움을, 협의가 이뤄지지 않을 때는 구할 수 있다.

(e) 만일 윤리위원회의 결정이 환자의 입장을 지지하고 담당의사의 결정을 지지 하지 않을 경우는, 환자를 같은 병원의 다른 의사에게서 치료를 받게 주선할 수 있다.

(f) 만일 윤리위원회의 결정이 의사의 입장을 지지하고, 환자/가족의 소망을

지지하지 않을 경우는, 환자는 다른 병원으로의 이송을 요구할 수 있고, 그런 경우는 이송시키는 병원에서 이송과정을 도움 주어야 한다.

(g) 만일 타 병원으로의 이송이 가능하지 않다면, 연명치료는 제공되지 않아도 된다.

(1996년 채택된 "임종기의 무의미한 치료 보고서" 에 근거해서, 1998년 6월 발표함)

[4] '히포크라테스' 선서와 우리나라 '의사협회' 선언문 :

(1) '히포크라테스' 선서

고대 '메소포타니아' 의 문헌자료에 의하면, 가망이 없는 질병에 대해서는 치료를 중단하는 의사가 윤리적이었던 것으로 전해진다. '메소포타니아' 이외의 고대 '그리스' 에서도 가망이 없는 환자에 대해서 치료를 거부하는 편이 신중하고 도덕적이라고 여겨졌었다. 그렇게 하지 않는 의사가 오히려 교만하다는 비난을 받았다. 그리고 회복의 가망이 없는 환자 뿐만 아니라 다른 경우에도 환자의 진료를 거부하는 것도 적어도 의사의 악덕을 아니었다.

생명윤리에 관련된 고대 '그리스' 사회의 모습을 잘 전해주는 것은, '히포크라테스' 선서이고, 기원전 2세기 무렵의 선서는 아래와 같이 전해지고 있다.

[나는 의사인 '아폴론' 을 두고, '아스클레피오스' 를 두고, '히게이아' 를 두고, '피나케이아' 를 두고 그리고 모든 남신과 여신을 두고, 그들로 나의 증인을 삼으며 내 능력과 판단에 따라 이 선서와 이 계약을 이행할 것을 맹세 함.

이 기술을 나에게 가르쳐준 사람을 나 자신의 부모처럼 섬기고 나의 생계에서 그를 짝으로 삼으며 그가 재정적으로 궁핍할 때는 내 것을 그와 나누며 그의 가족들을 나 자신의 형제로 간주하고 또 그들이 그것을 배우기를 원하면 보수나 계약 없이 그들에게 이 기술을 가르치고, 나 자신의 아들과 내 스승의 아들과 의사의 규범을 선서한 학생들에게만 교범과 구두지시와 다른 모든 가르침을 전하고 그 밖의 다른 누구에게도 전하지 않을 것임.

나는 내 능력과 판단에 따라 환자를 돕기 위해 처방을 사용할 것이며, 상해와 가해 할 의도로는 사용하지 않을 것임.

또 나는 그렇게 요청 받을 때라도 누구에게든 독약을 투여하지 않을 것이고, 그 같은 수단을 제안하지도 않을 것임.
마찬가지로 나는 어떤 여인에게도 낙태를 일으킬 좌제(坐劑)를 주지 않을 것임.
그 대신 나는 내 생애와 내 기술 모두를 순수하고 경건하게 지킬 것임.
나는 결석으로 고통 받는 자에게, 침으로, 칼을 대지 않을 것이고 대신 그 분야의 기능인에게 양보할 것임.
어떤 집에 들어가든지 나는 환자를 돕기 위해 들어갈 것이고, 모든 고의적인 비행과 피해를, 특히 노예이든 자유민이든 남자나 여자의 신체를 능욕하는 것을 삼가 할 것임.
그리고 내 직업을 수행하는 동안이나 직업 수행 외에 사람들과 교제하는 동안 내가 보거나 듣는 것이 무엇이건 간에 그것이 널리 퍼져서는 안 되는 것이라면, 그 같은 것들을 거룩한 비밀로 준수하면서 결코 누설하지 않을 것임.
이제 내가 이 선서를 지켜나가고 그것을 어기지 않으면 내 삶과 내 기술로 모든 사람 사이에서 영원히 명성을 얻게 되고, 만일 내가 그것을 어기고 맹세를 저버린다면 그 반대가 나에게 닥칠지어다.]

〈저자 註: '히포크라테스' 성의(聖醫) 시대부터, 의사(醫師)는, 환자를 돕기 위한 처방을 사용하고, 환자에게 상해(傷害)나 가해(加害)를 하지 않고, 환자에게 독약을 투여하지 않을 것이고, 낙태(落胎)를 일으키지 않을 것이며, 환자의 비밀을 누설하지 않겠다고 선언하고 있다. 〉

(2) 대한의사협회 세계의사회 윤리선언문 (2002년)

* 안락사에 대한 선언문:
채택: 1987.10. 제 39차 세계의사회 총회(스페인 마드리드)
〈안락사란 환자의 생명을 고의적으로 끊는 행위를 말하며, 이는 환자 자신의 요구이든 가까운 친척의 요구이든 간에 비윤리적이다.
이것은 질병의 마지막 단계에서 그 진행과정에 따라 자연적으로 사망에 이르고자 하는 자연사(自然死)환자의 희망을 의사가 저버리는 것이 된다.〉

(3) 의사의 도움으로 행해지는 자살에 대한 성명

(채택: 1992.9. 제 44차 총회 스페인 말베야)

의사의 도움으로 자살하는 예가 최근 사회적으로 주목을 받고 있다. 이러한 예에서 보면 의사에 의해 고안된 기구를 사용하도록, 그 사용법을 의사가 개인에게 알려주는 방법으로 이루어진다. 그로 인하여 개인은 자살을 할 때 도움을 받게 되는 것이다. 또 다른 경우의 예를 보면 의사가 개인에게 약물의 치사량에 대한 정보를 약물과 함께 제공하는 방법으로 이루어진다. 그로 인하여 개인은 자살의 수단을 제공받게 되는 것이다. 물론 이들은 중증질환이나 말기질환을 앓고 있으며, 통증으로 고통 받고 있는 자들이다. 더욱이 이들은 자살할 수 있는 분명한 능력이 있고 자기 자신이 자살을 결정할 수 있다. 자살을 기도하는 환자는 질병 말기에 다달아 종종 우울증의 소견을 보인다.

안락사와 같이 의사의 도움으로 행해지는 자살은 비윤리적이며 의료인에 의해 비난받아야 한다. 의사의 도움이 개인의 목숨을 끊도록 고의적으로 유도되었다면, 이것은 의사가 비윤리적으로 행동한 것이다.

그러나 치료를 거절할 권리는 환자의 기본적인 권리이며, 의사는 목숨을 끊고자 하는 환자의 희망을 존중한다 할지라도 비윤리적으로 행동해서는 안된다.

(4) '지속적식물인간상태'에 대한 성명 (채택 1989.9. 제 41차 총회, 홍콩):

〈서언〉

현재 보건에 대한 보고서에는 전 세계적으로 지속적인 식물상태에 있는 사람들의 발생빈도와 발생상황에 대한 정확한 통계를 제공하지 못하고 있다. 10년 전 일본에서는 십만명당 2 내지 3명이 걸린다고 추정한 보고가 있다. 위독환자 치료, 심폐기능지원, 영양투여, 심한 뇌손상환자에 대한 감염관리에 있어서 현재 이루어지고 있는 치료과정을 볼 때 이러한 숫자는 상당히 증가하고 있는 것이 사실이다.

정신적으로 겪는 고통, 재정적으로 겪는 어려움, 현대의학치료로부터 발생된 일반적으로 원하지 않는 결과 등을 어떻게 해결해야 할 것인가에 대한 문제는 계속 증가하고 있다.

〈지속적인 식물상태〉

병적의식상실이 영양결핍, 중독, 뇌중풍, 감염, 직접적인 신체부상, 변성질환 등을 포함한 뇌의 여러 가지 손상으로 올 수 있다. 급작스러운 무의식상태는 대부분 회복정도의 변화 또는 심각한 만성신경쇠약으로 인해 급작스러운 수면상태로 인해 나타나게 되는데 이를 혼수상태라고 칭한다. 통상적으로 대뇌에 치명적 손상을 입은 사람은 이러한 만성적 무의식상태에 빠지게 되는데 이를 식물상태라 칭하며, 이는 인체가 주기적으로 깨고 자는 것을 반복해야 하는데 그렇지 못하고 행동 혹은 뇌대사 작용에 대한 인식작용 또는 외부자극에 대한 정상적인 반응이 나타나지 않는 경우를 말한다. 이러한 의식의 손실은 급작스러운 손상을 초래함으로써 혼수상태를 유도할 수 있고, '알쯔하이머' 병과 같이 마지막 단계에서 대뇌의 기억 기능을 파괴할 수 있는 구조상의 결과로서 서서히 발전 할 수 있다. 이와 같은 의식상실이 몇 주 이상 지속될 경우, 신체가 식물상태에서의 생존유지에 필요한 기능만을 유지할 수 있기 때문에, 그 상태를 지속적 식물상태라 말한다.

식물상태로부터의 회복은 그 상태가 시작 된지 처음 2-3일이나 몇 주 동안에는 가능하지만 식물상태에 있는 많은 사람들이 수개월이나 수년간 영양과 그 밖의 치료를 제공받아야만 살아갈 수 있다는 것은 참으로 슬픈 일이다.

〈회복〉

자격 있는 임상의사가 환자가 깨어있지만 의식이 없다고 진단했을 경우, 식물상태의 지속은 뇌손상의 정도, 무의식상태의 기간, 증상의 경과에 대한 예후 등에 달려 있다. 뇌출혈 후 혼수상태인 환자뿐만 아니라 두뇌에 외상을 입은 35세 이하의 환자는 매우 천천히 회복될 수도 있다. 이와 같이 혼수를 일으키는 사고 후 1-3개 월이 지났을 때 일어나는 지속적 식물상태가 6개월이 될 때까지 증세가 서서히 나아지는 경우는 매우 희박하다. 다시 말해서, 3개월 동안의 식물상태 후에는 자연스럽게 회복 되는 기회가 점점 적어진다. 드물게 예외가 발생할 수 있지만 이들은 혼수 상태를 일으키는 손상으로부터 깨어난 후 잠시 후 다시 무의식상 태로 빠지는 환자들이 대부분이다. 결국은 거의 모든 경우 심한 불구가 되는 것이다.

〈지침〉

이렇게 드문 예에도 불구하고, 무의식상태가 6개월간 지속된다는 것은 뇌손상과는 상관없이 회복불가 또는 치명적인 불구가 확실하다는 것을 의미한다. 그러므로 지속적인 식물상태에 대한 진단을 위한 보수적인 기준에 따라 비록 50세 이상의 환자의 경우 6개월 이후의 의식회복은 매우 희박하지만, 적어도 12개월 동안은 무의식 상태를 관찰해야 한다.

위에서 설명한 기준을 널리 활용함으로써 발생하는 예후의 위험은 매우 적기 때문에 예후결론에 따라 구체화된 결정은 정당화될 수 있다.
환자가 다시 의식을 회복하지 못할 것 같다는 의사의 판정은 대개 생명을 지탱하고 있는 치료를 중단하느냐 또는 유보하느냐에 대해 생각하기 전에 이루어진다.
비록 가족이 처음으로 이러한 문제를 거론한다 하더라도, 의사가 예후에 관한 의견을 발표할 때까지는 일반적으로 치료중단이나 유보에 대한 문제는 거론되지 않는다. 생명을 지탱하는 치료의 중단 또는 유보에 대한 질문이 제기될때는 이 질문에 대한 법적 그리고 윤리적 차원에서 고려되어야 한다.

〈저자 註: 1989년에 제 41차 홍콩 '세계의사총회'에서 발표된 '지속적인 식물상태'에 대한 성명은, 20년이 지난 비교적 오래된 성명이지만, 오늘날의 임상진료현장에서 "지속적식물인간상태(持續的植物人間狀態)(Persistent Vegetative State, PVS)"의 진료방향 결정에 얼마나 어려움이 많고, 결국에는, 환자를 치료하는 담당 의료진은 법적, 윤리적 차원의 고려를 해 "절차적정당화과정(節次的正當化過程)"을 취해야 할 것으로 추천 되고 있다.〉

(참고: 제 1 부, III)

(5) 말기질환으로 중증만성통증을 겪는 환자 치료에 대한 성명

(채택 1990. 10. 제 42차 세계의사총회, 미국 캘리포니아 란초미라즈)

〈서언〉

중증만성통증을 겪는 말기환자는 환자가 자신의 존엄성과 목적성을 가지고 삶을 마감할 수 있도록 치료받아야 한다. '모르핀'제 및 '비모르핀제'를 포함한 진통제는 사용가능하며 적절히 사용될 경우 대부분의 말기환자에게 통증을 효율적으로 덜어 줄 수 있다. 통증에 대한 경험, 진통제의 임상약리학, 환자와 가족 및 동료가 필요로 하는 것들을 명확히 이해하는 것이 중증만성통증을 겪으면서 죽어가는 환자를 치료 하는 의사와 그 외 사람들의 의무이다. 또한 정부는 중증만성통증을 관리하는데 있어서 '모르핀' 진통제의 의학적 필요량이 적절하게 적용되도록 확실히 하는 것이 필수적이다.

〈중증만성통증에 대한 임상관리 원칙〉

말기질환 환자의 경우 의사는 환자의 통증을 덜어주려는 노력에 초점을 맞추어야 한다. 통증은 환자가 고통하는 요인 중 하나에 불과하다. 그러나 통증으로 인해 참을 수 있는 불편한 정도에서 재기불능의 좌절감을 느끼는 정도까지 환자의 생활에 영향을 미칠 수 있다.

임상경험에 비추어 볼 때 일반적으로 '모르핀'은 말기환자의 중증통증을 덜어주는데 사용되기 보다는 위급한 상황에서 사용되는 것이 보통이라고 나타나고 있다.

그러나 의사는 급성통증과 만성으로 진행될 것으로 예측되는 통증을 구분하는 것이 필수적이며, 이 구분은 '모르핀'계 진통제 사용에 있어서 중요한 관련이 있기 때문 이다. 다음은 진통제 사용을 통해 이루어지는 중증만성통증 치료를 위한 지침으로 받아들여져야 하는 일반원칙들이다.

1. 환자 요구를 만족시키고 가능한 한 편안한 상태를 유지하도록 환자 개인 사정에 맞추어 치료해야 한다.
2. 만성통증에 시달리는 환자의 요구가 급성통증을 겪는 환자의 요구와는 종

종 차이가 있다는 점을 이해해야 한다.

3. 의사는 환자의 통증을 확실히 덜어줄 수 있도록 적절한 약품을 선택하기 위해 용량, 투여경로, 투약스케줄 뿐만 아니라 사용 가능한 진통제에 대한 효능, 약효 기간, 부작용에 대해서 알고 있어야 한다.
4. '모르핀' 진통제로는 더 이상 효과가 없는 환자에게는 '모르핀'과 '비모르핀' 진통제의 혼합사용이 환자의 고통을 훨씬 더 덜어줄 수 있다. 이는 바람직하지 않은 부작용에 대한 발생 가능성을 높이지 않으면서도 성취될 수 있다.
5. 환자에게 다른 '모르핀'계 작용제를 대체 사용함으로써 '모르핀'계 작용제의 진통 효과에 대한 내성이 극복될 수 있다. 이는 여러 다른 '모르핀' 진통제 사이의 교차 내성이 서로 완벽하게 일치하지 않는다는데 기본을 둔 것이다.
6. 치료로 인하여 생기는 의존성이 종양질환의 중증통증을 치료하는 일차적 문제로 간주되어서는 안 되며, 또한 이 문제가 진통제 사용으로부터 혜택을 받는 환자로부터 강력한 진통제 사용을 억제하는 이유도 될 수 없다.
7. 정부는 의학적 목적으로 사용되는 '모르핀'제가 허용되는 보건의료체계, 법률, 규제상 범위를 심사해야 하며, '모르핀'제 사용으로 나타날 수 있는 장애를 확인하고, 모든 적절한 의학적 지표를 위해 '모르핀'제의 공급 및 사용을 용이하게 하기 위한 실행계획을 개발해야 한다.

Chapter 3

학교(School)와 일반인(Public)을 위한 죽음교육(Death Education)[28)]

[1] 죽음 교육 (Death Education)

희랍 신화에서는, thanatos는 '죽음의 구현(具現)'이고, Hypnos신(잠의 神)의 쌍둥이 형제라고 표현하고 있다. 상당기간 고대 희랍에서는, thanatos를 '죽음'의 일반적인 용어로 표현 했고, 현재 사용되고 있는 '죽음학(thanatology)' 즉 '죽음의 연구' (the study of death)는, 희랍 용어에서 유래된 언어학적 상속이 되고 있다.

역사적으로 볼 때에, 문화적 차이, 언어 구사, 죽음에 대한 어린이들의 배움의 방식 등의 발전 등이 우리들의 죽음을 다루는 개념의 개선, 및 각 나라에서의 죽음과 사별(死別)에 대한 방향을 제시해 주고 있다.

예를 들어, 일본에서 사용하고 있는 "죽음학"을 생각해 보면, 일본에서는 사생학(死生學)(shiseigaku)이라고 해 "죽음과 삶의 학문"이라고 글자 그대로 표현하고 있다.

일본에서의 주된 죽음교육기관(main death education organization)은

“Seito Shi wo Kangaeru Kai(삶과 죽음을 생각하는 모임)로서 삶이 죽음 앞에 와있다.

"죽음교육“을 표현하는 일본식 번역 말에는 여러 가지가 있다. 일부에서는 'seito shi no kyoiku(‘삶’과 ‘죽음’의 교육)이라고 번역하고 있다.

국제적으로 알려져 있는 죽음학 학자이면서 일본에 거주하고 있는 Dr. A. Deeken은 “죽음 준비교육(shieno jyunbi kyouku)” 이라는 단어를 사용하고 있고, 또 일부에서 는 “shi no kyoiku(죽음 교육)” 라는 단어를 사용한다.

그러나 최근에 특히 학교 선생님들은 “생명교육(inochino kyouku)” 이라는 단어를 선호하고 있으며, ‘생명교육’에는 죽음과 사별에 대한 것뿐만 아니라, 생명의 탄생, 생명의 귀함, 생명의 단계 등등에 대한 교육도 포함하고 있다.

이 용어사용으로, 초등학교와 중학교의 생명과 죽음교육에서 죽음이란 단어 또는 shi(死)가 표기에서 생략되고 있다. 이런 용어의 변화로서 죽음학(thanatology)이 일본 교육계에서 더 널리 수용되게 될 것인가에 대해서는 아직 미지 이다.

죽음학 학자로서의 한 임무는, 이들 수요자(需要者)(clients)와 학생들에게 죽음에 대한 지적 이해를 도모해 주기 위한 자료를 제공해주는 것이 된다.

이런 책임이 의미하는 것은, 이론, 연구 및 죽음학 시술에 관해 우리들 자신을 계속 교육시켜야 한다는 것을 의미한다.

우리가 함께 공유하는 사회(Society)라는 것은, 공통의 문화, 지역(영토) 및 동질성(identity)을 공유하는 사람들의 집단이라고 정의할 수 있고, 사회구성원간의 서로 영향을 끼치는 통합된 뚜렷한 실재(實在)를 구성한다고 스스로 느끼는 집단을 의미한다. 어떤 사회의 사회체계와 사회제도는 특유의 풍미(flavor)가 있어 다른 사회와 구별되고, 이 특유함의 인식이 문화(culture)라는 이름으로 보존되고, 이것이 한 주어진 사람들의 집단의 사고방식, 감성 및 행동의 방법이 된다.

사회 규범(표준)과 가치관은 사회 구성원들이 그들의 사회적 역할과 책무를 다시 재정의(再定義)함으로서 변경 될 수가 있다.

지역사회 구성원들의 사회화(社會化)(Socialization)는, 각각의 가정으로부터 시작해서 대중매체와 서로 다른 문화의 간격을 넘어서는 환경으로 확대되는, 여러 가지 영향에 연루 되어진다.

오늘날의 성장기 아동이나 유소년들은, 역사상 그 어느 때 보다도 그들의 "사회화" 과정에서 보다 넓은 영역에 노출되고 있으며, 이 사회화과정의 중요 부분은 어린 시절에 일어나지만, 이 과정은 평생에 걸쳐 지속된다.

"재사회화(再社會化)(Resocialization)"라는 용어는, 기본적인 태도, 가치관 또는 신원(身元)(identity)등에 대한 재구성 및 온통 바꾸는 것을 의미하며, 성인이 되어 기존의 가치관과 행동의 방식 등을 대치(代置)하여 새로운 역할에 임하게 될 때 일어난다. 예를 들어, 이 과정은 종교의 개종이나 새로운 직장, 결혼, 출산 또는 동반자의 죽음으로부터의 회생 등 과정을 겪으면서 일어난다.

급속한 사회적 변천은, 곧 "재사회화"과정으로 이르게 하고, 미국 사회의 여성의 역할 변화가 그 한 예가 된다.

죽음(Death)과 임종(Dying)에 대해서, 사람들이 배우게 되는 것은, 임기 응변식으로 알게 되며, 준비 없고 정리 안 된 임시 변통적으로 현장에서 배우게 되는 것이다.

죽음에 대한 정식 교육이 '세미나' 와 '교육과정' 등과 같은 기회를 통해 제공되지만, 이런 사회화(socialization) 방법은 대부분의 사람의 실지 경험이 되지는 못한다.

"전술적사회화(戰術的社會化)(tactical socialization)"라는 용어가 사용되기도 하는데 이는, "호스피스"(hospice) 종사자 또는 유사 직종 요원을 비정규적으로 "죽음에 대한 교육"을 실시하는 전략을 의미한다.

1982년에 창립된 일본의 "죽음교육 및 사별상담(死別相談) 협회"는 이런 "전술적사회화"의 또 다른 예가 된다. 이 협회의 탄생 이전에는, 환자의 물리적 생명(physical life)의 연장이 의사들의 주관심사였고, 임종환자의 "삶(생명)의 질(quality of life)"은 소홀히 여겨왔다. 오늘날의 협회창립자들의 생각은, '죽음과 임종', '호스피스 가료(加療)' 및 '슬픔 상담' 등에 관한 관심과 이해에 대해 많은 변화를 가져왔다고 생각하고 있고, 현제 이 협회의 지부가 일본의 50개 도시에서 기능 하고 있다.
문화(culture)는 역동적이어서, 사회의 구성원으로서 변화를 일으키고, 전수(傳受) 되는 믿음, 가치, 환경과 경험에 입각한 습관 등을 바꿀 수 있다.
죽음교육(Death Education)은, 정의하기를 "죽음과 임종 및 그에 따른 슬픔과 상실 등이 개인과 인간(인류)에게 미치는 영향에 대한 대처에 관한 교육"이라고 정의하고 있다. 죽음교육은 또한 일반 대중(public)을 위한 교육으로 죽음과 임종에 대한 오해를 시정하고 그 명제에 대한 개방성(솔직함)을 촉진하는 의도가 포함된다.

우리나라의 경우, '한국의학원' 과 '한국호스피스 완화의료학회' 가 공동 발행한, '평안한 임종' (호스피스 안내)[157]에 의한, 우리나라의 21세기 초 현재의 '말기임종 환자'를 치료하는 의료계와 사회의 인식은, 다음과 같이 기술하고 있다.

〈인용 시작〉

[21세기에 들어선 현재 우리나라에는 치료가 불가능한 환자가 죽음을 맞이하는 일정한 형식이나 관행이 없고, 죽음을 대하는데 있어서 이런 환자를 대 하는데 있어, 무지(無知)하기는 의사나 일반인에 별 차이가 없는 경우가 많다.

- 왜 고도로 발달된 현대의학이 있는데, 말기환자의 극심한 통증이나 호흡곤란 등의 고통스러운 증상을 해소하여 주지 못 하는가?
- 왜 환자나 보호자, 심지어는 의료진 마저도 완치가 어려운 환자를, 더 이상 치료가 필요치 않다고 판정하여, 고통에 시달리지 않고 죽음을 맞이할수 있도록 임종환자의 평안을 도와주지 못하는가?
- 의학기술은 완치가 불가능한 말기환자의 통증을 경감시킬 수 있는 적절한 방법은 없는 것인가?

그렇지 않다는 것이 대부분의 연구 결과에 나타나고 있다. 즉 의료를 제공하는 의료진과 의료를 받는 모두에게 완화의료/호스피스에 대한 적절한 교육을 함으로서 죽음을 맞이하는 형식과 그들을 의학적으로 적절하게 도와줄 수 있는 사회적 환경의 조성의 필요성이 절실히 요구 되는 것이다.

그러나, 완화의료 호스피스에 대한 교육 현실은 이러한 필요성과는 큰 차이가 있는 것이 현실이다. 의사가 되는 과정에서 받게 되는 완화의료/호스피스에 대한 교육비중은 매우 작거나, 전혀 없는 경우가 많다.

대부분의 대학에서 의학 교육과정에 완화의료에 대한 독립된 과정이 전혀 없으며, 이러한 사정은 의사가 된 이후의 교육과정인 인턴/전공의 수련 과정에서도 비슷한 형편이다. 대부분의 교육병원에서 주요 의학 분야, 예를 들어 내과, 외과, 소아과 전공의 수련과정에서 독립된 호스피스 완화의학 교육을 받을 수 없는 실정이다.

완화의료 교육의 문제점 중의 하나는, 적절한 완화의료 전문 교육자의 부족과 의학 교육자 간의 합의가 충분히 이루어져 있지 않다는 점이다. 우리나라의 2002-2003년도 의과대학 교육 현황에 따르면, 우리나라에서 자신의 전문분야를 '완화의료'라고 표기한 의학자가 거이 없는 실정이고, 세부전공(細部專攻)이라고 표기한 의학교육자도 없었다. 대부분의 의학자는 다른 학문분야와 겸하여 완화의료를 선택하거나 자신의 시간 중 일부를 할애하여 완화의료의 연구와 교육에 사용하는 것으로 판단된다.

특히 완화의료의 중요성에 대한 체계적인 교육과 훈련을 받지 못한 의사들에게서 죽음을 앞 둔 환자, 말기 환자의 '삶의 질'을 걱정하거나 이를 좀 더 개선하려는 목적과 의지는 매우 낮을 수 밖에 없다.

〈인용 끝〉

[2] 죽음교육의 역사적 및 현대적 시각과 수용

비교적 짧은 세월동안에, 죽음교육(death education)은 그 교육과정 제공 수(數)에서 많은 변화를 가져왔고, 전통적인 인문학 교과과정을 넘어 대학원 및 전문직 교과 과정으로 확대 되었고, 다문화 측면의 중요성 인식, 교육에서의 전자 매체 의존의 증가, 학습(learning), 장학금(scholarship) 등에 의존함이 증가하고 있다.

그러나 그러한 교육경험 창안(創案)의 동기는 같아서 죽음과 임종 그리고 상실에 대해서 알게 되면 될수록 더, "죽음의 질(Quality of Dying)" 향상의 가능성이 증대 된다는 믿음을 갖게 된다.

죽음교육의 정식 형태는, 중학교 및 고등학교 등에서 보여 질 수 있는데, 그러나 아직 그런 교과과정은 현재로서는 많지 않다. 교육자료는, 건강 교육(Health Education 등)과 같은 다른 제목하에 통합될 수도 있고, 또는 독립적인 교육과정으로 나타날 수도 있다. 그런 자료를 제시할 때, 교육자들은, 청소년기 젊은 이들은 죽음에 대해 성숙된 개념을 가지고 있는 까닭에, 이 평생 기간의 발육 과정에서 그들의 죽음 인식에 영향을 주고 있음을 생각할 필요가 있다. 가족 단위와 대가족 계보가, 또한 죽음과 그에 관련된 행동에 대한 가족의 교육에 도움이 되기도 한다.

미국의 경우, 죽음학(Thanatology)이 1963년부터 대학의 교과과목으로 채택 되었고, 죽음학회(http://www/adec.org)를 통해서 대규모 학회 모임과, 각 분야 논문 발표와 관련 종사자 교육 프로그램과 자격 인증 등, 활발한 학회 활동이 전개 되고 있다.

1976년에 창립된 미국 죽음교육 및 상담협회 (The Association for Death Education and Counselling)(ADEC)는, 교육자, 상담역(相談役), 간호사, 의사, 호스피스 관계인, 정신건강의학자, 성직자, 장례관련인, 사회사업가, 철학자, 심리학자, 오락 치료사(Recreational therapist), 복지전문가(Well-Being Specialist) 및 자원봉사자 등 각 분야 전문인으로 구성 되어있다.

ADEC의 목표는 죽음교육과 슬픔상담역에 종사하는 사람들의 필요/요구를 충족하기 위한 전문인 및 일반인의 능력을 강화하는데 목적을 두고 있다.

ADEC의 국제학술활동도 활발하며, 2011년 미국 Miami, Florida에서 개최 되었던 ADEC 33회 년차 대회에서는 다음과 같은 많은 제목의 "말기 환자 돌봄"(End-of- Life Care, EOL Care)에 관한 연제들이 발표되고 있다.

"말기환자 돌봄(End-of-Life Care)" 관련의 학회 내용을 소개하는 의미에서, 학회 발행 소책자(brochure)에서 인용한, 2011년 시점에서의 관련 주제의 주요 제목을 원문으로 소개 하면 다음과 같다. (http://www.adec.org)

- Being with Dying: Training in Compassionate and Mindful End-of-Life Care (Key note speaker: Roshi Joan Halifax, Ph.D.)
- Introduction to Thanatology: Dying, Death and Bereavement. (Professional Development Course, by Willima G. Hoy)
- Refining End-of-Life (EOL) Care with Energy Medicine (EM) (Concurrent Sessions, by Laurel R. Barile, MSW, LCSW.

- Dying Process / End-of-Life Decision-Making, as Courses / Workshop.
- Hospice/ End-of-Life Care : Yesterday, Today and Tomorrow.
  (Concurrent Session)
- Publishing in Thanatology. (Concurrent Session)
- Dying in the Hospital Setting: A Resident's Perspective. (Concurr. Sess.)
- The Best Practice Guide to Living and Dying with Dignity.
  (as Concurrent Session, by Sue C. Reed, PhD.)
- Facilitating Ethical End-of-Life Decision-Making.
  (as Concurrent Session, by Steve R. Wilson, Ph.D. et al.)
- Teaching That Matters: International Death Education.
  (as Concurrent Session, by Illene C. Noppe, Ph.D. et al.)
- Experience of End-of-Life Caregiving. An Ecological Approach.
  by Ceok Ling Lee, Ph.D.
- Right to Die, Hastened Death or Passive Suicide.
  by Lous A. Gamino, Ph.D.
- Advance Care Planning: Chinese Older Adults' Perspective.
  (as Poster presentation)
- Exploring How Death is Discussed, with Children in Japan.
- What do Thanatology Students need in an online class ?
- Dignified Death for Children with Cancer. Nurse's Perceptions.
- Physician's Experiences in Australian End-of-Life Care.

등등.

[3] 죽음학(Thanatology)의 참고 자원(Resources)[34]:

2010년도 발행 Szabo JF 저술의 "죽음학(Thanatology) 관련 문헌의 광범위한 자료집(Death and Dying. An Annotated Bibliography of the Thanatological Literature. 2010; The Scarecrow Press, Inc.)[34]에서 인용한, 2010년 시점에서의

최신의 중요 죽음학 참고 자원(재료)의 일부는 다음과 같다.

〈1〉 단체(Organizations) (죽음관련)

(1) The National Hospice and Palliative Care Organization (NHPCO) (www.nhpco.org)

(2) Hospice Foundation of America (HFA) (www.hospicefoundation.org)

(3) Make Today Count(national office 800-432-2273)

(4) The Candlelighters Childhood Cancer Foundation. (www.candlelighters.org)

(5) Make-A-Wish Foundation of America(www.wish.org)

(6) Alzheimer's Association (www.alz.org)

(7) HIV/AIDS (여러개의 Web sites 갖임)

- The CDC National Prevention Inform Network (www.chcnpin.org)
- The Elton John Aids Foundation (www.ejaf.org)
- The Gay Men's Health Crisis (gmhc.org)

〈2〉 단체(Organizations): (말기환자 진료 관련) (End-of-Life Issues) :

(1) The National Donor Family Council (NDFC)(www.donorfamily.org)

(2) FiveWishes (www.agingwithdignity.org/5wishes.html)

(3) Donate Life: Make Organ and Tissue Donation Your way of Life, (www.organdonor.gov)

(4) Compassion and Choices (www.compassionandchoices.org)

〈3〉 단체(Organizations): (상실, 슬픔, 애도 관련)

(1) The Compassionate Friends (TCF) (www.compassionatefriends.org)

(2) Bereaved Parents of the USA (BP/USA)

(www.bereavedparentsusa.org)

(3) Widowed Persons Service (WPS)

American Association of Retired Persons (AARP)(www.aarp.org)

(4) Tragedy Assistance Program for Survivors (TAPS)(www.taps.org)

(5) RTS Bereavement Services (www.bereavementprograms.com)

(6) SHARE - Pregnancy and Infant Loss Support, Inc.
(www.nationalshareoffice.com)

〈4〉 단체(Organizations): 외상성 죽음(Traumatic Death)

(1) American Association of Suicidology (AAS)(www.suicidology.org)

(2) Concerns of Police Survivors (COPS)(www.nationalcops.org)

(3) National Fallen Firefighters Foundation (www.firehero.org)

(4) Mothers against Drunk Driving (MADD)(www.nadd.org)

(5) National Organization for Victim Assistance (NOVA)
(www.try-nova.org)

(6) Parents of Murdered Children (POMC)(www.pomc.com)

(7) Crisis intervention training is available from the Red Cross. (www.redcross.org) for mental health disaster training, International Critical Incident Stress Foundation (www.icisf.org), and National Organization for Victims Assistance (www.trynova.org)

〈5〉 단체(Organizations) 죽음교육 관련(Death Education)

(1) The Association for Death Education and Counselling
(www.adec.org)

(2) The Center for Disease Control and Prevention (www.cdc.gov/index.html) the CDC's National Center for Health Statistics (www.cdc.gov/nchs)

(3) CMI Educational Institute (www.cmieducation.org)

(4) International Work Group on Death, Dying and Bereavement (IWG)

(5) On line courses and programs are available from many sources, such as National Center for Death Education at www.mountida.edu)

〈6〉 교과서적 참고서책:

(1) 'On Death and Dying': the classical work by Elizabeth Kubler-Ross(1969)

(2) 'Awareness of Dying' by Barney Glaser and Anselm Strauss (1965):

(3) "In Living with Life Threatening Illness: A guide for Patients, Families, and Caregivers" by Kenneth Doka (1993)

(4) "Grief Counseling and Grief Therapy" by J.William Worden (2002)

(5) "In Meaning reconstruction and the Experience of Loss (by Robert Neimeyer (2001)

(6) "Surviving: When Someone You Love Was Murdered" (by Lulu Redmond)

(7) "The Last Dance: Encountering Death and Dying (2005) by Lynne DeSpelder and Al Strickland.

(8) "Death and Dying, Life and Living (2006) by C. Corr, C. Nabe, and D. Corr.

(9) "The meaning of Death (1959) by Herman Feifel.

(10) "The private world of Dying Children. by Myra Bluebond-Langner(1978)

(11) "Disenfranchised Grief: Recognizing Hidden Sorrow (1989) by K. Doka(editor)

(12) "The Psychology of Death" by R. Kastenbaum and R. Aisenberg (1992)

(13) Omega - Jounal of Death and Dying

(14) Journal "Death Studies".

(15) "Living with Loss" magazine (www.bereavementmag.com)

[4] 죽음의 정의(定義)와 육신의 죽음의 마지막 24시간 (The Final 24 hrs.)

〈1〉 죽음의 정의(定義)(The Definition of Death):

인도의 시인 타골(Tagore)은, 〈 '죽음'은 '출생'이 그렇듯이, '삶의 일부분을 이룬다' 〉라고 말한바 있고, 인간의 '삶과 죽음'은 동전의 앞 뒷 면과도 같이 함께 상존(常存) 한다고 표현되고 있다.

분자생물학적(分子生物學的)으로도 인간 육체의 신생세포(新生細胞) 발생과 새포사(細胞死)(Apoptosis) 과정은, 하나의 생명현상으로서, 생명이 유지 되고 있는 한, 매일 같이 끊임 없이 삶과 죽음이 인체 세포 단위에서 계속 이어지고 있으며, 인체에서는 매일 5×10^{11}개의 혈액 세포가 예정 세포사(細胞死)에 의해서 죽고 제거 되고 있고, 포유류 동물의 신경세포(神經細胞)는 필요한 양보다 훨씬 많이 생성된 다음, 신경세포 발달(발생)과정에서 절반(50%)이 세포사에 의해서 죽고 제거되면서 정상 신경세포의 발생이 이어지고 있다.

(참고: 김건열. 인간복제, 희망인가 재앙인가. 2002;단국대학교출판부. 93쪽 세포사(細胞死))

이런 세포사(細胞死) 과정의 저지(沮止)와 증가(增加)등의 이상으로 발생되는 질병의 종류는 다음과 같이 정리 된다.

---

* 세포사(細胞死) 저지(沮止)와 관련이 있는 질병:

1. 각종 암성질환(癌性疾患): 유방암, 전립선암, 난소암, 홀몬의존성 암, 낭포성 림프종, 유전자 P53 변이를 동반한 암 등등.
2. 자가면역질환, 전신성홍반성 루푸스, 면역매개성사구체 신장염.
3. 바이러스 간염, 헤르페스 바이러스감염, 폭스 바이러스 감염, 아데노바이러스 감염 등 각종 감염증.

* 세포사(細胞死) 증가와 관련이 있는 질병:

1. AIDS (에이즈)
2. 퇴행성신경질환, 알쯔하이머 병, 파킨스 병, 근육위축성측삭경화증, 망막색소변성증, 소뇌퇴화증,
3. 골수이형성증후군, 재생불능성빈혈,
4. 허혈성손상, 심근경색증, 중풍(Stroke), 독성유발성 및 알콜성 간장염, 재괄류조직손상(Perfusion injury) 등

자료: Thompson CB. Apoptosis in the Pathogenesis and Treatment of Diseases. Science. Vol 267, March 1995)

또한 인간의 모든 죽음의 과정에는, "주관적인 의식(意識)의 죽음"과 "객관적인 육체(肉體)의 죽음"이라는 두 과정이 있다. 대개의 경우, '의식의 죽음'이 앞서 먼저 오고 '육체의 죽음'이 뒤따른다. 따라서 '환자 자기 자신의 죽음'이 먼저 오고, '다른 사람 (醫師와 가족 등)이 인정하는 죽음' 이 뒤따르게 된다.

오래된 질문인, "죽음의 정의(定義)(The Definition of Death)" , 즉, '인간의 죽음' 의 기준(진단기준)을, 육신적인 심장/폐장의 기능정지에 둘 것이냐. 아니면 의식세계(意識世界)의 뇌기능의 정지로 결정할 것이냐에 대한 끝 없는 논의가 있을 수 있다. 특히 종교와 성경에서 말하는 인간의 죽음은 '영혼이 육체를 떠나는 시점이 죽음이라고 한다면(마:27;50)' 사람의 임종 과정에서 언제가 어느 순간이 '영혼이 육체를 떠나는 시점' 이냐에 대한 논란과 그 순간을 어떻게 결정할 수 있느냐에 대한 결정 근거에 대해서 어려움이 겹치게 된다.

1986년에 발의된 미국 '하바드' 의과대학의 〈뇌사(腦死)의 정의(定義)(The Definition of Brain Death)〉는, 오늘날까지도 널리 인용되고 있는, '인간 죽음' 의 판정기준이 되고 있고, 다음과 같은 내용이 구비될 때, 뇌사(腦死)라고 규정하고 있다.

- 무반응 상태 : 외부 자극이나, 심한 통증 유발 자극에도, 소리 반응(신음소

리, 낑낑거림, 흐느낌등)이나 신체반응(얼굴찡그림, 다리움직임, 호흡의 변화 등)을 나타내지 않음.

- 호흡움직임이 없거나, 인공호흡기를 정지시키고 3분이 경과해도, 자발호흡이 없음.
- 동공(瞳孔)의 대광반사(對光反射)가 없어지고, 침을 삼킨다거나 하품 또는 소리 냄 등의 반사반응의 소실.
- 뇌전도(腦電圖)검사상 등전도(等電圖)(평평한 뇌파)를 나타냄.
- 이상의 임상 및 검사 소견이 의사에 의해서 검사되고, 24시간 후 반복 실시되고 기록 되어, 모든 기준에 합당할 때, 의학적으로 사망을 결정할 수 있다.

이 표준은, 미국 Uniform Determination of Death Act (UDDA)에서도, 미국 '의사 협회' 와 미국 '변호사협회' 등의 협동 하에 적용하고 있고, 이 법령은, 다음 사항을 확인하고 있다. 즉; (1) 심장박동과 호흡기능의 비가역성 정지가 있거나 (2) 뇌간을 포함한 전체 뇌기능의 비가역성 정지가 있을 때, 죽음이라고 판단 한다.

의료현장에서는, (1) 심장박동(心臟搏動) 정지 (2) 호흡정지(呼吸停止) (3) 동공확산(瞳孔擴散)과 대광반사(對光反射) 소실 등, 세 가지를 '사망의 세 징후(徵候)' 라고 하고, 이상 세 가지 징후가 있고, 30분후의 반복 검사에서 확인되면 그것을 "사망" 이라고 진단 한다.

심장박동은 생명유지에 필요한 혈액순환을 시작하는 발동기와 같은 생명의 시작이고 호흡은 혈액순환이 됨으로서 폐장을 통한 산소 섭취가 가능케 하여 뇌순환을 포함한 모든 장기에 산소공급을 하며, 동공확산과 대광반응의 소실은 뇌속에서 생명유지의 기능을 담당하는 뇌간(腦幹)의 기능을 검사 하는 것이다.

그러나, 이상의 정의(定義)가 문제를 해결한 것은 아니며, 현대의학의 장기이식술(臟器移植術)과 연명치료의술(延命治療醫術)이 발달함에 따라, 뇌사

(腦死)를 죽음으로 인정해야 한다는 주장이 나오기 시작 했다.

"뇌사"는 '뇌기능의 영구적 소실'을 의미하고, 뇌사에 빠지면 심장 및 호흡 기능이 곧 이어 정지하게 됨으로서 죽음을 맞게 되는데, 심폐정지와 뇌사 사이의 시간차가 짧기 때문에 과거에는 '뇌사상태'라는 것이 '죽음의 정의'에서 크게 문제가 되지 않았으나, 연명의술이 발달된 오늘날에는, 인공적으로 심폐기능을 유지하며 몇 시간 또는 몇일 또는 그 이상의 긴 시간과 세월 동안 연명시킬 수 있게 됨으로서, '죽음의 정의'를 논할 때, 뇌사 환자의 연명치료 문제와 관련해 복잡한 과제로 제시 되고 있고, 뇌사 문제는 현대의료가 만들어낸 인공적인 부산물이라고 말하는 의학자도 있다. 또 한편으로는, 뇌사(腦死)와 심장사(心臟死)간의 시간차(時間差)를 이용하여 아직 죽지 않은 장기를 적출하여 이식하려는 노력이 장기이식술의 발전과 더불어 노골화 되었다. 뇌사상태에 빠진 환자에게 무익한 연명치료를 중단 해야 한다는 의견이 높아짐에 따라, 뇌사를 개체사(個體死)로 인정할 필요가 있다는 주장이 나오기 시작했다. 그러나 실제적이고 생물학적인 견지에서, 심폐(心肺)등 장기사망(臟器死亡) -> 세포사망(細胞死亡) -> 개체사망(個體 死亡)이라는 순서로 육체사망(肉體死亡)의 과정이 진행 되지만, '세포사망' 단위까지를 확인하려면 부패가 시작될 때 까지 기다려야 하기 때문에, '인간육체의 죽음시간'을 최후의 인체세포가 사망 했을 때라고 주장하게 된다면 결과적으로 육체인간의 특정한 사망시간의 결정은 불가능하게 된다는 이론이 된다.[95,96]

'뇌사'를 죽음으로 인정하는데 있어서도, 뇌의 기능장애, 즉 혼수상태가 비가역성(非可逆性)인 시점을 결정하는데 어려움이 따른다. 즉 이론적으로는 대뇌(大腦)가 파괴되어도 심장과 폐장의 기능은 계속 유지될 수가 있으며, 그 이유는 호흡운동을 관장하는 호흡중추(呼吸中樞)가 대뇌(大腦) 하부인 뇌간(腦幹)에 위치하고 있고, 심장박동의 중추는 일차적으로 심장 자체에 있기 때문에, 뇌사상태에 있더라도 심폐 기능의 유지가 가능한 상태로 남아 있을 수 있기 때문이다. 이런 상태가, 지속적식물인간상태(持續的植物人間狀態)(Persistent Vegetative State, PVS)이다.

혼수상태(昏睡狀態)(Coma)에 있는 환자도 뇌사(腦死)환자와 구별해야 할 것

이며, '혼수상태' 환자와 '지속적식물인간상태' 환자는 다음과 같은 점에서 구별 된다. 즉;

'지속적식물인간상태' 는 의식(意識) 인식(認識)기능을 상징하고 '인간됨' 을 나타내는 뇌간(腦幹) 상부 뇌피질(腦皮質)의 기능은 상실 되었더라도, 뇌간 하부의 기능인 자발호흡(自發呼吸)/심장박동(心臟搏動) 기능은 남아 있는 상태에서, 인공영양(人工營養) 공급만 계속하면 수 개 월 내지 수 년 간이나 생존할 수 있는 상태를 의미한다.

'혼수상태(昏睡狀態)(coma)' 의 환자는, 외부 자극에 반응이 없는 의식상태이지만, 영속(永續)하는 것이 아니며, 회복 가능성을 내포하고 있어, 몇 일 또는 몇 달 후에, 깊은 잠에서 깨어나듯 의식을 회복할 수 있는 상태이다. 혼수상태가 더 깊어져도, 뇌간하부(腦幹下部)는 기능하고 있어, 호흡, 기침, 하품, 눈 깜박임, 눈 움직임 등의 반응을 나타낸다. 때로, 혼수상태는 깊은 상태로 진입해, 뇌간상부(腦幹上部)인 대뇌(大腦)(cerebrum), 특히 대뇌 외층인 뇌피질(腦皮質)(brain cortex)의 파손으로 인한 기능상실로, 의식(意識)(consciousness)과 자기인식(自己認識)(self-awareness)등 인간성의 소실이 초래된 상태가 되며 (지속적식물인간상태), 그렇다면, 이 시기가 영혼이 육체를 떠난 순간(마:27;50)이라고 할 수 있는 것일까? 또는, 성경에서 말하듯, 영혼은 숨 쉼(breath)과 관계가 있음에[3], 뇌간 하부 손상시 호흡이 정지되는 순간이(시편:146;4) 죽음의 순간일까? 호흡이 정지하거나 자발호흡이 없을 때, 의료적으로 적용되는 인공기계호흡치료로 호흡이 회복하면, 죽은 사람의 영혼도 되돌아오는 것일까? 미국 '조지타운' 대학 '케네디 윤리연구소' 의 '로버트 비치' 박사는, '뇌사' 를 죽음의 개념으로 받아드려야 한다고 주장하고 있다.

1999년 우리나라의 국회를 통과한 '뇌사판정기준(腦死判定基準)' 은 다음과 같다.

(1) 외부 자극에 전혀 반응이 없는 깊은 혼수상태 일 것.

(2) 자발호흡이 되살아날 수 없는 상태로 소실 되었을 것.

(3) 두 눈의 동공이 확대되고 고정되어 있을 것.

(4) 뇌간반사(腦幹反射)가 완전히 소실 되어 있을 것. 다음에 해당하는 반사가 모두 소실된 것을 말한다.

(가) 광반사(光反射)(light reflex)

(나) 각막반사(角膜反射)(corneal reflex)

(다) 안구두부반사(眼球頭部反射)(oculo-cephalic reflex)

(라) 전정안구반사(前庭眼球反射)(vesiculo-ocular reflex)

(마) 모양체척수반사(毛樣體脊髓反射)(cilio-spinal reflex)

(바) 구역반사(嘔逆反射)(gag reflex)

(사) 기침반사(cough reflex)

(5) 자발운동, 제뇌강직(除腦强直), 제피질강직(除皮質强直) 및 경련 등이 나타나지 아니할 것.

(6) 무호흡검사 결과, 자발호흡이 유발되지 아니하여 자발호흡이 되살아날 수 없다고 판정될 것.

등등 복잡한 검사 과정이 포함 되어있다.

이렇게 동일 표준기준의 '죽음의 정의'가 없는 상태에서, 죽음의 판단은 의료기관의 의사(醫師)에 의해서 이뤄지고 있고, 가장 많이 받아드려지고 있는 일반적인 의료적 죽음의 판정은, 심폐기능의 불가역성 정지와, 의식(意識)의 완전 소실 및 서로간의 상호 소통이 완전히 불가능해졌을 때 사망했다고 판정하고 있다.

〈2〉 "육신의 죽음"의 마지막 24시간 (The Final 24 hours)[3]

'육신의 죽음'의 마지막 24시간의 기간은, 여러 가지로 불릴 수 있는데, 임종(臨終), 임사(臨死), 임종시기, 임종진행과정(Active Dying), 임종증후군(terminal syndrome) 등으로 불릴 수 있고, 이 시기에 주어지는 치료를, 임종치료(臨終治療)(End-of-Life Care, ELC)라고 하고 있다.

이 시기에는, 사망하는 환자나 환자 가족 및 치료하는 의료진 모두에게 큰 변화가 주어지는 어려운 시기이며, 환자는 점차적으로 약해지며, 꿈 속 같은 어렴풋한 상태나 혹은 통증과 내적 고통으로 죽음의 과정을 밟는 시기이다.

환자 자신 뿐만 아니라, 가족의 어려움도 마찬가지로, 의료진은 이 시기에 어떻게 환자가족을 도울 수 있는가에 대한 지식을 필요로 할 때도 있다.
그러나 치료하는 의료진의 의사들 자신들도, 이런 분야의 특별한 교육을 받은 일이 없어 어려움을 당할 때가 대부분이다.
의학(醫學) 학문분야나 의과대학 학생 교육과정이나 수련의 교육과정에서도 임종환자의 임상소견과 그 대처에 대한 교육이 적어서, 수련의(修鍊醫)시절의 어려움이 토로되고 있기도 하다.

(a) "임종진행과정(Active Dying)"의 '징후(徵候)':

암성질환(癌性疾患)으로 사망하는 100명 환자의 조사 연구에 의하면, 죽음 전에 네 가지 징후(徵候)가 있음을 관찰 보고 했다(Morita. 2001). 즉;

(가) 죽어가는 사람의 목에서 가르랑거리는 소리가 있다(Death Rattle)
(나) 턱을 움직이는 호흡을 한다(Respiration with mandibular movement)
(다) 사지(四肢)의 청색증(青色症)(Cyanosis of the extremities)
(라) 요골동맥(撓骨動脈) 맥박의 소실(The lack of Radial pulse)

이어서, 이상 네 가지 징후들은 비교적 차례로 나타나는 경향을 보여서, (가)징후가 75% 이상의 경우 (나)징후에 앞서 나타나고, (나)는 65%에서 (다)(라)보다 앞서 나타난다.
또한, 네 가지 징후가 나타난 후, 환자 사망 까지의 각각의 평균 시간은,

(가)의 경우, 57 시간 (표준편차: 23 시간)
(나)의 경우, 7.6 시간 (표준편차: 2.5 시간)
(다)의 경우, 5.1 시간 (표준편차: 1.0 시간)
(라)의 경우, 2.6 시간 (표준편차: 1.0 시간)

그러나 암성질환이 아닌 다른 질병 원인(심장부전증, 만성폐질환, 신경근육질환 등)으로 사망하는 경우도 많아서, 대부분의 경우 유사한 임종징후를 나타내는 것으로 알려져 있지만, 앞으로 이런 질환에서의 연구 조사도 필요하다.

(b) “임종진행과정(Active Dying Process)”의 ‘임상증상’:

Lichter I.와 Hung E.의 연구(J Palliat Care; 1990)에 의하면, 200명의 암환자 사망시의 증상과 그 발현 빈도(%)와 대처는 다음과 같다.

증상별 발현 빈도	%
소음(騷音) 및 습성(濕性) 호흡 (청진상 소견)	56
통증 호소	42
불안감과 초조감	42
소변 실금증(失禁症)	32
숨찬 증상	22
뇨정체(尿停滯)	21
구역 및 구토	14
발한(發汗)(땀 냄)	14
단수축(單收縮), 연수축(連收縮), 잡아뜯음	12
혼돈(混沌)	8

* 임종과정(Active Dying)에 있는 환자는, 흔히 불규칙하거나 ‘체인-스토크스’ 호흡(Cheyne-Stokes Breathing)을 한다.
* ‘체인-스토크스’ 호흡은, 호흡이 주기적 변화를 나타내고 있음을 말하며, 호흡이 늦어지고 얕아지는 것이 점점 심해져 드디어 호흡이 정지하여 7-8초 내지 1 분간 이상 정지 되었다가, 다시 점차적으로 깊고 강한 호흡으로 이어지는 불규칙한 호흡을 지칭한다. 이런 패턴의 호흡은, 혈중 CO_2 (PCO_2) 수치에 대한 뇌간(腦幹)의 비정상적인 반응의 결과로 유발 되어, 처음에는 저보정(底補正)(under-compensation) 되었다가 후에는 과보정(過補正)(over-compensation) 됨으로서 나타나는 현상이다. ‘체인스토크스’ 호흡은, 말기질환이 아닌 다른 종류의 심장부전증이나 뇌졸중(腦卒中)(stroke)환자에서도 일어날 수 있으며, 이런 호흡을 하면서 말을 할 수 있는 환자에 의하면, 이런 호흡을 하지만 자각적으로 그렇게 숨차지 않다고 표현하고 있다.

• 환자 주변 환경을 평온스럽게 유지하여야 한다.

- 환자가 죽음을 임박했음을 통고하며 필요한 교육을 준비한다.
- 환자상태의 변화에 마쳐 처방약과 치료방법에 대해 재검토하고, 일반적으로, 통증관리를 위한 몰핀계유사약물(Opioid)이나 진경제(鎭痙濟)등은 가능하면 유지해야 한다.
- 환자가 삼키지 못하는 경우에 대비해, 투약 방법을 조정해야 한다.
- 호흡곤란이 있을 때는, 소량의 몰핀(morphine)계 약품의 사용을 고려해야 한다.
- 만일 환자가 불안해 하면, 안정제를 투약할 것이며, 정신착란 증상이 있으면, 그에 합당한 치료를 할 것이다.
- 산소공급은 비강(鼻腔)을 통해 nasal prong을 이용하여 시행할 것이며,
- 만일 기도분비물이 문제가 되면, anticholinergic을 사용하며, Scopolamine 0.4 mg를 매 4-6시간마다 피내주사 투약하면, 아주 효과적 치료가 된다. Scopolamine 은 진정작용도 있어 도움이 된다.
- Atropin 안약 1%(필요시 매 1-2시간 마다 1-2 점적 투약)는 '호스피스' 진료 환경에서 때로 사용되며, atrophin은 scopolamine 보다 진정작용이 적은 편이다.
- 만일 혈관주사를 통해 수액요법을 하고 있는 경우에는, 수액 공급을 계속하는 경우, 기도분비물 증가 문제가 있으므로, 수액요법을 중지하는 것을 검토할 필요가 있다.
- 환자에게 일어나고 있는 상태 변화에 대해서, 가족과 계속 상의할 필요가 있다.

인간육신의 사망과정은, 임종의료(臨終醫療)(Clinical thanatology)라는 새로운 의학분야로 앞으로의 더 구체적인 연구가 필요한 전문 분야이며, 지금까지의 의학교육이 소원(疎遠)시 했던 분야이다.
현대 사회에 들어와서, '생명의 신성함과 삶의 질(質)'이 중요하게 거론되는 시대에, 법이 요구하는 의료판단(醫療判斷)의 기준에 대한 보다 넓은 개념 정립이 필요한 시대를 맞고 있다.

[5] 환자에의 고지(告知)(환자에게 질병 상황을 정확하게 알림)와 환자와의 소통(communication)

〈오늘날 세상에서 가장 중대한 세 가지 문제는, 첫째도 의시소통, 둘째도 의사소통, 셋째도 의사소통이다. Kenny Blanchard.〉

〈1〉 고지에 입각한 환자동의(Informed Consent)

'고지(告知)에 입각한 환자동의'는, 환자에게 질병에 대한 자세한 정보를 제공하고 환자가 시술내용에 대해서 동의 하게 하는 것이, '고지에 입각한 환자동의'이다. 그러나, 모든 환자가 이런 의료정보를 이해하는 것이 아니며, 의사들은 환자가 의사들이 권하는 치료에 동의하지 않는 경우는, 환자가 의료정보를 이해하지 못하기 때문이라고 믿는 잘못을 피해야 한다.

임상 연구자들은, 말기환자에게 그들의 질병에 대한 진실을 말해야 하는가에 대한 질문에 몰두해 왔다.

이 문제는, 18세기의 세계 첫 "의료 윤리규약"인 '퍼시발'의 윤리규약(Percival's Ethics)이 영국인 의사인 Thomas Percival에 의해서 작성될 때부터 논의된바 있고, 의사의 윤리적 측면에서, 말기 임종환자를 어떻게 치료해야 하는가 등의 윤리적 문제가 이미 거론 되였었다.

즉 (1) 의사나 또는 다른 의료인이 환자에게 그들의 병이 '말기질환'이라는 것을 말해야 하나 하는 문제.

(2) 의사가 질병이 '말기질환'이냐? 라는 질문을 받았을 때 솔직하게 진실을 말해야 하나 여부.

(3) 환자의 질병이 '말기질환'임이 확실할 때, 의사가 전문직의 의사로서 계속 환자와 관여해야 하는지의 여부.

미국의학협회(AMA)는 그의 창립 다음해인 1847년에 Percival's code에 준해서 윤리규약(Code of Ethics)을 작성했고, 동시에 그 시행절차를 규정했다. 그리고 지방 의사협회는 AMA에 가입하기 위해서는 AMA규약을 채택할 의무를 부여했고, 각 회원이 이 규약을 위반시에는 회원자격을 상실하게 규약 시행 의무를 부과 했다.

이런 강제수행 규정은 장기간 계속된 내부적 논란 후, 1903년에 폐지 되었고, 강제수행 규정은 각州 의사협회 재량에 마끼는 것으로 변경 되었다.
그리고 규약(Code)은 원칙(Principles)이라고 재명명 되었고, 그 이름이 지금까지 지속되고 있다.

그리고는 이 원칙은, 그 후 1912년, 1949, 1957년에 개정되었고, 매 개정 때 마다, '원칙'은 계속 간략화 되었고 초기에 140 페이지에 달했던 규약이 1847년 'AMA 규약'은 20쪽이고, 그리고 1957년 'AMA 원칙'은 단 한 페이지가 되었다.
각 개정 때 마다, Percival 규약의 초기 진술인, 의사가 말기 임종환자를 도와 줄 수 있는지? 죽어가는 환자에게 그들의 나쁜 상태를 말 해야 하는지? 그리고 의사가 그런 말을 해야 할 사람인지? 등 항목이 점점 희석되다가 결국은 1957년 부터는 소실 되었다.

환자에게, 특히 중병 상태와 관련해서, 무엇을 또는 언제 환자에게 어떻게 이야기를 할 것인가에 대해서는, 환자와 환자 가족의 이해수준, 그리고 그들의 감성상태 등을 잘 이해할 필요가 있다.

대부분의 환자들은, 의식이 있든 또는 무의식 수준이든, 외부적 및 내부적 암시를 통해 진실을 이미 감지하고 있는 경우가 많다.
이런 점에 있어서는, 환자와 간호사와의 소통이 아주 중요하며, 그것은 매일 매일의 환자의 육체적인 필요에 간호사가 관여하기 때문이다.

'침묵의 음모(Conspiracy of Silence)'는 모든 경우에 가장 파괴적인 것이 되며 그것은 환자와 환자주변 사이에 장벽을 쌓는 격이 되며, 그들의 감정을 소원(疏遠) 하게 만들어 줌으로서 환자 생각의 표현 기회가 없게 만든다.
환자의 예후에 대하여 말해야 할 것이냐에 대한 결정은, 의사에 의해서 결정되는데, 의사는 임종환자에 대한 것과 그의 소망에 대해서 전혀 모르는 경우가 많다.
의사가 환자에게 환자 질병에 대해서 진실을 말할 수 있게 되면, 환자에게는 금융상의 정리 기회를 주며, 종교적 문제의 해결, 가족들에게 말할 기회를 주고, 친지간에 의견 차이를 해소할 기회를 제공하게 된다. 환자에게는 자신(自

信)과 스스로의 통제감을 갖게 하며 가족내 및 사업건에 대해서 마지막 결정할 기회를 제공해 준다.
환자는 앞일에 대해서 결정할 기회를 제공 받게 되고, 하고 싶었던 일 등 미결의 일 등에 대해서 스스로의 입장을 정리할 기회를 갖게 된다.

말기 임종환자에의 고지(告知)는, 환자 자신에게는 스스로의 인생의 아주 중요한 계기를 마련해 주며, 스스로의 내적 정리를 위해서 필수의 계기를 마련해 준다.

죽음학의 창시자인 Elisabeth Kubler-Ross박사의 유명한 "죽음의 5단계"는 임종하는 환자가 겪는 심리적 갈등 단계를 이해하는데 아주 중요한 지침이 되고 있다. 임종환자가 모두가 이 순서대로 겪고 지나가는 것은 아니지만, 대부분의 임종 환자가 이런 전형(典型)을 따라 죽음을 맞고 있으며, 이 다섯 단계를 이해함으로서 임종환자의 행동을 이해하고 대처/치료 하는데에 많은 도움을 얻을 수 있다.

단계 1: 부정(否定)과 고립(孤立)(Denial/Isolation)〈아니다, 나는 아니다〉

환자가 그의 병이 고칠 수 없는 말기의 병이라는 것을 알게 될 때의, 전형적인 첫 반응은 부정이다. 부정의 심리는 중요하고 필요한 단계이고, 죽음이 피할 수 없는 현실이라는 것을 환자가 알게 되는 충격을 완화시키는데 도움이 된다.

단계 2: 분로(忿怒) (Anger) 〈왜 내게?, 왜 나야?〉

환자는 다른 사람들은 건강하고 잘 살아가는데 왜 내게? 나만이 죽어야 하느냐? 하는 반응을 나타내는 단계이고, 대부분이 하늘(하나님)을 원망의 대상으로 삼는다.

단계 3: 타협(妥協) (Bargaining) 〈그래, 할 수 없지, 그러나 ,,,,,,, 〉

환자는 '죽음'의 현실을 받아드리게 되면서, 좀 더 귀하게 사는 시간을 가지려고 하는 타협의 심리로 돌아간다. 대부분이 하늘(하나님)과 타협을 하려고 하고, 전에는 한 번도 하늘(하나님)을 찾지 않던 환자도 지금까지와는 달리 좀 더 좋은 일을 하고 세상에 보탬이 될테니까, 한 주일이라도, 한 달이라도 또는 일 년만이라도 더 살게 시간을 달라고 하늘(운명)과 타협을 한다.

단계 4: 우울증(憂鬱症) (Depression) 〈그래, 나다, 내게 왔다 ,,,,,,,〉

환자는 지난날의 실패나 하지 못했던 일, 잘못한 일 등에 대해서 슬퍼하면서, 그러나 죽음의 당도(當到)를 맞는 '예비 비탄 시기(豫備 悲歎 時期)(preparatory grief state)'로 들어가게 된다. 환자는 조용해지고, 방문자를 거절하고, 이 시기가 되면, 환자 스스로의 내적 심적인 안정을 찾게 되는 시기가 된다.

단계 5: 수용(受容) (Acceptance)

〈나의 시간은 다 됐다. 운명이다. 괜찮다, 할 수 없다 나는 ,,,,,〉

환자의 마지막 단계는, 당사자에게 행복한 순간도 아니고 그렇다고 불행한 순간도 아닌, 다만 '감정은 없지만 그러나 단념하지 않은 승리의 느낌의 순간일 수 있다' 라고 Kubler-Ross 박사는 기술하고 있다.

우리나라에서는, 아직도 이 환자에의 고지(告知)문제가 표준 의료시술의 방책으로서 정립되어 있지 못해, 아직도 암(癌)진단을 받은 환자 가족은 환자 본인에게 암(癌)이라는 사실을 말하지 말아달라고, 담당의사에게 요구하고 있고, 일종의 압력으로 작용해 담당의사(擔當醫師)가 환자에게 거짓말을 해야 하거나 돌팔이 의사가 되어야 하게끔 강요하는 경우가 아직도 횡횡(橫行)하고 있다. 이는 임상현장에서의 '의사 - 환자' 간의 문제를 떠나, 국민개보험시대(國民皆保險時代)에 있는 제삼자감시지불체제(第三者監視支拂體制)하의 공보험의료제도(公保險醫療制度)하에서, 모든 진료 내용이 공개 되고 감독 받아야 하는 의료진의 입장을 전연 이해하지 못하는 환자 보호자측 만의 요구가 될 수 있다. 뿐만 아니라, 환자로서도 자기 병에 대해서 알 권리가 있으며, 스스로의 내적 갈등과 어려움을 이겨내고 평정을 찾아 마음의 정리를 할 기회가 제공되어야 마땅한 것이며, 치료하는 의사의 진료권과 책임, 및 의료 전문인으로서의 윤리적 법적 책임이 뒤따르고 있음을 인식해야 할 것이다. 환자 보호자의 염려는, 환자가 암(癌)이라는 진단을 받으면, 정신적 충격으로 질병이 더 악화할 것이라는 우려 때문이겠지만, 이것은 사실과 다른 기우(杞憂)이며, 설혹 이런 기우에 젖어 있는 환자 가족의 요구가 있더라도 의료진의 책임의사는 올바른 환자 교육과 환자 가족의 교육을 위해서도 질병에 대한 진실을 통고하고, 앞으로의 올바르고 환자에 도움이 되는 대책을 강구하는 것이 정도(正道)의 의료 일 것이다. 이런 문제와 관련된 국내 연구조사로서, 2011년 제15회 '함춘학술상' 수상 논문인 "말기 질환 인식과 완화의료 혹은 중환자실 이용이 말기암환자의 생존에 미치는 영향; 전향적코호트 연구(윤영호)" 에서, 국내 12개 대학병원/종합병원의 481명 말기암환자와 381명 가족의 전향적 '코호트' 연구를 통해, 환자의 말기(末期)질환의 인지(認知) 여부나 완화의료 이용 여부는, 환자의 생존기간과 관련이 없었음을 밝혔으며, 이 사실은 환자가 말기라는 사실을 알거나 호스피스완화의료를 이용할 경우 더 빨리 사망할지도 모른다는 잘못된 인식을 바로 잡는 근거를 제시 했다고 평가 되고 있고, 논문 수상 배경이 되고 있다. (J. Clin Oncol. 2010:10;28(11)1950~7)

일본의 경우는, 1987년 7월에 설치된 日本厚生省의 [末期醫療에 關한 加療檢討會]의 보고서에서 [末期라는 것을 알리는 것에 유익한 점이 많으므로 "癌의 告知" 에 대해서 종래보다는 적극적으로 시행함이 바림직하다]라고 언급되어 있다. (委羽倭文子 がん告知以後 岩波新書 305, 1993)

다른 의료시술과 마찬가지로, 연명치료 중단 시술도, '환자고지'와 동의에 관한 서류를 의무기록에 기록 첨부 하여야 한다.

환자나 가족이 연명치료 중단에 관한 요구를 시작하는 경우가 많다.

드물게는, 환자나 대리인이 의료진이 무의미한 치료라고 하는데도 연명치료를 계속 할 것을 주장하는 경우가 있다. 담당의사에게 무의미한 연명치료를 제공할 윤리적 의무는 없지만, 어떤 치료가 환자와 대리인의 치료목적에 대한 무의미함으로 결정 되어 중단할 수 있느냐에 대해서는 논쟁이 적지 않다. 다행이도, 대부분의 환자나 대리인은 종국에는 연명치료 중단에 대해서 담당의사의 권고에 동의 한다.

이런 동의에 이르는데 도움이 되는 방법은 다음과 같은 것이 포함된다. 즉;

- 입원시 부터 환자 가족과의 공개적이고 정직한 소통을 시작한다.
- 소통을 통해 의료문제에 대한 오해(잘 알지 못했던 것)를 시정한다.

- 정서적(감성적)인 면의 필요성에 대해서 특별한 주의를 기울인다.
- 한시적인 치료를 시도한다.
- 병원 윤리위원회의 도움을 청한다.

드믄 예에서는, 이런 과정과 노력에도 불구하고, 가족과의 합의가 이뤄지지 못했을 경우, 담당의사는 가족의 치료 계속 요구에도 연명치료를 중단할 수 있다. 그러나 가족들에게 연명치료 중단의 과정과 필요 불가피성을 설명하는 것이 중요하며, 가족들의 요구를 존중하고 그들의 선호를 되도록 수용하는 것이 중요하다. (참고: 절차적 정당화. 제 1부, III)

언제 환자에게 이야기 해줄 것이냐? 하는 문제도 중요하며 의사의 진실을 들을 때 까지 환자는, 법정 배심원의 평결을 기다리는 것 같은 고통의 시간을 감수하게 된다.

경험 있는 임상의사의 의견으로는, 모든 환자 예에서, 의학발전을 강조하면서, 어떤 종류의 환자가 가질 수 있는 희망을 유지하게 할 수 있다고 하고 있다.

환자에게는 그의 병과 예후에 대해서, 의사가 알 수 있는 한에서 이야기를 해줄 수 있어야 하고, 그러나 의사의 환자 예후 판정이 언제나 정확한 것은 아니다. (참고: 제 1부-VIII)

Saunders는 말하기를, "일단 환자에게 솔직하고 진솔하게 진실과 죽음의 실제에 대해서 이야기 할 수 있는 기회가 되었으면, 이것이 곧 그렇게 실시 되어야 하는 것을 의미하는 것은 아니고, 전체 분위가가 변한 것을 의미해 준다"는 것이다. 그리고는 조용히 기다려서 각 환자로부터 실마리를 기다리며, 각 환자의 지성(지혜) 용기 그리고 결정을 기대 할 수 있게 된다. 이런 접근방식에서 중요한 요소는 각 환자에의 접근은 개별화 되어야 한다는 것이다.

그리고 필요한 것은, 환자에게 평안(comfort)을 제공하기 위해서, 의사와 병원은 진료 절차(지침)을 융통성 있게 조정할 필요가 있다.

여러 민족 특유의 죽음을 맞는 양식이 다름에 유념하여, 가능하면 병원의 병원 관례(절차)를 환자의 필요에 적응해 주어야 할 것이다. 방문시간은 융통성 있게 조절하고 어린이들의 방문을 허락할 수 있게 규칙을 바꿀 필요도 있다.

의사에게는, 말기 임종환자를 치료 하는데는 많은 문제를 가지고 있다.

의사 자신들의 어릴적 감정으로서의 별거(separation), 버려짐(abandonment), 그리 고 상처받음 등이 환기되고 결과적으로 슬픔과 우울함으로 유도된다. 의사로서 환자에게 도움을 못 주고 무력 하다는 것이, 죽어가는 환자에 대한 노여움으로, 그리고는 죄책감과 감정적 물러섬(이탈)으로 이어지게 된다.

이 단계에서 의사(醫師)에게 가장 중요한 것은 목적을 정확하게 설정하는 것이다.

치료가 끝나면 환자는 어디에 있기를 원하는가? 생존한다면, 어떤 수준의 "삶의 질(quality of life)"을 환자는 좋은 결과라고 받아드릴 것인가? 그것이 그 환자에게 적정 한가?

이런 문제들을 이해하는 것은 많은 환자의 경우 어려운 일 일수 있고, 의료 제공자들에게는 시간과 인내가 필요하고, 많은 것 중 선택에 대한 설명이 수반된다.

의사는 치유를 제공하지 못하지만, 환자의 평안과 지지(支持)를 언제나 제공할 수는 있다. 의사는 환자의 '어버이적 입지(paternalism)'에 놓이면 서로 다르게 반응을 나타낸다. 일부는 무엇이던 할 수 있는 사람으로 여겨져 요구되는 환자의 요구를 두려워 하고, 또 일부는 그런 관계를 이용(착취)해 환자를 어린애 입장으로 몰고 가기도 한다. 환자와의 관계에서 가장 성공적인 상호작용(영향)은, 의사는 어버이적 역할을 받아 들이면서 환자의 이익을 위해 지지하는 방식으로서 응용하는 것이다.

만성질환이나, 특히 암성질환인 겨우, 어떻게 의존성 문제와 어버이적 역할이 다루어 지느냐는 것은 환자의 치료 전망에 아주 중요 요인이 된다. 의사들의 고통스러운 감정이나 죄책감, 우울함 무력감등은 보통 환자로부터의 감정적 물러섬이나 현장을 피해감으로서 경감될 수 있기도 하다.

근래의 의료(醫療)시술의 경향이, 환자를 치료하는 의료진의 과업이 엄밀한 분활 경향으로 감에 따라, 의사와 간호사들의 전통적인 임무와 기능의 일부가 많이 다른 직종으로 옮아가고, 과거의 '환자 - 의사'의 '일 대 일' 관계가 희석되는 결과를 가져 왔다. 이런 입지가 의사로 하여금, 많은 책임을 다른 사람에게 넘길 수 있게 되었다.

그런 변화의 마지막 결과는, 환자에게 중요한 안정감 형성에 가장 중요한 "치료의 계속성"이 붕괴되는 결과를 가져왔다. 의료진의 '감정적 물러섬'은, 상실감과 결과적으로 이어지는 슬픔에 대한 '자기방어'와 관련 되여 있다. 때로 이런 결과로, 환자는 이미 죽은 사람 같이 취급되는 경우가 있다.

이런 경우의 치료를 담당한 의사의 첫 번째의 목적은, 임종하는 환자와의 관계정립에 있어서 신뢰와 확신에 기초한 관계를 유지해, 환자가 안정감을 느끼며 그의 두려움과 감정 및 생각을 표현 할 수 있게 되어야 한다는 것이다.

의사는 정직하고, 일관되고, 지지(支持)해주고, 동정심 있는 의사인 동시에 마음의 침착과 균형의 성품을 유지해야 한다.

"한자 - 의사" 관계의 목표는 :

(1) 환자와는 사회적, 가족적 및 직업적 기능 관계를 최대한도 유지한다.

(2) 환자의 복지와 생존을 향한 기준에 협조 할 수 있게 한다.

(3) 환자가 할 수 있는 최대의 만족과 기쁨을 얻을 수 있게 유도한다.

(4) 통증의 관리를 최대한도 시술한다.

(5) 긍정적 자아상(自我像)(positive self-image)을 유지할수 있게 하고 "존엄스러운 죽음" 〈존엄사(尊嚴死)(dignified death)〉를 이루게 한다.

그러나, 많은 의견 충돌 항목이 있을 수 있다. 환자가 연명치료를 거절하면, 의료진은 다음을 고려 하여 결정 해야 한다. 즉; 그런 결정이 환자가 곧 사망함으로서 비참한 종말로부터 면하려는 소망과 기대에 근거하고 있는 것은 아닌지? 또는 그 연명치료 자체가 환자에게 너무 부담을 강요하고 있어서 인지?

이런 질문은 탐색 될 필요가 있고, 의사들에게 심각한 윤리적 법적 의미를 갖일 뿐 만 아니라, 말기 임종환자에게도 심각한 질문이 되며 앞으로의 완화의료 치료계획을 위해서도 집고 넘어가야 할 질문이 된다.

이런 모든 진료계획과 환자를 위한 결정을 위해서, 환자에게 진실을 알려야 하고, 환자에게 거짓 진단을 제공하면서는 절대로 이뤄질 수 없는, 문명사회의 의료제도와 심신의학(心身醫學)(Psycho-somatic Medicine)의 현실이라고 할 수 있다.

〈2〉 환자와의 소통 (communication with the patients):

환자의 암(癌)에 대한 공포는, 실제 이상의 과장된 공포인 경우가 드물지 않다.

이런 질환에 대한 공포는 흔하고 암에 대한 공포는 '히포콘드리아'(hypochondria) {건강염녀증, 심기증(心氣症)}인 경우가 흔하다.

대부분의 암은 서서히 진행하므로, 환자에게는 암이 어제 그제 생긴것이 아니라는 것을 알려야 되고, 지나간 수개월 및 수년 동안 암과 같이 살아왔음을 알려야 하고, 더 중요한 것은 내일 당장 죽는 것도 아니라는 것을 알려야 한다.

환자와의 대화에서 단어의 선택도 중요하다. 예를 들어, 임상진단에서의 생검조직검사결과를 이야기 할 때 음성(negative)이라는 말보다는 정상(normal)의 단어를 사용하는 것이 환자에게는 좋다. 그리고 배경이 되고 있는 환자의 공포의 실체를 살피는 것이 대부분의 경우에 도움이 된다.

환자와 질병에 대해서 토의 할 때, 있는 사실을 점차적으로 말하는 것이 더 나을 때가 있고 환자의 처한 상황에 대해서 의사들의 대처방안이 있다는 점을 강조할 필요가 있다. 한 외과의사는 말하기를, "암성질환의 물리적 측면을 다루는 의사들이 유념해야 할 것이 "불치(不治)(incurable)"라는 단어와 "희망이 없는"/ "절망적인" 이라는 단어는, 같은 의미의 동의어(同義語)가 아니다"라는 것이다.

즉 환자들에게 그들의 병이 희망이 없다(hopeless) 라고 말하는 것은, 잔인하고 기술적으로도 잘못된 용어라는 것이다.

"불치(incurable)"라는 것은 육신의 상태를 말하고, 반면에 절망(hopeless)이라는 것은 마음의 상태를 말하는데, 후자의 절망이라는 상황은 모든 수단을 다해 피해주어야 하는 단어이다. 환자가 견딜 수 있는 것으로, 질병이 불치병이라는 것은 견디지만 못견디는 것은 희망이 없는 절망적이라는 단어가 된다.

환자와의 대화는 목적(목표)가 있어야 하고 환자에 대한 더한 정보를 얻는 목적에 두어져야 한다. 환자가 평안하게 느끼기 시작하면, 그들은 점차 그들 마음 속 이야기를 꺼낸다. 때로는 환자가 동의하면, 배우자, 부모 또는 다른 가족의 합석도 질병진단이나 치료를 토의하는데 도움을 줄 수 있다. 일반적으로 Cancer(암,癌)이라는 단어(용어)가 '덩어리(mass)', '종양(tumor)', '신생물(growth)', 또는 '병변(病變)(病巢)(lesion)' 보다 의학적으로는 더 선택 되어야 할 단어이다.

대부분의 환자는 '죽음' 자체보다도 '죽음의 과정'을 더 두려워하고 있다.

이런 과정이 의미하는 것은, 통증의 고통, 악화, 절망, 의존함, 굴욕(屈辱), 사랑 하는 사람의 상실, 스스로의 관리 능력 소실 등이 된다.

의사가 환자에게 확신을 주어야 하는 것이, 통증관리에 대해서 고통의 감소를 위해 모든 치료를 한다는 것과, 존엄성을 가추고 환자에게 남은 시간을 최대한도 즐거움으로 맞게 해주려고 최선을 다 한다는 점의 확인이다.

거부하는 경향이 있는 환자는, 어떻게 말하던지 그런 진실을 받아들이지 않으며, 모든 환자는 수락(acceptance)과 거부(denial)간의 선택의 기회가 주어져야 한다.

이런 진실의 소통은 어떤 경우는 단계적으로 시행하며, 처음부터 이쪽 아니면 저쪽 이라고 판단하지 말아야 할 것이다.

이런 모든 노력과 확신에도 불구하고 그들의 주장을 고집하는 환자는, 정신과 의사의 상담이 필요한 경우가 있으며, 간혹 이런 공포는 망상의 사고이거나 임박정신병(臨迫精神病)을 나타내는 경우도 있기 때문이다.

[6] 임종(臨終) 의료 (Medical Care during the last hours)

최근판 세계의 내과학 교과서(Harrison 2008년, Cecil 2008년, Oxford 2010년)에 게재된 "임종의료(臨終醫療)(End-of-Life Care, EOL)"와 "완화의료(緩和醫療)(Palliative Care)"는 다음과 같은 내용을 포함하고 있다.

(a) 2008년도 판 Harrison 내과학 제17판[17] (2012년 현재로서 최근판임) (Harrison's Principles of Internal Medicine, 17th Ed. 2008.)

Harrison 내과학 교과서는, 1994년도 발행의 제13판에 Introduction of

Clinical Medicine 항목에 Geriatric Medicine이 신설된바 있으나, Palliative Care에 대한 항목을 포함하지 않았고, 2005년도 발행의 제16판에서 처음으로 〈완화의료와 말기 환자 치료(Palliative and End-of-Life Care)〉 제목 하에 "내과임상 서론(Introduction of Clinical Medicine)" 항목을 신설해서 환자 죽음의 대처에 대해서 기록 하고 있다. 그리고 2008년도 발행의 17판에는 신설 항목으로 〈완화의료와 말기환자치료〉 항목을 새로운 집필진(E.J. Emanuel, J. Houser, L.L.Emanuel)으로 보완해, '호스피스'와 완화의료(사전의료계획등), 임종시에 나타내는 각종 임상증상에 대한 치료(심리적증상 포함), 임종기 치료(연명치료 보류 및 중단 문제), 무의미한 치료, 안락사와 의사도움자살, 그리고 완화의료 등에 대해, NEJM, Journal of Palliative Medicine, JAMA, BMJ 등 문헌을 인용해 자세히 臨床죽음學(臨死學) 측면을 실지 환자진료에 도움될 수 있게 기술하고 있다.

(b) Cecil 내과학(Cecil Medicine), 2008년도 발행 23판[15]:

Cecil 내과학 교과서는, 이미 20년 전인 1988년도 발행 18판에, Sylvia A. Lack에 의해서 저술된 〈임종환자(臨終患者)와 환자가족을 위한 돌봄〉(Care of Dying patients and their family)항목이 신설 되어, 임종환자의 통증관리를 중심으로 '호스피스' 등이 소개 되기 시작했다. 1996년도 발행 20판에는, 〈임종환자와 환자 가족을 위한 돌봄〉(Care of Dying patients & their Family) 제목 하에 B.M.Mount에 의해서 내용 보완이 있었고, 2000년도 발행 21판에도 B.M. Mount에 의해서 저술 되었고, 새로운 개념분야인 '완화의료(緩和醫療)(Palliative Care)에 대한 정의(定義)와 목표가 소개 되었고, 말기환자에 대한 임상치료지침(臨床治療指針)과 환자와의 소통(疏通) 문제, 임종을 앞둔 환자를 치료하는 의사로서의 대처 등등에 대해서 기술하고 있다.

2004년도 발행 22판 부터는, Harvard 대학의 내과학과 완화의료학 교수인 J.A.Billings가, 참고문헌으로 Ann intenal Med, BMJ, JAMA, Crit Care Med 등을 인용해 저술한 〈임종환자와 그들의 가족을 위한 돌봄(Care of Dying patients and their family)〉의 큰 제목 하에, 많은 내용 보완이 있으면서, 임종환자와의 소통문제, 통증관리 등 임상증상의 대처, 사전의료계획(事前醫療計劃)(Advance Care Planning)(사전의료지시서등 포함), 환자와 환자 가족을 위한 정신적 및 종교적 지원 호스피스 치료 및 임종환자를 치료하는 의료진의 부담(어려움)과 보람(보답) 등에 대해 기술 하고 있다. 이어서 2008년도 발행인 Cecil 내과학 23판 까지도 같은 저자인 A Billing에 의해서 같은 내용의 말기 임종환자에 대한 내과적 치료 교육내용과 지침이 전수 되어 오고 있다.

그리고 Cecil 교과서는 Bioethics in the practice of Medicine 항목에 Harrison의 동일제목 저자인 E.J. Emanuel이 저술한 항목이 있어, '의사 - 환자' 관계, 환자에의 '고지에 입각한 동의(informed consent)', 연명치료의 중단, 의사조력자살과 안락사, 의료비문제 등 항목이 게재 되어 있다.

(c) Oxford Textbook of Medicine (Fifth Ed.) 2010 Oxford Univ. Press[19] (P.A.Warrel et al: Oxford Textbook of Medicine)

최신판이라고 할 수 있는 2010년도 발행 Oxford 내과학 교과서는, 완화의료(Palliative Care) 제목 하에 통증관리를 포함한 각종 말기(임종)환자의 임상 증상에 대한 치료를 다른 교과서에 비해 비교적 자세히 기술 하고 있으며, 후미에 Palliative Medicine, End-of-Life (terminal) Care를 포함 하고 있으며, 그리고 별도의 항목으로 "중증환자(重症患者)의 치료 중 연명치료 중단(Discontinuing treatment of the critically ill patients)" 제목하에, 죽음을 앞둔 불치병환자의 '연명치료중단'에 대한 문제를 상술하고 있다.

그 외, 가정의학 교과서인 aLANGE Medical Book: Current Diagnosis and Treatment in Family Medicine 2008년도 판(McGraw-Hill Company) 에는, 큰 항목으로 "Hospice & Palliative Medicine"이 포함 되어 있으며, 말기환자 치료에서의 각종 대증요법, 완화의료의 양상(樣相), 정신과적 중요성, 말기환자에 대한 처치 및 "사전의료지시서(Advance Directive)"와 임종환자의 영적(spiritual) 분야의 대처까지 포함 되어 기술하고 있다.

죽음학(Thanatology)은, 노인병학(老人病學)과 연계(連繫) 되는 '노인병 내과학' 분야라고 할 수 있으며, '죽음'이 모든 년령 층 환자에게 올 수 있지만, 특히 '고령(高齡)의 노인' 환자에게서 더 많이 경험됨은, 노인병학(老人病學)과 죽음학(죽음學)이 다른 학문분야에서 보다 더 밀접하게 관계됨을 제시하고 있다.

노인병환자들은, 비교적 죽음에 대해서 수월하게 관심을 갖고 수용하는 경향이 있다.

그러므로, 의사들의 죽음교육의 내용(구조)은 이런 문제등과 결부 되어야 한다. 모든 문명국가에서는 의사(醫師)의 도움(care)과 "의사(醫師)의 사망진단서" 없이는 환자가 사망하기 매우 힘들기 때문이고, 언제나 사람의 죽음은 법적 문제와 연루 될 수 있기 때문이다.

세기 초기에 여러 가지 질병치료 및 관리의 발전이 이뤄질 때 까지는 의과대학의 교육과정(medical curriculum)은 동결(凍結)된 상태였으며, 그 후에 잇따른 새로운 의료기술(醫療技術)/연명의술(延命醫術)의 발달은 의학도들을 새로운 의료기술습득에 도전하여 중환자(重患者)의 생명을 회생시키는 긍정적인 면도 있었지만 한편 불가피한 죽음을 맞는 환자의 임종과정 (죽음의 과정)을 인위적으로 지연시켜 문제를 힘들게 하는 측면도 초래 했다.

또한 의료기술의 발달은, 많은 의사들이 특정질환에 전문화 되는 경향을 나타내어, 의학의 발전이 '환자 중심치료'에서 '질병 치료 중심'으로 변천되는 경향을 초래 했으며 전문의사가 하나의 의료기술자로서, 새로운 전문의(專門醫)는 환자의 문제를 해결 하려는 노력보다는 새로운 의료기술을 습득하고 개선 하는데에 더 노력하는 경향을 보여 왔다.

이하, 세계 내과학 표준 교과서 격인 2008년 발행 Cecil 내과학(제 23판)과 2008년도 발행 Harrison 내과학(제 17판)을 참고하여, 임종의료 및 연명치료 중단과 관련된 항목을 인용 정리하면서, 오늘의 의학 발달과 의료 윤리 및 법적 판단의 21세기 초의 의료의 기술적 수준(The State of the Art)을 살펴 보면 다음과 같다.

〈(1)〉 연명치료(延命治療)의 보류(保留) 및 중단(中斷)[16,17,18)]

〈1〉 역사적 배경:

의학의 시작 때부터, 말기 임종환자의 치료의 중단은, 윤리적인 것으로 간주했고, '자연(nature)이 그의 진로를 결정하게(let nature take its course)' 라는 개념으로 받아들여져 왔다. "히포크라테스"도 의사들은, "질병으로 위압된 환자 치료를 거부 함"(refuse to treat those patients who are over-mastered by their disease)을 수용하고 있다.

1900년대에는 세계적으로 권위 있는 의학전문지 Lancet 편집진은, "담당의사는 임종환자의 통증 관리를 위해 치료를 진행해야 하나 그러나 말기 환자의 생명을 연장할 의무는 없다" 라고 논평을 냈었다.

말기환자 연명치료의 중단에 대한 현대의 논쟁은, 1976년에 발생해서 역사적이고 획기적인 판례로 인용되고 있는 미국의 Quinlan 판례를 들 수 있다. '지속적식물인간상태(持續的植物人間狀態)(Persistent Vegetative State, PVS)' 에 빠져 있어 인공호흡기에 의존해서 연명하고 있는 딸의 처지가 안타까워 하는 환자의 부친이, 담당의사의 과치료(過治療)를 원망하며 인공기계호흡기 치료를 중단해달라는 법원 청원 송사에서, 미국 '뉴저지' 州 대법원은 환자를 대신해서 환자의 권리에 근거 해 환자 부모의 연명치료중단 청원을 받아드려 줌으로서 인공기계호흡기 치료를 제거 했던, 법정판례를 판시 한바 있다. {참고:제1부, V,[2](1)}

{추기: Quinlan 환자는 법정판결에 의해 인공계호흡기를 제거하고도 자발호흡(自發呼吸)을 유지하며 식물인간으로 7년을 더 생존하다가 자연사(自然死)의 경과를 밟고 사망함.}

〈2〉 "치료 거부"의 정의(定義)와 그 정당화(正當化)(Justification):

모든 환자가 의료적 치료를 거부할 법적 권리를 갖는다는데 대해서는 일반적으로 동의 하고 있고, 그리고 윤리적으로, 이런 환자의 권리는 환자의 자율성

(自律性)과 "통고된 합의(informed consent) 원칙" 에 근거하고 있다.
환자에의 "통고(通告)된 합의원칙(合意原則)(doctrine of informed consent)" 은, 환자의 자기결정권과 함께, 환자진료 방침 결정에 중요한 역할을 하며, 어느 한 쪽의 일방적인 결정이 아닌 양측(담당치료진과 환자/환자 가족)의 진솔한 소통(疏通)을 통한 합의과정 즉 절차적정당화(節次的正當化)(Procedural Fairness) 수순을 요구한다.
연명치료 중단과 관련된 요어(用語)의 정의(定義)도 아주 중요하며, 환자 자신의 의사(意思)가 표출(表出)되어 있느냐와 "통고된 합의(informed consent)" 유무에 따라서, 안락사(安樂死)등의 용어, 분류 및 '의사도움자살(醫師도움自殺)(Physician Assisted Suicide, PAS)' 등을 구별 하는데에 중요한 역할을 한다.(참고: 제 1부,VI)

〈3〉 법적 관점(Legal Aspects)

지난 세기 동안, 연명치료를 보류 또는 중단하는 것은 윤리적인 것으로 간주되어 왔고, 현행의 법 견해는, 환자는 의료적 치료를 거부할 헌법상 및 관습법상의 권리가 있다고 인용하고 있고, 州 법정은, 개인의 권리와 관습법상 의료적 치료를 거부할 개인의 권리를 정당화 하고 있다.
법정은 의식불명환자도 의료적 치료를 거부할 권리를 갖는다는 의견이다.
1990년의 미국 대법원 판결의 Cruzan 판례에서는{참고:제 1부,V[2](2)}, 환자가 연명치료인 수액 및 영양 공급 치료를 거부할 수 있는 헌법이 보장한 권리가 환자에게 있음을 판결 했다. 즉; '지속적식물인간상태' 에 빠져 있어 연명치료의 하나인 경관영양(經管營養)(tube feeding)에 의존해 연명하고 있는 딸의 부모는, 그런 식물인간 상태에서 경관영양에 의해 연명하는 것을 환자 본인도 원하지 않을 것이라는 믿음하에, 영양 공급 '튜부'를 제거해 줄 것을 병원과 법원에 청원하였다.
이 법원 청원은, '미조리' 州 대법원을 거쳐 미국 연방 대법원까지 상고 되어 미국 대법원의 연명치료 중단에 관한 첫 번째의 청원이 되었고, 이에 대해 연방 대법원은 의식이 없는 환자의 소망에 대한 대리인의 권한을 제한하고, 환자의 소망에 대한 더 확실한 증거를 제출하라고 하위 법원인 '미조리' 州 법원에 요청하는 판결을 함으로서, 환자 자신의 권리를 더 확인한 판결을 내렸었다. 모든 환자는 의료적 치료를 거부할 헌법상 및 윤리적 권리를 갖는다는 것을 판시(判示)한 획기적 판례를 남겼다.

1990년의 이런 판례는, 2005년 발생의 또 다른 유명한 연명치료 중단의 미국판 세계 화제였던 "테리 쉬아보(Terry Shiavo)" 사건의 판례(判例)가 되었고, 두 판례의 공통점은, 환자 자신의 권리와 의사(意思)를 판결의 중요 기준으로 삼고 있다는 미국 법정 판결의 일관성(一貫性)을 엿 볼 수 있다.
말기질환으로 임종기에 있는 환자의 의식이 불명하고 "사전의료지시서"등이 없는 경우는, 가까운 친척이 환자의 권리를 대리할 수 있는데('테리 쉬아보' 의 경우는 결혼한 여자 환자인 '테리 쉬아보'의 법적 대리인은 남편이 됨을 인정), 그러나 이 권리는 州에 따라 환자의 선호가 얼마나 확실하냐에 따라 차이를 보이고 있다.
그러나 미국 법정은, 의식이 있으면서 판단능력이 없는, 그러나 말기 환자가 아닌 경우는, 연명치료 중단을 요구하는 환자 가족의 권한을 제한하고 있다.

이론적으로는, 의료시술을 거부하는 환자의 권리는 다음과 같은 네 가지 '상쇄 이해 관계(countervailing interests)'로 제한된다. 즉: (a) 생명 유지 (b) 자살 예방 (c) 자녀(子女)의 경우 같은 제 3자 보호 (d) 의료전문직의 보전(保全)(integrity) 유지 등이다.

〈4〉 경험적 자료(Empirical Data):

현재까지 집계된 자료에 의한다면, 회복불가능한 중환자에서의 연명치료등 침습적인 의료시술의 중단은, 이제 표준 의료시술이 되어 있고, 미국인의 85% 이상이 심폐소생술 없이 사망하고 있고, 중환자집중치료실(ICU) 사망자의 90%이상이 심폐소생술(CPR)을 받지 않고 사망하고 있다. ICU 사망자중, 90%가 연명치료의 보류 및 중단 후에 사망하고, 사망 환자 1명당 2.6개 종류의 연명치료가 중단되고, 그리고, 1990년 이후, 연명치료 중단이 자주 시행되고 있다. 예를 들어, 1987-1988년에는 ICU 에서의 CPR이 49%에서 실시 되었는데 반해, 5년 후인 1992-1993년에는 단지 10%만이 실시 되였다는 조사도 있다.
그리고 이런 침습적시술의 중단은, 의식 있는 환자의 권리를 무시하거나 의식 없는 환자가 명확한 "사전의료지시서(medical directive)"를 남겼을 때는, 환자의 권리를 존중하고 환자의 의사(意思)를 중요하게 수용하고 있다.

"사전의료지시서"에 대한 광범위한 대중적 지지가 요구 되고, "환자 자기결정권법(Patient Self-Determination Act)"에 의거해 모든 의료기관은 환자에게 "사전의료 지시서"에 대한 서류를 완비시켜야 된다고 알리고 준비하게끔 지도해야 하는데도 불구하고, 미국인의 20%가량만이 이 문서를 준비하고 있을 뿐이며, 2005년도 발생의 "테리 쉬아보" 환자 사건{참고:제 1부,V-[2](8)} 이후 약간의 증가추세를 보여, 사전의료지시서 준비율이 30% 이상 증가한 것으로 추축되고 있다.
그러나 지속되는 문제는, '사전의료지시서'가 준비 되어 있더라도, 이 문서가 어데 있는지 알지 못하거나, 담당의사가 그런 문서가 있는지에 대해서 모르고 있으며, 또한 있다고 해도 진료방향을 결정하기에는 너무 막연하게 기술 되여 있는 경우가 많아서 문제가 되고 있다.

많은 예에서, 연명치료를 환자나 보호자가 중단하기를 소망하는데도 의료진에 의해서 계속되는 경우가 많고, 반대로 많은 의사가 환자나 가족의 동의 없이 환자측 모르게 일방적으로 치료를 중단하거나 시작을 주저하는 경우도 적지 않다.

이런 사실은, 진료 초기부터 환자와 가족이 그들의 선호에 대해서 관여함이 중요함을 나타내고 있다.
의식불명환자가 대리인 지명도 하지 않고, '사전의료지시서' 도 없고 할 때는, "연명 치료의 중단" 결정을 위한 세 가지 종류의 지침이 제안 되고 있다.

(1) 첫째로는, 일부에서, '통상치료(通常治療)(Ordinary Care)' 는 계속하고, '비통상치료(非通常治療)(Extra-Ordinary Care)' 는 중단할 수 있다고 제언한다. 그러나 임상적으로 '통상치료'와 '비통상치료'의 구분이, 치료중단 결정의 정당화를 위해서는 너무 모호하다는 이유하에 법원이나 일부 담론자는 이 용어를 사용하지 말아야 한다고 주장 하고 있고, 이는 의학 및 의료

기술의 빠른 발전상황을 고려한다면 아주 타당성을 가진 주장이라고 할 수 있다.

(2) 두번째로는, 많은 법원은 '대리인판단 기준(Substituted-Judgement Criterion)'을 사용하는 것을 주장하고 있고, 환자가 의식이 명료하지 못할 때는, '대리인 결정'을 사용할 것을 권장하고 있다.

그러나 많은 조사연구는 대리인은 아무리 가까운 가족이라고 해도 실지로 환자가 원하는 것을 정확하게 예단/판단 하기가 어려운 것으로 나타나 있어, 대리인 결정은 환자의 소망을 이행하기 보다는 '추측' 이 되고 있는 취약점이 지적되고 있다.

(3) 마지막으로, "최선의 관심기준(the best interests criterion)" 이라는 것은, "대리인"은 치료가 환자에게 주는 '부담' 보다는 환자에게 '이익' 이 되는 치료를 선택하고 '이익' 과 '부담' 간의 "균형(balance)"에 의한 치료를 평가해야 한다는 의견이다.

임상의사들은 특정한 치료의 이익과 부담에 대한 최대한 정확한 지식을 환자측에 정확하고 냉정하게 설명해야 하는 중요한 역할을 가지고 있다.

그러나, 정보가 가능한 한 최대한도로 명백하다고 해도, 일부 다른 사람들은 환자의 최선의 관심이 무엇이냐에 대한 견해가 다를 수 있으며, 가족이 다른 의견을 낼수도 있고 또 명백한 의견충돌로 이어질 수 있다.

이 기준은, 비평을 받아왔고, 그 이유는 환자의 이익(benefit)과 부담(burden)간의 균형을 결정하는 단순한 방법이 없을 뿐만 아니라, 그것은 환자 자신의 가치관에 의존하기 때문이라고 할 수 있다.

실지에 있어서, 의사들은 환자측 및 가족들의 결정에 의존하는 것이 최선이라고 생각하고 있으며, 다만 의사들의 판단이 그 치료가 환자에게 이익이 되지 않는다고 생각 하는 치료를 요구하는 결정이 있을 때 반대하는 경향이 있다. (참고: 절차적정당화)

이하 실지 "임상현장결정(Practical Consideration)" 고려 상황을 정리한 것은, (표: 7)과 같고, 다음과 같은 다섯가지 항목을 명료하게 제시하고 있다.

〈표: 7〉 연명치료중단(治療中斷)에서의 임상현장 결정 고려 상황

실질적인 질문	해 답
치료를 거부할 법적 권한이 있는가?	법적권한이 있다. 미국대법원은, 미국헌법 제14조 수정조항에 의거하여, 의식이 명료한 환자는 헌법에 보장된 권리로서 원하지 않는 의료적 치료를 거부할 수 있다고 공포했음.
어떤 종류의 치료가 법적 윤리적으로 중단가능한가?	모든 종류의, 어떤 치료도(인공호흡기, 항생제, 혈관 및 소화관을 통한 영양공급, 수분공급 등 포함) 법적 및 윤리적으로 중단 가능.
연명치료의 보류(保留)와 중단(中斷)간에는 차이가 있는가?	차이가 없다.
연명치료 중단(中斷) 결정에 있어서 환자와 가족 간의 의견 충돌이 있을때 어느쪽 의견이 법적으로 우세한가?	의식이 명료한 환자의 의견이 법적으로 우세하다. 그것은 환자의 생명과 육체에 관한 결정이다.
환자의 의식이 불명하고 무능(無能)할 때는, 연명치료 중단을 누가 결정할 수 있나?	환자가 의식이 명료할 때 임명한 대리인(proxy)이나 대리결정자(surrogate)를 임명했으면, 그 대리인/대리결정자가 법적인 결정권한이 있다. 만일 대리인 임명이 없었으면, 법적으로 지명되는 가족계보(家族系譜)가 있다. 보통 (1) 환자 배우자 (2) 성인이 된 아이들 (3) 환자 부모 (4) 환자 형제 자매 (5) 친척 순으로 된다.
'사전의료지시서'(사전의료지향서)는 법적으로 강제집행 할 수 있는가?	그렇다. 법적으로 시행(집행)할 수 있다. 환자의 소망(소원)이 명료하게 표시된 경우, 침습적인 치료를 거부하는 환자의 자기결정권을 행사하는 헌법에 보장된 권리 행사 방법이다. 미국의 모든 州에서는 명료하게 구술(口述)된 사전의료지시는, 연명치료의 보류 및 중단을 위해 법적 윤리적으로 충분한 것으로 수용되고 있다.

(1) 환자는 헌법에 보장된 자기결정권에 의해서, 인공기계호흡기, 수혈, 항생제, 인공 수액 및 영양공급 등을 포함한 어떤 종류의 또는 모든 종류의 치료를 거부할 권리를 가지고 있다.

(2) 통상적치료(通常的治療)(Ordinary treatment)와 비통상적치료(非通常的治療)(Extra-Ordinary treatment), 또는 영웅적치료(英雄的治療)(Heroic

treatment) 등의 명칭 및 구분은, 어떤 치료를 중단할 것인가를 거론/논의 할 때, 하등의 도움이 되지 않는 용어이다.

(3) 연명치료의 중단(中斷)(Withdrawing)과 보류(保留)(Withholding) 사이에는, 윤리적 및 법적으로 하등의 차이가 없다.

(4) 의식이 명료한 환자는, 그들에게 시술되는 치료의 중단을 결정할 수 있는 독립적인 권한(exclusinve right)이 있다.

(5) 의료시술을 거부할 수 있다는 것이, 어떤 종류의 의료시술의 시행을 요구할 수 있다는 것으로 해석되지는 않으며, 특히 합리적이지 못한 치료나 병리-생리학적으로 부적합한 치료, 해로움을 주는 치료, 실패한 치료 등을 요구하는 것이 그 예에 해당 된다.

이들 연명치료의 중단 항목 중 인공기계호흡기(Respirator)치료의 중단 및 보류 문제가 가장 도전을 받는 연명치료 항목이다.

인공기계호흡기의 중단 및 보류에는 두 가지 접근 방법이 있는데, 그 하나는 기도 삽관튜부(Endotracheal tube)를 제거하는 말기발관법(末期拔管法)(terminal extubation)이고, 다른 하나는 점차적으로 흡입산소 농도(FIO2)나 호흡수를 감소시키는 말기이탈법 (末期離脫法)(terminal weaning)이다.

중환자실 의사들의 35% 가량은 말기이탈법을 선호하고, 15% 가량은 말기발관법을 그리고 대부분의 의사들은 양쪽 기법을 겸용해서 이용하고 있다.

일부 의사들이 말기이탈법을 추천하는 이유는, 이 방법이 상부기도의 폐쇄증상이나 분비물에 의한 불편함과 협착음(狹窄音)(stridor) 발생을 덜 생기게 하기 때문이다.

그러나 말기이탈법은 환자의 죽음의 과정을 지연 시키는 결점이 있다.

인공호흡기를 제거하기에 앞서, 환자의 평안과 안정을 위하여, 환자가 의식이 있던 없던 간에, 신경근차단제(neuromuscular blocking agents)는 중단하고, 진정제와 진통제를 투여해야 한다. 신경근차단제를 중단하는 것은 환자가 불편해 하는 것을 허용하면서 이를 진정제나 진통제 사용으로 적정(滴定)(titration)하기 위한 것이고 또한 환자와 환자가족간의 상호 교감

(interaction)을 허용하기 위함이기도 하다.

보통 시술하는 처치로는, 인공기계호흡 이탈 전에, midazolam (2-4mg)의 일시주사(bolus)나 lorazepam(2-4mg)을 주사하고 난 후 morphin 5-10mg를 투여하고 그리고는 인공기계호흡기를 이탈하는 동안 morphin(일시주사량의 50%를 시간당 주입)의 주입을 계속한다.

상부기도에 분비물이 많은 환자에게는, Scopolamine 정맥주사를 100ug/hour 양으로 투약한다. 그리고 호흡곤란(respiratory distress)이나 통증 등이 있으면, 추가적 morpine 일시주사량이나 주입속도를 증가시키면서 통증 관리를 해 준다.

이미 진정제나 morphine 등 처치를 받고 있는 환자에게는 더 높은 용량이 필요할 수 도 있다. 환자 가족에게는 인공호흡기 제거 후 흔히 나타나는 호흡곤란이나 격앙(激昻)(agitation)등 증상에 대한 치료에 대하여 확인을 시켜줄 필요가 있으며, 인공호흡기 제거후의 생존기간의 불확실성에 대하여 설명하고 10% 까지의 환자가 제거 후 하루 및 수일 동안 생존할 수 있음을 알려야 한다.

〈(2)〉 의학적으로 무의미한 치료 (Futile treatments) :

1980년대 후반부터, 일부 주석자들은 논의하기를, 말기 임종환자의 가족이 요구하는 '무의미한 치료(futile treatment)'를 의사(醫師)는 중단할 수 있다고 주장하였고, 치료의 무의미함(futility)에 대한 객관적인 정의(定義)나 표준(標準)은 없지만, 여러 가지 범주의 주장이 제안 되어 왔다.

"생리적으로 무익한 치료(physiologic futility)"는 생리적효과가 없는 치료를 의미하고, "양적무의미한 치료(quantitative fuility)"는, "의사가 그의 개인적 또는 동료등의 경험상, 또는 보고된 자료에 의거하여, 지나간 100 예의 유사질환 환자에서 치료 효과가 없고 무의미한 치료였다면, 그 치료는 무의미한 치료(futile treatment)라고 정의한다. 그러나 이 정의는, 환자 자신의 '언제 치료가 무의미한 것이냐'에 대한 주관적 판단이 무시 되어 있는 결정이라는 약점과 유사질환 100예의 질병의 불균질성(不均質性)(heterogenecity)이 임상통계

상의 취약점이 되고 있다. (참고: 제1부 II-[1][2])

치료가 환자에게 추가적인 6 주일간의 생명유지 또는 1%의 생존 이득(survival advantage)이 환자에게 이득(benefit)을 주느냐의 결정 문제는, 환자 자신의 선호와 목표에 달려 있기 때문에 의료진의 일방적인 결정만으로 결정할 수 없다는 것이다. (참고: 제1부 II-[4])

많은 주석자/전문가들은, 연명치료중단의 기준(criterion)으로서 futility를 이용하는 것을 거부하고 있고, 대신 futility 결정을 위한, 환자 가족과 의료진 간의 조심성 있는 협의하에 이로움(benefit)을 얻을수 있는 대안의 방법을 추구하고 있다. (참고: 제1부 III, IV)

Texas, Virginia, Maryland 와 California 州는 소위 말하는 "Medical Futility Law"를 제정하여, 환자 가족의 소망에 반하여 의료진이 연명치료를 중단함으로서 받게 될 수 있는 법적책임(liability)으로부터의 보호를 의사들에게 제공하고 있다. (참고: 제1부 III)

예를 들어, Texas 주에서는, "텍사스 사전의료지시법(Texas Advance Directive Act, TADA)"을 제정하여, 연명치료 중단에 대해서 의료진과 환자 가족 간의 의견의 합의가 얻어지지 않고 불일치가 있고, 윤리위원회에 의해서도 해결되지 못했을 때는, 병원은 환자를 그런 치료를 제공해줄 다른 병원으로의 이송을 주선해주어야 한다고 규정하고 있다. 그리고 만일 이것이 10일 이내에 성사 되지 못하면, 병원과 의사는 futile 이라고 결정된 치료를 일방적으로 중단할 수 있다. 한편 병원의 결정에 불만이 있는 환자 가족은 州 법정에 상고 할 수 있게 되어 있다.

텍사스州 TADA 법 시행 후 초기의 통계수자는, 이 규정에 의한 병원 윤리위원회에 상정된 futility 자문 건수가 증가했고, 대부분의 가족은 연명치료 중지에 대해서 윤리위원회 결정에 동의 했고, 10-15%의 가족이 연명치료중지를 거부했다. 그리고 TADA 법이 체택 된 이후 7년간에 12예가 법정의 중재를 요구하는 송사로 이송 되었다.

〈(3)〉 안락사(Euthanasia)와 醫師도움自殺(Physician-Assisted Suicide, PAS)

〈1〉 역사(History)와 용어(用語)의 정의(定義) :

'히포크라테스' 시대부터, 안락사와 PAS문제는 논쟁의 대상이 되어 왔다.
1905년에는, 미국 Ohio州 의회가 '안락사'를 합법화 하려는 법안을 제안했으나 좌절 했었다. 1930년대 중반에는, 유사한 법안이 영국 의회와 미국 '네브라스카' 州의회에서 제의 되었다가 좌절 되었다.
2007년도 시점에서, PAS 는 미국 Oregon 州에서 합법이고, 안락사와 PAS 는 '네덜란드' 국, '벨지움' 국과 '스위스' 국가에서는 합법적인 의료행위이고, 그 수행절차는 많은 전문인과 환자 및 환자 가족 등과의 상담 및 동의 과정을 거치는 엄격한 절차를 규정하고 있다.
안락사와 PAS에 대해서는, 술어(述語)/용어(用語)상 혼선이 있어 왔고(표 참고), 소위 말하는 소극적안락사(消極的安樂死)(Passive Euthanasia)나 간접적안락사(間接的安樂死)(Indirective Euthanasia)라는 용어는 잘못된 명칭(misnomers)이고, 이들은 안락사 부류에 속하지도 않고, 두 가지 모두가 윤리적 및 합법적 범위의 의료행위로 간주 되고 있다.
안락사와 PAS 허용을 반대하는 네 가지 논거(論據)는 다음과 같다.

(1) 자율성은, 자율성을 유지하기 위해 필요로 하는 조건에 대한 자의적인 끝맺임을 허용하지 않는다는 것이, 두 유명한 철학자(Kant 와 Mill)의 반대 이유이다.
(2) 임종을 맞는 많은 환자들이 적정치료를 받지 못함으로서 통증과 고통을 받고 있으며, 적정한 치료에 의해서 통증과 고통을 줄여 줄 수가 있게 된다.
(3) 의도적인 '생명의 종결(Ending of life)'과 '연명치료의 중단'과는 명백한 차이(差異)가 있고 구별되어야 한다.
(4) 안락사와 PAS를 허용함으로서 발생되는 부작용과 결과에 대해서 더 신중한 고려가 있어야 한다.

한편, 안락사와 PAS를 허용하자는데 대한 평행되는 4 가지 논거는 다음과 같다.

(1) 자율성은, 안락사와 PAS 를 정당화 할 수 있다고 주장하고 있다.
자율성을 존중한다는 것은, 안락사와 PAS로 자기 생명을 끊는 것이 선택이라는 각자의 결정을 허용하는 것을 조건으로 요구 하고 있다.
(2) 선행, 자선(Beneficence) - 나아가 개인의 복지(well-being) - 개념은, 안락사와 PAS 허용을 지지한다고 해석하고 있다.
(3) 안락사와 PAS는 윤리적으로 정당화된 연명치료 중단과 다를 것이 없다는 것.
(4) 안락사와 PAS 허용으로 결과 될 것이라는 "위험한 비탈길(slippery slope)"은 있음직 하지 않은 우려(憂慮)이다.

1997년 미국대법원 결정은, 안락사와 PAS를 허용하는 헌법적 권리는 없지만 그러나 미국 각州의 의회가 이들을 합법화하는 것을 못하게 하는 헌법적 금지 조항도 없다고 밝힌바 있다. 이에 따라서 '오래곤' 州의 PAS 는 합법에 속하게 되었다.

그러나, 최근에, 투표자들은 다른 州에서의 PAS의 합법화에 대한 국민투표(referenda)에서 좌절시켰으며, 州 의회에서 법안이 좌절 되였었다.

〈2〉 경험적 자료(Empirical Data):

안락사와 PAS에 대한 의견과 실행에 대해서 광범위한 조사가 된바 있다.
첫째로, 조사결과에 의하면, 미국의사의 60-70%는, 감내 할 수 없는 통증으로 신음하는 말기환자에 대한 안락사와 PAS 를 지지하는데 반해, 일반 대중의 지지(支持)는 현저히 감퇴하고 있고, 의사들 중에서도 일반 의사보다 종양학(腫瘍學) 전문의사가 더 반대하는 경향을 나타내고 있다.
둘째로, 미국의사의 약 18-25%는, 환자측으로부터 안락사와 PAS의 요구를 받은 일이 있고, 종양약 전문의사의 약 43-63%가 그런 요구를 받은 바 있다.
셋째로, 여러가지 조사에 의하면, 미국의사의 5% 이하가 안락사나 PAS를 실시했고, 종양학 전문의사 중에서는, 4%가 그들이 의사 경력 중 안락사를 실시했고, 11%는 PAS를 실시한바 있다고 회술한 것으로 조사 되어 있다.

넷째로, 임상현장에서는, 많은 경우에, 보호조항(Safeguards)이 내부적으로 은밀하게 위반되고 있음을 보여 주고 있고, 한 연구조사는 안락사의 54%가, 안락사를 요구한 것은 가족이라고 되어 있다.
마지막(다섯번째로)으로, '네덜런드'와 '미국'의 조사결과에 의하면, 안락사와 PAS를 시행 하는데에 상당한 문제가 있음이 나타나 있다.

〈3〉 실질적인 고려사항

안락사와 PAS 에 대해서는, 육체적(물리적) 및 심리적인 완화요법이 실패한 후에만 고려되어야 하는 것으로서 광범위한 관련인들의 동의가 된 이후에, 안락사와 PAS 가 취해지게 된다. 이를 위해 일련의 보호조항(safeguards)이 설정 되여 있으며 미국 Oregon州와 네덜란드國의 PAS에 구체화 되어 있는 내용은 다음과 같다.

(a) 환자는 의식이 명료해야 하며, 안락사와 PAS를 반복적으로 자의적으로 계속 요청해야 한다.
(b) 환자는 통증과 고통이 있고 적정 완화의료 시술로서 경감될 수 없어야 한다.
(c) 환자가 안락사나 PAS를 소망한다는 것이 굳은 결심하에 진지해야 하며, 이런 결정을 확인하기 위한 기다림의 시기가 있어야 한다.
(d) 의사는 다른 의사로부터 또 다른 의견(second opinion)을 얻어야 한다.

미국 Oregon州의 경우에는, 환자가 질병의 말기환자이어야 한는데, Belgium과 Switzerland 에서는 그런 보호조항이 없다.
실지 임상현장에서, 의사(醫師)가 '안락사'나 'PAS'에 참여한 경우에, - Dr. Kevorkian의 예를 제외하고는 - 의사가 고발(기소)된 일은 있어도, 유죄판결을 받은 일은 없다.
연명치료를 중단하고 말기환자의 통증 증상을 완화하기 위하여 아편유사물질(opioid)를 제공하는 것은 의료전문직과 법정판결에 의해서 윤리적 범주라고 생각 되어 왔고, 안락사나 PAS와 혼동하지 말아야 하는 것이 중요하다.

〈4〉 법적 측면(Legal Aspects):

모든 나라와 미국의 모든 주에서는, 안락사와 PAS는 관습법(Common Law)에 의해서 불법으로 되어 있다. 그러나 안락사는 '네덜렌드'와 '벨지움'에서는 합법적인 의료행위로 되어 있고, 호주의 Northern Territory에서 일시적으로 합법화 되었었으나, 곧 폐기 되었었다. PAS는 미국 Oregon州에서 합법이나, 그것이 결정되기 까지는 수 많은 절차와 기준이 가추어져야 하며, 15일간의 대기 시간(기다리며 다시 생각하는 시간)을 갖게 마련되어 있다.

〈표: 8〉 '안락사(Euthanasia)'와 'PAS'의 정의 (Cecil 2008 / Harrison 2008)

용 어 (term)	정의 (Definition)	법적 지위/상황
적극적자의적 안락사 (Voluntary Active)	환자와의 고지된 합의(informed consent)하에 의도적으로 약물이나 다른 개입을 해서 환자를 죽음에 이르게 하는 행위	Netherland 와 Belgium 국가에서 허용.
적극적 반자의적 안락사 (Involuntary Active)	환자가 동의(consent) 여부를 결정할 수 있게 의식이 있는데도 불구하고, 환자와의 합의 없이, 의도적으로 약물이나 다른 개입을 해서 환자를 죽음에 이르게 하는 행위(예를 들어, 환자에게 물어보지도 않음)	세계 모든 곳에서 불법행위로 간주함.
적극적 비자의적 안락사 (Nonvoluntary Active)	환자가 의식이 불명하고, 동의 여부를 결정할 능력이 없을때, 의도적으로 약물이나 다른 개입을 해서, 환자를 죽음에 이르게 하는 행위.	상 동
소극적 안락사 ** (Passive Euthanasia)	연명치료를 보류 또는 중단하여, 환자가 죽음에 이르게 하는 행위(연명치료 중단 행위)	모든 곳에서 합법적으로 수용
간접적 안락사 (Indirect Euthanasia)	환자의 통증을 완화하기 위해서 마취 진통제나 다른 약물을 사용하다가 의도하지 않은 부작용으로 환자가 사망하게 되는 경우.	모든 곳에서 합법적으로 수용
의사조력자살 (PAS) (Physician-Assisted Suicide)	의사가 약물을 공급하거나 다른 개입을 해서, 환자가 자살을 목적으로 사용할 가능성을 알고도 제공 함으로서 환자의 자살을 도와주는 행위.	Oregon, Netherland, Suisse, Belgium

〈註〉 (1) 환자와의 합의(consent) 또는 환자의 사전의료지시서(事前醫療指示書)의 유무(有無)가, 안락사의 종류와 그 구별에, 아주 중요 요인이 되고 있다.

** (2) 소극적안락사(Passive Euthanasia)의 경우는, 연명치료는 중단하드라도, 완화의료(緩和醫療)(Palliative Care)는 지속되고 모든 곳에서 합법으로 수용.

〈5〉 임상실제 상황(Practices)

말기질환 환자의 10-20%가 그들 자신이 안락사나 PAS를 생각 한다.

'네덜란드'와 미국 '오래곤' 州에서는, 이런 방법을 이용하는 70% 이상의 환자가 암성질환(癌性疾患)으로 사망하고 있고, 5%의 환자가 '후천성면역결핍성질환(AIDS)' 이나 근위축성측삭경화증(筋萎縮性側索硬化症)(Amyotrophic Lateral Sclerosis, ALS)으로 사망하고 있다. '네덜란드'의 예는, 모든 사망환자의 3.5%가 안락사와 PAS의 형태로 사망하고 있고, '오래곤'주에서는 0.1%의 환자가 PAS로 사망하고 있다고 알려져 있다.

환자가 안락사나 PAS를 요구하는 일차적인 동기는, 환자의 통증이 아니고, 우울증 절망 그리고 더 심원(深怨)(깊이 원망함)하게는 존엄성과 자율성 상실 또는 가족에게 부담 주는 것 및 우울증(憂鬱症) 등이 중요 동기 요인으로 되어 있다.

'네덜런드'에서의 조사에 의하면, 말기암환자의 우울증은 안락사를 4배나 많이 요청하게 하고 있고, 조절 안 되는 통증의 문제는 안락사를 소망하는 것과 관계가 없는 것으로 조사 되어 있다.

안락사와 PAS라고 해서 통증 없이 빠른 죽음에 이르게 한다고 확언 할 수 없다. '네덜런드'에서의 조사 결과는, 20%의 환자가 의료시술상의 문제나 다른 문제가 일어나고, 환자가 혼수에서 깨여난다던가, 혼수에 빠지지 않거나, 약물을 역류(逆流) 시키거나 죽음에 이르기 까지 시간이 지연 되는 등의 문제가 있을 수 있다.

안락사가 합법이든 아니든 간에, 의사측으로 보면 의사들 생애를 통해 의사들의 12-54%가 안락사나 PAS의 요구를 환자로부터 받는 것으로 조사 되어 있다. 이런 요구를 환자로부터 받을 때, 이런 문제를 다루고 처리하는 의사(醫師)의 적정(適正) 판단 결정능력이 아주 중대함을 나타내고 있다.

이런 요구를 의사가 받게 되면, 의사에게는 많은 괴로움의 기회가 되며, 안락사나 PAS의 요구를 받으면, 의료제공자는 그런 요구를 조심성 있고 명백하게 해야 하는 것이 왜? 그런 요구를 환자가 하게 되는 근원적인 원인을 밝히는데 도움이 될 단호(斷乎)하고 열린 마음과 의심으로, 무슨 원인으로 환자가 이런 생각과 선택을 생각하게 되었는가?와 같은 질문을 포함해 밝히는 노력을 할 필요가 있다.
또한 의사는 환자에게 연명치료는 중단되지만, 통증관리를 포함한 완화의료(緩和醫療)(Palliative Care)는 계속됨으로서 환자가 절대로 방기(放棄)되는 것이 아님을 알게 할 필요가 있다.

이와 같이 의사는 환자에 대한 진료문제에 대해 지속적인 교육을 유지 해야 하며, 증상에 대한 치료, 원하지 않는 치료의 중단, 안락사와 PAS의 실상 등에 대한 설명이 필요하게 된다. 왜냐 하면, 그런 치료 효과와 적응에 대해서 오해를 가지고 있을 수 있으며, 또한 그런 진료 방향의 선택과 결정에 대한 법적 의미를 고려해야 하기 때문이다. 또한, 우울증, 절망, 그리고 정신적 고뇌(苦惱)와 육체적 고통 및 경제적 부담 등이 그런 요청을 하는 유인이 될 수 있음으로, 그런 요인들을 적극적으로 평가하고 치료를 겸해야 한다.

이런 과정과 선택의 해명 등이 있은 후에는, 대부분의 환자는 다른 방향의 접근을 시도하며, 연명치료를 거절하고 이에 인공적인 영양공급이나 수액요법도 포함할 가능성도 스스로 나타낸다.

〈(4)〉 임종의료(臨終醫療), 생명 마지막 시간(시기)의 의료 (Care during the last hours);

많은 일반사람들은, 실지 사람의 사망과정에 대해서 잘 알지를 못하고 있고, 대부분의 사람들은 생(生)의 마지막 시간과 내세에 대해서 무엇을 예상하는지에 대해서 모르고 있다. 특히, 가족과 의료진 요원은, 가정에서 환자가 사망하게 될 때의 준비(채비)를 해야 한다. 환자의 마지막 수일은 심한 쇠약과 피로가 나타나고 덜 움직여 압박성 미란(壓迫性 糜爛)(pressure sores)으로 유도되기도 한다. 그러나 죽음에 임박해 있는 환자를 돌아 눕히는 것은 환자가 움직임으로서 생길 수 있는 환자 불편을 고려하면서 수행해야 한다.

환자는 구강점막의 건조감과 연하곤란(嚥下困難)(dysphagia)(삼키지 못함)으로 먹고 마시는 것을 잘 못하고 중지 하는 경우가 많다. 이런 경우는 구강내

면봉(綿棒)으로 적시기(swabbing), 입술의 윤활약(潤滑藥)(lubricants) 사용, 인공눈물등의 사용 등 세밀한 관심과 가료(care)가, 환자가 감당 못하는 인공 영양공급을 하려는 노력을 대신 해 줄 수 있는 가료의 형태가 된다.

구역반사(嘔逆反射)(gag reflex)의 소실과 연하곤란 때문에, 환자는 구강분비물의 구강내 축적이 생기고, 호흡할 때 마다 소리가 나서 소위 말하는 임종후성(臨終喉聲)(death rattle)이 생긴다. Scopolamine 투여는 이런 분비물 발생을 줄여 준다.

환자는 또한 호흡의 변화로서 무호흡(無呼吸)을 주기적으로 나타내는 '체인-스토크스' 호흡(Chyne-Stokes breathing)을 하게 된다.

혈관내 혈액량과 심장 박출량의 감소로 빈맥(頻脈)(tachycardia), 저혈압 및 사지(四肢) 냉각감, 망상피반(網狀皮斑)(livedo reticularis), 그물울혈반 등을 나타낸다.

환자는 뇨실금(尿失禁)(urinary incontinence)이나 분실금(糞失禁)(fecal incontinence) 을 나타낸다.

환자는 의식상태와 신경기능 변화로서 죽음으로 가는 두 가지 길로 접어든다.

(1) 흔한 임종과정 => 최면(졸림)상태 -> 기면(嗜眠)상태(lethargic) ->
-> 둔화(鈍化)(obtunded) -> 반무의식(半無意識)(Semi-comatous) -> 혼수상태(昏睡狀態)(comatous) -> 사망(death).

(2) 흔하지 않은 임종과정 => 불안(不安)(restless) -> 혼미(昏迷)(confusion) -> 진전성(震顫性)(tremulous)의 환각(幻覺)(hallucinations), 망상(妄想)(delirium), 근경련성근반사(筋痙攣性筋反射)(myoclonic jerk), 경련(痙攣), -> 혼수상태 -> 사망(death)

이런 임종 말기과정의 변화는, 환자나 환자 가족의 고민을 일으키게 하며, 안심을 시킴(reassurance)과 목적한 중재 개입이 요구된다.

이런 변화가 일어날 수 있다는 것을 미리 환자 가족에게 알리는 것은 문제를 대신하고 고민(어려움)을 최소화 하는데 도움이 된다.

환자가 먹지 않기 때문에 죽어가는 것이 아니고, 환자가 죽어가기 때문에 먹지 않는다는 것을 가족이 인식한다는 것이 환자 가족과 의료제공자의 걱정 근심을 덜어 주게 된다.

같은 모양으로, 가족과 의료진에게 임종후성(臨終喉聲)(death rattle)이 일어날 수 있고 이것이 질식을 의미하는 것이 아니라는 것을 알리는 것은, 숨소리 때문에 걱정 하는 가족의 염려를 덜어 줄 수 있게 된다.

〈표: 9〉 임종시기의 임상증상과 그 대처 (Harrison 내과학 교과서 2008년)

환자 상태 변화	합병증의 가능성	가족의 반응과 걱정	도움말과 중재
심한 피로감	병상에 매여 있어, 압박 괴양(pressure ulcer)이 발생, 감염, 고약한 냄새 통증 및 관절통등 발생	환자는 움직이기를 포기 하고 있음.	가족에게, 말기피로 증상은 임상 치료로 개선 되지 않음을 알리고, air matress 등의 사용을 권장함.
식욕부진	없음	환자는 먹는 것을 포기했고, 환자는, '배고픔'으로 굶어 죽어간다.	가족에게, 환자는 죽어가고 있기 때문에 못 먹는 것이고, 마지막 시기에는 못먹기 때문에 고통을 받거나 죽어가는 것이 아님을 확인시킴. 환자에게 억지로 먹여지는 영양공급(경구, 비경구적, 소화관내)은, 환자의 증상 완화 및 질병치료에 도움이 되지 않는다.
탈수 증상	점막의 건조	환자는 갈증(목마름)으로 고통받고, 탈수로 사망할 수 있다.	가족에게, 임종말기의 탈수는, 환자가 의식불명상태여서 환자에게 고통을 주지 않음을 확인 시킴. 혈관내 수액공급은, 폐장과 사지의 부종을 일으키고, 호흡 곤란을 일으키고, 임종과정을지연 시킬 수 있다.
연하곤란 (잘 삼키지 못함)	경구 투약을 못하게 되어, 완화의료가 필요.		경구 투여를 강제하지 말것. 불필요한 투약을 중단(이에는, 항생제, 이뇨제, 설사제, 항우울제 등 포함). 만일, 삼키는 것이 곤란하면

			경구용액제, 설하(舌下)투약 또는 직장(直腸)내 투약.
임종후성(臨終喉聲)(death rattle) 있을 때		환자가 질식하고 있다.	가족에게, 이 증상은, 환자 구인두(口咽頭)(oropharynx)에 분비물 축적에 의한 것이고, 질식을 의미하지 않음을 설명함. Scopolamine치료로 완화되며 흡인술(吸引術)(suction)은 권장되지 않으며, 효과도 없음.
무호흡, 호흡곤란, Cheyne-Stoke 호흡		환자가 질식하고 있다.	가족에게, 의식없는 환자는, 질식이나 호흡곤란을 느끼지 못함을 설명한다. Opioids 등을 사용할 수 있고, 산소투여는 도움이 않되고, 죽음의 과정을 지연시킬 따름이다.
뇨실금(尿失禁) 또는 분실금(糞失禁)	피부 파괴되고 감염의 원인이 됨.	환자는 더러워졌고 냄새나고 혐오감을 주게 하는 상태다.	가족에게 모든 사람에게 해당하는 보편적 주의가 필요함을 상기시킴. 침대 용품을 자주 갈아줌. 기저귀, 뇨'카데타', 직장관 등 사용.
격앙(激昻)(agitation), 헛소리, 망상(delirium)	낮 밤을 못 가리고, 자해(自害) 및 남에게 피해를 가함	환자는 극심한 통증으로 고통을 받고 끔찍한 죽음을 자초함.	격앙과 헛소리가 반듯이 통증의 발현은 아님을 가족에게 확인시키고, 증상의 원인 탐색하고 약물투여 개선, haloperidol, diazepam, chloropromazine, midazolam 등 투약함.
점막의 건조	입술 갈라지고, 입의 미란(糜爛), '칸디다'증, 등이 통증과 냄새 유발	환자는 냄새를 피우고, 혐오감 줌.	중산나트리움(중조)용액으로 구강양치(매 30분), Nystatin, petroleum jelly, 안과윤활제, 인공눈물 등 사용, 처치함.

가족과 의료제공팀은 또한 연명치료를 중단하는 것에 대해서 환자를 죽인다는 두려움과 죄책감을 가질 수도 있고, 효과 없는 치료(futile)라도 계속 요구하는 경우가 있다. 이런 경우에 있어서, 담당 의사는 가족과 의료제공팀에게 죽음의 불가피성과 완화의료(緩和醫療)의 목적과 환자를 위한 최선의 처치에 대해서 설명해 주어야 한다. 연명치료는, 죽음의 과정을 지연시키고 환자에게 고통만 가중시키고 있음을 설명하고, 연명치료를 중단하는 것은 법적으로나 윤리적으로 문제가 없는 것이고 환자 죽음의 원인이 아님을 가족들에게 몇 번의 다짐으로서 확신 시켜야 한다.

환자의 청력과 촉감은 오감(五感)중에서 가장 끝까지 남아 있는 것으로 알려져 있어, 가족과 의료제공팀은 사망하는 환자와 말을 하며, 손을 만지며 소통을 계속 유지할 것이 권장되고 있다.

환자가 자택에서 사망하게끔 계획을 한다면, 의사는 가족과 의료팀에게 '환자의 사망' 함을 어떻게 결정하는가에 대해서, "죽음의 정의" 에 대해 통고해줄 필요가 있다.

환자 사망의 기본적이고 중요한 증표는, 심장박동과 호흡의 정지, 동공의 확대 및 고정, 신체가 차가워지고, 근육이 이완되고 대소변의 실금(失禁)이 일어날 수 있다.

가족에게 상기시킬 것은, 환자가 사망했는데도 눈은 계속 뜨고 있을 수 있고, 그것은 안와후방(眼窩後方)(retroorbital) 지방(脂肪)의 감소로 안와(眼窩)가 뒤쪽으로 밀림으로서 안검(눈꺼풀)이 안구(眼球)를 덮지 못해 그런 증상이 나타날 수 있다.

담당의사는 가족과 진료진에게 환자가 사망하면 누구에게 접촉해야 하는 계획을 이룩해야 한다. 이런 계획이 없을 때는, 가족은 당황 해지고, 119를 불러서 응급 진료요원이 도착 하고 심폐소생술 후 병원 응급 후송등으로 이어지는 비상 상황이 이어지게 된다.

〈(5)〉 완화의료(緩和醫療) 및 호스피스: 어떻게 어데서?

환자에게 완화의료를 제공하는 최선의 결정은 물론, 환자의 선호 선택과 가족의 협조 및 의료팀과 전문기관등의 편의 등의 여건 등 여부에 달려 있다.

'호스피스' 가 완화의료 시술의 단 하나의 모델을 아니지만, 선도적 모델이 되고, 많은 관련인이 믿기로는, 완화의료가 환자의 예후에 불문하고 모든 환자에게 제공되어야 한다는데 동의하고 있다.

우리나라의 호스피스 완화의료 제도는 국가 보험체계와의 연계와 여러 가지 제도적 정착 단계에 있지만, 곧 의료제도권으로 도입 되여, 말기질환으로 고통받는 환자와 환자 가족을 위한 의료 서비스에 도움이 될 것으로 확신 되고 있다.

2010년 한국호스피스 완화의료학회 세미나 (연명치료 중단의 대안으로 완화의료 바라보기)(2010년 10월 8일, 사울대병원 임상의학연구소1층강당)에서 발표된 '김열' (국립암센타 호스피스완화의료사업과장)의 "호스피스완화의료 활성화(연명치료 중단의 대안으로 완화의료 바라보기)" 발표문의 일부는 우리나라의 2010년도 시점에서의 완화의료의 현황을 잘 나타내 주고 있다. 즉:

* 우리나라 완화의료 활성화를 위한 과제 ;

1. 호스피스완화의료에 대한 인식향상
   - 보건의료 전문가 교육 - 대국민 홍보
2. 완화의료 전문기관 인프라 확대
   - 완화의료전문기관수 및 지원 확대 - 완화의료 수가 개발
3. 지역사회기반 완화의료 활성화 모델 개발
4. 완화의료 전문인력 교육 및 양성
5. 완화의료 역할 확대 및 강화 - 말기환자에만 제공되는 의료서비스가 아닌 Care Continuum for QOL (Quality of Life)

* 완화의료 활성화 사업 추진 방향 ;

1. 기관지원사업 ; 완화의료 전문기관 인프라 확대
   호스피스 완화의료 전달체계 구축

질 평가 및 관리 체계 마련하여 질적 향상

2. 제도화 지원사업 ; 암관리법 개정 -〉 시행령, 시행규칙 -〉 지역사회 기반 완화의료 지원시스템 마련 -〉 수가시범사업 -〉 수가적용 -〉 통증캠페인, 호스피스 완화의료의 날(10월) 등 대국민 홍보

3. 전문인력 양성사업; 표준 교육의 확대 보급 및 내용 개정,
직종별(의사, 사회복지사) 상급교육프로그램 개발
학생교육 강화, 수련프로그램 마련,
완화의료 전문 인력 교육 인정제도

[7] 환자의 복지(Well-Being) / '평안안 죽음' 운동 (Well-Dying Movement)와 종교(기독교)적 입지

인간의 "삶"과 "죽음"은, 항상 공존해 있는 생명 현상의 일부이며, 인간 육신의 생명이 유지되어 있는 한, 세포분화(細胞分化)/발달과 세포사(細胞死)(Apoptosis)과정이 계속 이어지면서, 세포의 삶과 죽음은 동전의 앞뒷면과도 같이 항상 공존하며, 세포 사망(Apoptosis)이 있음으로서 남은 세포들의 정상적인 세포 발달 분화가 정상적으로 이루어 질 수 있게 유전자(遺傳子)에 기록되고 그렇게 조화 되어 있다. (김건열: 인간복제, 단국대학교 출판부, 2002)

"타골(Tagore)"은, "인간의 '죽음'은 '출생'이 그렇듯이, '삶의 일부분을 이룬다' " 라고 말했고, 공자(孔子)는 "순전차(順天者)는 存하고 逆天者는 亡이니라(천명을 쫓는 사람은 살고, 천명을 거슬리는 사람은 죽는다)"라고 가르치고 있다.

세기적인 정신의학자인 Carl G. Jung 은 그의 저서 "Soul and Death"에서:
〈나의 긴 세월에 걸친 심리학적 경험에 의한, 무의식적 정신활동에 대한 많은 사람을 관찰한 바에 의하면, 무의식 속에 죽음의 실재가 있음을, 즉 실지 죽음을 맞기 전부터 죽음의 실재를 무의식 속에 가지고 있음을 알 수 있었다. 현세의 위대한 두 종교인 기독교와 불교에서, 삶(이승의 존재)의 의미는 그 종말

(끝)에서 완성 된다. 인간은 죽음 앞에서 모든 것이 허무해지면서, 자기가 일생 동안 쌓아온 것이 무너지면서 영원한 것을 찾기 시작한다. 죽음이 그의 삶의 마지막이며 모든 것이 끝이고 허무라고 생각하지 않는다. 죽음 다음에 천국, 극락, 저승으로 간다고 믿는다.〉라고 기술하고 있다.

우리나라의 비교종교학자 '이찬수' 교수(http://blog.daum.net)는 "부활, '웰다잉'의 한 해석"에서 〈'그리스도' 교의 부활(復活)과 '불교'의 윤회(輪廻)를 비교해 보면, 부활(復活)이 인생의 궁극적인 상태 내지 상황 (일회적이고 개체적인 것)임에 비해, 윤회(輪廻) 자체는 인생의 목적이 아니고 오히려 무수한 윤회의 연결 고리를 끊고 열반(涅槃)의 세계로 들어가는 것이 인간의 최대과제라고 하고 있다. 분명히 기독교의 부활 [신령한 몸(spiritual body)으로의 부활(고전:15;44)]의 영생과, 불교의 열반의 경험이, '그리스도' 교와 불교에서 말하는 인생 최후의 경험이자 소망이라는 점은 분명하다.〉 라고 기술하고 있다.

2004년도 발행 "Oxford 緩和醫療學(Palliative Medicine) 교과서 서문에는, 〈인간의 죽음은, 평화로운 사람의 존엄과 신중을 갖춘 이승(이 세상)으로부터의 단순한 퇴장이어야 하고, 궁극적으로는 고통이나 괴로움, 무서움 등이 없는 죽음이어야 한다.〉라고 인간의 죽음을 다루는 의사(醫師)의 역할을 기술하고 있다.

신앙세계(Belief System)에서는, 인간을 육신(Body, Flesh)과 영혼(Soul)이 함께 하는 것임을, 모든 크리스천 모임에서 가르치고 있고, 마태복음 27:50에는 예수의 죽음의 순간을, 〈예수께서 다시 크게 소리 지르시고 영혼이 떠나시다(Jesus gave up his Spirit) 〉 라고 기록하고 있어, 죽음은 육체와 영혼의 분리라고 하고 있다.

'그리스' 정교회(Greece Orthodox Church)의 기도문에는, 〈'부활'이 임할때까지, '육신(body)'은 죽어서 원래의 흙으로 돌아가고, '영혼(soul)'은 원래 있던 곳으로 돌아갈 것이매, 하나님께 구하여 ...... 하나님께서 당신의 종 000의 육신으로부터 영혼이 떠날 때, 평화스러운 떠남이 되게 하소서.....〉 라는 기도문이 있다.

'카톨릭' 교회의 "Words of Vatican II"는, 〈사람은 육신과 영혼이 합하여 한 사람이 됨을(though made of body and soul, man is one)〉 설명하고 있고, 영혼이 함께 할 때 생명이 있다고 하고, 영혼이 육체를 떠난 때를 인간의 죽음이라고 하고 있고, 1980년에는, "안락사에 대한 선언문(Declaration on Euthanasia)"를 발표하여, '안락사(安樂死)'와 "회복가능성이 없는 환자의 연명치료중단(존엄사)" 간의 구분을 설명하고 있다. 즉; "안락사에 대한 선언문"은, 생명의 가치, 안락사 금지, 및 불가피한 육신의 죽음에 임해, "균형(均衡)(proportionate)/ 불균형(不均衡)(disproportionate)"의 개념과 "예외적치료수단(例外的治療手段)(extra-ordinary treatment)"의 사용(인공호흡기 치료 등)이 의무적인 것이 아니라는 설명 하에, '예외적 치료수단'의 거부가, 윤리적 교리적으로 수용됨을 선언문 IV 항에서 밝힌 바 있다.

현시대는, '웰비잉(well-being)(행복, 복지)'을 넘어, '웰다잉(well-dying)(평안한 죽음)', "존엄스러운 죽음(dying in Dignity)' (존엄사, 尊嚴死)를 준비하고 수용하는 시대가 되었고, 고통 없는 평안한 죽음을 준비하는 일이야 말로 삶의 매순간을 더욱 가치 있게 하는 깨달음의 도약이고 삶의 완성이라고 할 것이며, 하나님을 믿는 '크리스천'이 추구해야 할, 하나님의 뜻에 부합하는, "썩은 육신의 죽음의 바른길"이 될 것으로 믿고 있다.

인간 육신의 병이 진행하여 치료할 수 없고 회복할 수 없는 사망의 경지에 들어선 임종환자에게, 계속 발달되고 있는 현대의학의 "비정상적인(extra-ordinary) 치료" 방법을 동원하여, 환자 자신의 뜻에 반하는 인공적 기계적인 연명치료(延命治療)를 계속하며, 환자의 죽음 과정을 지연시키며 〈무의미한 연명치료(futile treatment)〉를 계속하며, 환자와 가족을 포함한 주변사람들의 고통과 온갖 부담을 주고 있는 것이, 성경적인, 하나님의 뜻에 맞는 죽음의 올바른 길인가? 하는 심각한 의문에 해답을 구해야 할 것이며, 성경은 "비정상적인 치료" 수단으로 "죽음 과정"을 연장하는 것을 요구하지 않는다(the Scriptures do not require that extraordinary means be employed to stretch out the dying process)라고, 미국의 성경학자들은 천명하고 있고, 유대교, 그리스 동방교회 및 미국 장노교회, 감리교회 침례교회를 포함한 16개 이상 기독교

교파의 공식 비공식 의견을 종합해 보더라도(참고문헌 3), 안락사는 반대

하지만, 회복이 불가능한 임종환자에 대한 환자 본인 의사(意思)에 반(反)하는 연명 치료(延命治療)는 수용하지 않고 있음을 확인할 수 있다.

오히려 하나님이 주신 인간 생명의 신성함을 지킨다는 명목 하에, 선성한, 하나님이 주신 생명을, 하나님의 지체이고 하나님의 형상을 입은 인간육체의, 자연스러운 죽음의 과정〈natural dying, 자연사(自然死)과정〉(잠자는 듯이 가야하는 평화스러운 죽음(욥:3;13, 요:11;11-14, 행:7;16)을, 하나님이 거두어 가실 인간 육신의 죽음의 과정을, 현대의학의 얄팍한 지식에 근거한 연명기술로, 하나님의 지체인 인간육신의 자연스러운 죽음을 인공적으로 지연시키면서, 하늘나라로 입성하는 것을, 인간 육신과 영혼의 이탈과정을 억지로 막는 연명의술의 비정상적(extra-ordinary means)인 의료행위는, 오히려 비성경적인, 하나님의 뜻을 어기는 행위라고 할 수 있을 것이다.

1970년대 중반에 미국 '크리브렌드' 대도시 지방에 거주하는 카톨릭 및 신교 성직자 614명을 대상으로 설문을 실시했던, 말기환자(末期患者)와 안락사 관련 설문조사에 의하면[32], 성직자의 77%가 "식물인간이 되고 기계적인 연명치료로 생명의 존엄성 없이 연장되는 생명은 죽음보다 못하다."라는데 동의 했고, 14%가 동의를 하지 않았다. 또한, "많은 불치병환자들이 두려워 하는 것은 죽음자체보다도 죽음의 과정의 격통(激痛)과 그 지연으로 고통 받는 괴로움의 기간이다" 라는데에 64%가 동의했다.

그러므로, 성직자들에게는, 사람의 극심한 육체적인 고통이, 말기환자에게 편안한 죽음을 허용하는, 적법의 정당화라고 생각하게 하고 있음을 알 수 있었다.

또한 연구조사에 의하면, 말기환자의 90% 이상이, 그들의 질병 상황에 대해서 진실(眞實)을 알기를(의사로부터 통고 받기를) 원하는 것으로 확인된 바 있다.

또한 성직자의 대부분은 말기질환임을 통고(발표)함과, 말기질환 환자가 더 이상의 연명치료를 거부하는 환자의 권리도 수용되어야 한다는 믿음도 나

타내고 있다.

'말기질환 환자들의 죽음에 관한 견해'에 대해서 성직자들의 인식은, 두 가지 견해, 즉 종교와 '역할인식(role perception)'에 대한 견해를 나타내고 있고, 이 중 물론 종교가 가장 영향 있는 변수 요인이 되고 있다.

말기환자가 "존엄스러운 죽음(Dying with Dignity)"을 소망하는 것에 대해서는, 신교 성직자가 '카톨릭' 성직자 보다 더 많이 인정하는 경향을 보이고 있다.

성직자의 설문에서의 결론은, 성직자들은 '소극적안락사(Passive Euthanasia)'에 협조하는 것은, 의사들의 치유 역할(healing role)이나 '히포크라테스' 선서에 모순(반박)되는 것이 아니라고 생각하며, 그러나 적극적안락사(Active Euthanasia)를 허용하는 것에 대해서는 반대하고 있다.

그러나 동시에, 이 조사는 이런 생명 관련 문제와 임종환자와 의사(醫師)의 역할 및 연명치료 중단 문제에 대해서는, 성직자 간에도 의견의 합치가 어렵다는 것을 잘 나타내고 있다.

따라서, 결론으로서, 성직자들은 안락사의 금지는 계속되어야 하나, 말기 임종환자의 고통을 줄여주기 위한 인도적(자비적) 치료와 환자의 연명치료를 거부할 권리와 환자의 치유와 회복에 도움이 않되는 연명치료의 합법적인 중단 등에 대해서 추구 하고 있음을 나타내고 있다.

다만, 중병(重病)에 이환 되어 죽음을 앞둔 환자의 예후가 확실하게 회복가능성이 없는가? 라고 하는, 의학의 중환자의학(重患者醫學)에 속하는 의학의 문제가, 윤리 문제의 결정에 앞서 선결문제로 언제나 대두됨에 따라, 의사(醫師) 및 관련분야 전문의(專門醫)의 임종예후에 관한 논증이 개입하게 되며, 불확실성과 한계성을 내포한 의학의 통계 수치에 근거한 '환자 죽음 예후 판정'에 관한 문제와, 우리나라 대법원 판결문이 제시하는 "의학적으로 무의미한 치료(futile treatment)"가 무엇을 의미하며 어떻게 정의(定義) 되느냐의 의학계의 담론과 합의(合意)(consensus)가 절실한 단계에 와 있다.

Chapter 4

의과대학생(醫科大學生)의 죽음학(Thanatology) 교육[30,32]

[1] 의학교육에서의 죽음학 (Thanatology in Medical Education):

하루가 다르게 계속 발전하고 있는 의학/의료 기술의 발달은, 의학교육의 변화로 이어지고 있고, 의학교육은 의과대학생 뿐만 아니라 졸업 후 의사교육을 포함하여 복잡한 세계로 이어지고 있다.[74,75)]

그 중에서도 의학교육의 새로운 분야는 노인병학(geriatrics)과 죽음학(thanatology)이며, 특히 '죽음학' 분야는 의학교육에서 새로운(도전의) 분야라고 할 수 있다.

'죽음'은 지방병(地方病)/(풍토병)(風土病)/(endemic)과도 같은 것이며, 의사들은 거의 매일 같이 환자의 '죽음'을 대면하고 있는데도, 의학교육은, 환자 죽음에 관한 교육을 의학교육의 일부로 받아드리는 것을 주저해 왔다.[30,32)]

복합과학(複合科學)(complex science)이고 예술(藝術)(Art)로서 표현되는 의학/의료의 중요 대상인 인간의 불가피한 '죽음'과 그것을 연구하는 '죽음학'을, 20세기 서양의학(western medicine)은, 전통적으로 질병을 하나의 적으로 간주하며, 질병으로 사망 하는 환자의 죽음을 "의료의 실패"라고 생각했다.
그러나, 여러 학자/저자들은 의학교육과정(medical curriculum) 변화의 필요성에 동의하고, 임상교육에서 '죽음의 과정'에 대해서 더 많은 인식(지식)이 있어야 된다고 동의는 하면서, 그러나 그 성취를 위한 접근 방법에 대해서는 의견을 달리해 왔다.
죽음학의 등장과 연명치료의술(延命治療醫術)의 발달은, 일반사회인과 의과대학생들의 관심을 고조시켜왔는데도, '죽음의 과정'에 대한 의학교육은 최소한의 범위로 축소 되거나 소홀히 취급 되어온 것이다.

그러나, 환자 죽음에 대한 적정한 교육은, 환자측의 더 없는 평안을 제공할 수 있을 뿐만 아니라 치료를 담당했던 의사에게도 똑같이 전문직업인의 책임감과 평안함을 확보해 줄 수 있다. 환자를 치료하는 의사(醫師)에게도 말기 임종환자와 연루된다는 것은, 지적(知的)이고 감상적(感傷的)인 활동이며, 의사에게도 고통의 과정이 된다.

의사들의 다차원(多次元)의 여러 가지 역할은, 환자의 죽음의 과정을 치료하는 의학 지식 뿐만 아니라, 인간 환자를 다루는 의사 개인의 솜씨(기능)를 필요로 하고 있다.

일부 전문가의 주장은, 죽음학의 경험은 의과대학의 4년 모든 교과과정에서 시행되어야 하며, 말기 임종환자의 직접진료에 대한 임상교육은 선택이 되어서는 안 되고, 필수 임상교육에 포함되어야 한다는 것이고, 학생들은 임상교육 교수로부터 이런 새로운 분야의 도전에 직면해서 방기(放棄)(abandoned) 되어서는 안 된다고 주장 한다.

의사들이, 그들 경험상 처음 대하게 된 자기 담당 환자 사망에 대한 기억과 고충, 그 어려운 경험의 충격을 잊는 의사는 없으며, 의학교육 과정에서 전연 접하지 못했던 '죽음의 과정'과 그 대처에 대한 현장 임상교육 이상의 중점 교육은 드물다고 할수 있다. 의과대학 학생들에게, 임종환자에 대한 그들의 느낌/감정을 탐구하는 기회를 제공하고, 그리고 함께 환자를 대하고 있는 인턴과 전공의 그리고 스텝등과의 관계가 학생들의 장차 환자의 죽음을 다루게 되는 의사의 길에 큰 영향과 교육효과를 미칠 수 있게 된다. 이 과정의 경험과 지식의 공유(함께 나눔)과정의 장려(奬勵)는 교육과정에서 계속 강조 되어야 하고 아무리 강조되어도 지나친 강조가 아니다.

'죽음의 과정'에 대해서 교육하고 이해하는 임상교육은, 말(단어)이라고 하는 완고한 도구(道具)로서는 설명할 수 없는 많은 유익함을 생기게 한다.

때로 침묵은 금이지만, 지나간 죽음에 대해서, 스스로의 죽음에 대해서, 그리고 이런것이 환자의 죽음과 어떻게 상호 관계하나 등에 대해서 말로 나타내고 인식하는 것은, 보통 학생들의 영구적 기억증적(記憶證跡)(trace)을 증가시켜 준다.

죽음의 과정에 대한 서로 다른 사회경제적, 윤리적, 감정적 의견을 함께 나누는 것은, 학생들의 전문 의료인으로의 성장에 도움이 됨과 동시에, 교사/학생간의 관계를 더 밀접하게 만들어 준다.

'죽음'은 외로운 경험임과 동시에, 죽음학을 가르친다는 것도 동반자가 적은 길이다.

의과대학생에 죽음학을 교육하는 역사적 시각을 살펴 보면, 임종환자에 대한 진료(가료)는 의사의 고래부터의 오래된 의사역할이지만, 지나간 50년 동안은 말기환자의 정신적 사회적 측면에 대한 처치는 암흑세계(Dark Ages)였다고 특징 지을 수 있다.

그 시기에 미국은 "문화적사망공포증(文化的死亡恐怖症)(Cultural thanatophobia)"의 지배에 잡혀 있었다고 판단하는 견해도 있다.

죽음에 대한 회피는, 의료시술에서도 나타나서, 환자 죽음에 대해서 침묵을 하는, 소위 말하는 "침묵의 음모(沈默의 陰謀)(conspiracy of silence)"가 많은 말기환자 진료에 표현 되어 왔다. 임종하는 환자와의 거짓(사실을 축소 하는 거짓) 없고 숨김 없고, 정직하고, 진지한 소통은(communication), 부적절하고 분별없고, 어쩌면 해로울 수 있고 또한 거의 파괴(타도)적이라고 까지 여겨져 왔다.

그러나, 동시에 미국의 의학은 임종환자의 "감정의 필요/요구(emotional needs)"에 대해서 소홀히 해 왔음에 죄책감을 인식하기 시작 했으며, 그것은 생물의학(biomedical) 분야에서 극적으로 발전 되었고, 이 분야의 해결의 발단으로 의료 문제에 대한 엄청난 기대가 일어났다.
동시에 놀라운 사실은, 환자의 죽음이 인간 경험의 불가피한 생명의 과정으로 인식되기 보다는, 의료의 기술적 실패로 상징되기 시작 했다.

그러나 60년대 후반에 이르러, 환자, 그들의 가족 및 드디여는 의사들이 그들이 모두 새로운 "생물의학적기술(biomedical technology)" 에 비현실적인 요구를 가지고 있음을 인식하게 되었다. 일반 대중과 일부 용감한 의사, 목회자 그리고 일부 의료 제공자들이, 말기 임종환자들의 생물의학적 필요 못지 않게 "정신사회적 필요(psycho- social need)" 가 있음에 관심을 갖어야 한다는 개혁운동(crusade)을 시작 했고, 이런 발전(움직임)의 시작은 완만(緩慢) 했지만 "죽음과 죽음의 과정(death and dying)"에 대한 새로운 인식은, 도서(책), 영화, Harpers나 Newsweek 같은 여러 출판물과 권위있는 의학전문지인 NEJM 등에 나타나는 결과로 이어졌고, Broadway의 Christopher' s play나 The shadow Box 에 출현하게 되었다.
그러나, '죽음학' 문제의 사회적 반응과 활동은, 복잡한 문제에 대한 간단한 특효약의 답변이 될 수 없는, 복잡한 담론(談論)을 제기하는 계기가 되었으며, 일부 개화된 의학 교육자들은, 죽음을 앞둔 불치병환자와 그 가족에게는 질병의 진단과 예후에 대해서 환자 가족의 요구에 불문하고, 사실을 통고해야 한다고 공언하기에 이르렀다.

미국의 "임사학재단(臨死學財團)(The Foundation of Thanatology)" 이 1970년대 초부터 태동해서, 뉴욕시를 중심으로 활동하고 있고, 그리고는 이 재단이 더 확장되면서 "의료와 사회의 죽음학(Thanatology in medicine and society)" 을 위하여 확장적으로 재편성 되었다.
한편, 임사의학 재단은, 임사학(臨死學)의 12가지 원칙을 발표한 바 있다.
[참고: 제2부 [1](2)]
의학교육은 시대를 초월해 언제나 매우 복잡한 체계를 가지고 있다.
수세기동안에 걸쳐 의학교육자들은 계속적으로 어떻게 무엇이 사회의 요구에 맞는 유능한 의사를 만드는 길이며 정의(定義)(definition)냐에 대하여 고생하며 생각해 왔다. 의학적인 입장에서는, 환자를 회복시키는 것이 환자의 죽음 과정을 평안하게 유지해 주는 일(assuring die well) 보다 언제나 최우선이었다. 따라서 환자의 죽음은, 의료의 실패(失敗)라고 간주되어 왔고, 환자 생명의 유지와 죽음을 지연시키고 방지해야 되고, 죽음이 불가피할 때는, 모든 죽음의 처지는 피해지고 가능한 빨리 잊혀지게 하는 의료 행태였다.

대부분의 의과대학 교과과정(curriculum)은, 부끄러울 정도로 "죽음과 죽음의 과정 (death and dying)" 제목에 대해서 설명이나 실험상 교육에서 제한 되어 왔었고, 실지로, "죽음과 죽음과정"에 대한 의학교육자들의 생각과 태도가, 의학교육의 기틀 분위기 형성과 그의 교육적 산물인 의사(醫師)(doctors) 형성에 중요한 역할을 해 왔다.

대부분의 의사들은 그들의 의학교육 과정에서, 임종환자 치료(진료)에 대한 교육을, 받은 기억이 없을 것이며, 환자의 죽음은 금기(禁忌)(taboo) 제목이었다.

이런 경험에 메여 있음으로서, 임종환자의 치료(가료)와 그 가족을 위해 필수인 "인간적인 생각/태도(humanistic attitude)"를 개발하는데 의학교육이 실패하고 있는데 대하여 많은 관련학자가 염려하고 있다.

이러한 태도는 대부분 모습을 보이지 않고 인식되지 않은 채로 남았고, 그 이유는 그들이 강력한 '개념적 속박' (概念的束縛)에 의해서 스스로 모형 지어진 틀 그 속에서 의학교육자들은, 협의(狹義)의 질병치료/예방과 피할 수 없는 죽음으로 정의하는 과학적/기술적인 지식을 추구하는 의학교육의 목적, 목표와 방법에 근거한 속박으로 형성 구속 되어 왔다.

이런 속박 때문에, 환자가 질병과 불가피한 죽음에 대한 적응을 위해 도움주고 가료해야할 역할의 의사 귀감(龜鑑)(model)이 실지로 의학교육에서 배제 되어 왔다.

따라서 많은 의학교육자들의 바람은, 의학교육에서의 '죽음과 죽음의 과정 (death and dying)'에 대한 교육은 이런 속박을 해소하는데 도움이 됨을 제안하고 있다.

'죽음과 죽음의 과정'에 대한 교육에서의 당면한 근본 문제는, 오직 의학교육의 치유 지향적(治癒指向的)(Cure-Oriented Approach) 만의 교육의 기능이, 적어도 만성질환이나 임종환자의 치료(가료)측면에서, 때로 반대의 결과를 초래하는 역할을 하고 있음을 인식하게 하는 것이다.
실제에 있어서는, '죽음과 죽음 과정'에 대한 교육의 과업은, 특수한 의료문제에 대한 것을 교육하는 범위보다 넓은 영역에 대해서 교육해야 한다는 것을 인지하게 되었다.

새롭게 인식 되어진 것은, 현재의 질병 대상의 '치유지향적교육과정(Cure-Oriented Curriculum)' 에서 벗어나, 의료기술적 측면 이상의, 직접적이고 인간적이고 신뢰할 수 있는 보다 낫게 갖추어진 의사(醫師)로 교육하는 위치(보완적 및 동등한 위치)로, (그럼으로서 그들이 치료하는 환자가 죽음에 임박해 있던 아니던 간에, 환자치료에서 불가피하게 당면하게 될 여러 문제 해결에 있어서 보다 낫게 갖추어진 의사 위치로), 가저 와야 함을 인식하게 되었다.
연구자들의 확신은, 근래의 '죽음과 죽음의 과정' 교육에 대한 현제의 견해는, 의과 대학 교육과정(curriculum)에 이 제목이 정식으로 나타나건 아니건 간에, 이 문제는 중요한 역할을 하고 있다는 것이다.

이런 긴장(緊張)(tension)은 여러 곳에 나타나고 있고, 의료 시술의 종국의 목적이 가료(加療)(Care)이냐(?) 치유(治癒)(Cure)(?) 이냐에 대한 논쟁의 확산현상은, 의료(의학)의 사명과 임상진료(臨床診療)에서의 의사(醫師)의 위치에 관한 중요한 논쟁으로 1970년대부터 활발하게 논의되어 왔고(Ingelfinger 1976; NEJM), 21세기에 들어와 의료기술의 한계가 나타남으로서 더욱 임상현장의 현실로서 표출되고 있다.
현대의 의학교육은, 이상의 두 가지 목적, 즉 의료의 목적의 "치유(治癒)(Cure)" 대 "가료(加療)(Care)"의 두 가지 목적사이의 현저한 불균형(不均衡)(imbalance)을 반영하고 있다.
만일, 환자의 치유가 아닌 환자 "가료(加療)(Care)" 개념으로, 즉 소위 말하는 "의료 예술(醫療藝術)(Medical Art)"의 개념으로 의사의 역할을 인정 한다면, 그러면 현대의 의학교육은 의과대학생이, 그 예술 행위에 필요한 개별적 자질을 의학교육에 도입하거나 또는 그들의 교육과정에서 그 자질을 흡수하게 될 수 있다는 가정에 놓이게 된다.

그러면, 의학의 가장 중대한 문제의 하나로서, 질병치료에 임해 의사는 비개인적인 관여/판단으로 임해야 한다는 기본 원칙과, 질병으로 고통 받는 환자 개인의 고통을 함께 하며 (개별적 자실을 도입하는 예술의 개념으로) 치료하는 임무 사이에 생길 수 있는 불균형(不均衡)에 대해서 다시 설명해야 하는 문제가 생긴다는데에 모두가 동의 하고 있다.

'죽음과 죽음의 과정' 에 대한 의과대학 교육은, 의학교육이 전문인(專門人)으로서 사회화(社會化)(Socialize)하는 과정이라는 측면을 생각한다면, 이 문제는 당연히 정당하고 중요한 문제로 제기 되어야 한다.

이러한 상충되는 의견의 매개(媒介) 수단으로서, 의과대학생이 의과대학 교육의 시작때부터 말기환자/ 임종환자 진료에 참여케 계획하는 교수지도 프로그램이 필요하다.

여기에는 환자 "가료(加療)(Care)" 의 가치를 깨우쳐 줄 수 있는 적어도 두 가지 방법이 있다.

첫째, 말기환자 치료에 있어서 통증의 완화를 위한 적극적 치료에, 큰 인간관계 가치를 배정하는 것이다.

두 번째는, 말기환자를 위한 학생교육 프로그램에서, 학생들에게 환자를 "전인간(全人間)" 으로 받아들이는 경험의 기회를 제공함으로서 '가료(Care)' 를 위한 치료의 가치를 회복하게 할 수 있다.

결론해서, 죽음에 관한 인간경험에 대한 교육은 매우 중요하고 여러 요인과 여러가지 임상 상황에서 가료(Care)를 제공하는 일반적인 개념에서 공유되고, 의사상(醫師像) 형성에 아주 중요한 영향을 미치고 있다는 것이다.

말기 임종환자를 위한 가료(加療)에 대한 사회적 위임(public mandate)은, 미국에서는 1970년대에 구체화 되었고, 호스피스, 너싱홈(nursing home), 안락사(安樂死) 등 주제와 관련된 대중적 질문과 논의로 자극 되었다.

만일, 우리들의 시민사회/지역사회의 여론이, 우리가 겪는 의료의 우선순위(priority) 가 바뀌고, 의료(醫療)체계에서 가료(加療)의 연속 체계(體系) 즉, 사람의 건강문제가 출생과 질병 그리고 죽음, 죽음의 과정으로 시작되고 이들 문제가 새롭게 등장하는 죽음학(Thanatology) 전문직에 의해서 현재와 앞으로의 문제로 광범위하게 탐구 조사 되어야 한다는 의료체계로 우선 변화해야 한다는 것이다.

이렇게 함으로서만, 인간 환자에 대한 기본적인 관점인, 삶과 죽음의 존엄성이 보존 유지 되는 것이다.

[2] 의학교육의 전문화(Specialization)와 사회화(社會化)(Socializaton):

미국은 1965년의 의학교육에 관한 보고에서 기록하기를, 지나간 세기의 의학의 발전은 인류 역사상 다른 어떤 세기에서의 의학발전 보다도 뚜렷하고 빠르게 이뤄져 왔다는 것이다.

거론되는 몇 가지 경향과 특징을 열거하면: 과학의 발달, 인구 변화, 개인건강과 공중보건에 대한 기대감 증가, 전문화(specialization), 의료기술과 장비의 발달, 의료 시혜의 제도화, 의료시술의 팀(team)적 접근, 의료에 있어서의 정부 역할의 확대, 의료비의 상승 등등을 들 수 있다.

의료(醫療)는, 개인 각각의 환자에 봉사할 뿐만 아니라 지역사회(地域社會)에도 봉사하는 기능을 갖는다. 의료직종의 전문직화(professional specialization of medicine)를 통해서, 환자에게 합당한 치료가 확보되는 반면, 의과대학 학생들에게는, 증가하는 사회에의 봉사의 복잡하고 기술적이며 과학적 역할을 위한 교육이 계속 되게 된다.

그러나 의학교육의 불가피한 전문화는, 죽음학 교육 논의에서 고려되는 일부에 불과하다. 따라서, 적어도 오늘날의 의학교육 문제에 대한 자동적인 반응에서 네 가지 접근방법이 예상 될 수 있다.

첫째로, 의과대학생의 교과과정이 이미 중요한 과목으로 채워져 있고 줄일수 없음에 죽음학 교육은 내과학 분야의 교육 모델인 "환자 침상앞 교육(bedside teaching)"에 의존해야 한다.

두 번째로, "죽음학" 교육은 '정신과' '예방의학' 및 '가정의학' 또는 '노인병학'

과 같은 내과계 전문의사와 통합함으로서 최선의 교육을 할 수 있다.
세 번째로, 교과과정의 사회 및 행동과학 과목과 합병 되어야 한다.
넷째로, 별도의 필수 또는 선택과목으로서 죽음학이, 의과대학 학생이 각자 개인이나 사적으로 혹은 지도 교수의 배움과정에서 죽음을 당면할 때 환자 가료(Care)의 기능과 기술을 예행(豫行)할 수 있게 계획 되어야 한다.

미국에서의 가장 기본적인 인간의 가치는, 각자 개인의 '자기결정권' 이며, 때로 개인 능력의 장애를 가진 환자나 의식 없는 말기환자는 가부장적인 가료(家父長的加療)가 필요 하기도 하다. 이러한 경우, 말기환자나 임종환자를 위한 치료방향 결정에 의사나 의료진은 환자 가족과 친지와 같이 의논하며, 결정에 관여 하게 된다.
건강, 질병치료 및 죽음을 취급하는 의료에 대한 사회화(社會化)에 대해서는, 의학(의료)의 발전과 건강/장수에 대한 사회인들의 기대가 변함에 따라 그 사회의 상충 하는 변화를 자극하고 있음은 명확해 지고 있다. 또한 사회의 상태변화에 따라, 그 사회에 봉사하고 있는 제도(制度)도 함께 변화하게 된다.
이는 상반되는 영향을 주는 관계이고, 그것은 사회 자체가 강하게 그 제도에 의해서 형성되기 때문이고, 이런 상반되는 관계가 건강/의료 분야에서 가장 더 뚜렷하게 발현되는 분야이다.

1960년대의 사회적 요구는, 의학(의료)으로 하여금 개별 질환의 치료 뿐 만 아니라 건강관리(health care) 쪽으로 관심을 넓힐 것을 요구 했고, 1970년대 후반에 이르러서는, 건강관리 쪽의 확대 관리의 전망에 대해서 흥분과 함께 냉정한 재평가의 사정(査定)을 해야 하는 시대가 되었다.

이런 주제 하에, 말기 임종환자의 의료 문제는 가장 큰 국가적 필요 항목 중 하나가 되었고, 그 방면 직업의 전문인들의 시간과 자원(資源)(resources)면에서 가장 고가의 비용지출 대상이 되었고, 오늘날의 모든 우리 지역 사회에서 고령자(高齡者)와 임종환자(臨終患者)를 위한 보다 나은 의료에 대한 요구가 나타나고 있는 것이다.

죽음학(Thanatology)은, 의료직과 의학교육자 또는 일반인이 인식하는 것보다 훨씬 큰 주제이며, 그 이유는 모든 국가와 모든 지역사회의 시민과 시민의 가족이 직접적으로 매일 가까이서 접하게 되는 불가피하게 접해야 하는 절실하고 급한 문제와 직결되어 있기 때문이다.

그러한 큰 의료문제 해결에 필요로 하는 현존하는 의료는, 의사와 간호사가 관여해온 전통적인 의료 시술보다는 훨씬 큰 범위의 의료시술을 포함 한다.

고도로 훈련된 전문직 의사를 모든 임종의료에 이용한다는 기대는 비효율적이고 실제적인 것이 못되며, 간호사, 사회사업인, 의사보조인, 노년학 전문가, 성직자 및 많은 건강업종 관련인 등의 중요한 역할이 나타나고 있다.

임종 국면(crisis)에서의 의료(가료)는 다각도의 접근이 불가피 하며, 점점 '팀(team)' 접근이 되어 가고 있고, 그럼으로서, 여러 의료관련 종사자의 큰 소요(所要)가 요구되는 분야가 된다. 임종의료는 이제 그러한 새로운 전문분야로서 우리 사회가 요구하는 소요(所要)를 위해 요구하는 전문 분야이다.

많은 자료가 보이는 것은 미국의학(American medicine)은 이제 새로운 진화기(進化期)(evolutionary stage)에 들어가고 있다.

윤리적인 문제/실존적문제 등에 관한 조직적인 관련은 이제 하나의 두드러진 특징으로 되고 있다.

이런 문제에 대해서 의학(의료)의 관심이 두드러짐과 타당성 그리고 이에 관련되는 많은 비의료 관련인들이 관계하게 되는 것은, 전문직종과 사회에서 새로운 친교(親交)(rapprochement)가 이루어져 가고 있음을 나타내고 있다.

의과대학의 교수로서는, 교육환경(educational setting)을 바꿀수 있는 행동의 기회를 갖게 되었고, 보다 나은 의료 및 건강 시술을 위한 추진 속에서, 임종환자의 타당한 진료(가료)를 위한 관련 모든 전문직의 참여를 활성화 할 수 있게 되었다.

그러나, Roger J. Bulger (Institute of Medicine of the National Academy of Science)가 "Health care and changing value" 회의서 1973년에 특별히 언급 했듯이; 의학교육자로서 어떻게 임종의학을 교육해야 하느냐에 대해서는 명확한 정의가 의학 교육자 간에도 되어 있지 못한 상태이다.

대부분의 의과대학 교수들의 성향(性向)은, 그들은 의료 제공자나 시술자의 입장 보다 학술적 활동에 더 관여 되어 있다고 생각한다.

의과대학 교과과정(curriculum)의 압력은 의과대학생으로 하여금 격렬한 경쟁으로 가게 하고, 의과대학교육의 조기 과정에서 인간성 있는 마음가짐은 지우게 만든다.

지나간 수년 동안, 건강 및 인간 가치 운동이, 그리고 그에 앞서 사회 및 행동과학, 그에 앞서 공중보건 및 예방의학이 있었듯이, 의학의 교과과정과 전문직 범주에서 죽음학의 입지를 논하게 되는 것은, 만일 거대하고 완만(緩慢)한 건강 및 의료 전달 시스템이 보다 환자중심의 인도적 입지(실체)로 전환 되어야 한다면, 실제적이나 정치적으로 이해 되어야 한다.

'의학(Medicine)'은, "인간과 관련된 지식-과학과 사회적 관계를, 사람에게 적용하는 것"이라고 정의할 수 있다면, 이 '의학의 정의(定義)'는, 사회의 보건/의료 전문직과 의학에 종사하는 각 단체에 의해서 주장되는 전문분야를 지속적으로 탐침(探針)하고 검열 하려는 의지를 필요로 하고 있다.

그럼으로, 환자 진료(가료)에 대한 새로운 기술(기능)의 개발 및 교육과 증가하는 의료 수요의 새로운 수준 인식과 제고에 관심을 가지고 격려 하는 사람들은, 보건 의료에서의 전통적인 3 h's(hand, head, heart, 손 머리 심장) 뿐만 아니라, 역사와 저널리즘의 5 w's(where, when, who, what, why, 어디서 언제 누가 무엇 때문에 어떻게)에도 깊은 관심을 기울여야 한다는 것이 명백해진 것 같다. 의학교육자, 의료계 동료 및 사회에 봉사하는 공인으로서는, 다섯번째 W 인 Why? (왜?)는 많은 문제의 요점, 즉 의료 보건 나아가 죽음 교육의 목적을 정의하는 요점으로 가게 한다.

[3] 의사(醫師)의 형성(形成): 사회화 과정 (The Socialization Process)

의과대학 교육은, 사회화(社會化) 기간이며, "의사(physician)"라고 특별하게 정의되는 "사회화"로 들어가는 과정이라고 할 수 있다.

사회화(社會化)의 과정은 그 과정을 통해서 개인이 지식, 솜씨(skill), 그들을 사회의 유능한 일원(구성원)으로 만드는 소양(disposition)(素養)등을 습득하게 하는 방법과 수단이다.
근본적으로, '사회화' 는 개인을 교육 훈련시키고 흥미/ 역량을 북돋아, 사회 기능의 주어진 역할을, 전문인으로서 적정하고 지속적으로 수행하게 하는데 있다.
우리 사회에서 의사는 특별한 역할을 담당하므로, 의료사회학자는 한 개인이 의사로 변신(형성)되는 과정에 대한 광범위한 연구조사를 한 바 있다.
특히, 의과대학에서의 사회화 과정은 전문화(professionalization)라고 부르며, 그것은, 그 사회에서 자신의 가치와 태도를 내면화(內面化)/주관화(主觀化) 해서 그 사회의 모형(模型)(matrix)과 관계 되게 되기 때문이라고 하고 있다.
각 개인(個人) 의사(醫師) 역할로의 사회화(社會化)는 의과대학의 정규과정에서 주로 일어나고, 인턴과 전공의 시절의 경험이 마지막 마무리 교육이 된다. 강조되는 것은, 의과대학 교육은 학생에게 기초적인 의료기술을 교육 할 뿐만 아니라 일연의 가치관 및 태도 형성에 대해서도 가르친다는 중요성이 있고, 이것이 이러한 의료기술이 적용되는 방법에 영향을 주게 된다. 이들 가치와 태도는 의사의 전문직업인의 방침(태도)결정을 이루게 된다. 일반적으로, "사회화" 과정은 기술적 솜씨(skill)를 더 강조하고 사회적 감정적 측면은 덜 강조하고, 이런 입장이 임종환자 진료에서의 교육 부족으로 예시 되고 있다.
이 교육부족의 효과는, Artiss and Levine(1993)에 의해서 잘 기록되어 있고, 다음과 같이 기술 되어 있다. 〈...... 의사들이, 특히 수련과정에 있는 의사들은, 말기환자와 몇 달 동안을 밀접하게 관여해야 할 때, 그들의 평정/침착을 유지하기에 많은 어려움을 갖는다. 이런 환경에 처한 젊은 의사의 대부분은 그들이 그런 어렵고 자주 마주치지 않는 당황하고 우울하게 하는 환자 진료에 방어진료(defensive measures)에 임하고 있음을 스스로 발견하게 된다.〉
모든 예에서, 의사들에게 불안감이 일어나 있고, 의사/환자간 관계에 있어서 많은 의문적 태도를 취하게 된다.
어떻게 말기 임종환자에게 접근해야 하는가 하는 문제가 의학교육/의사교육과 연관 되어 있다고 믿는 의사는 많지 않은데, 이것은 정확한 판단이 아니다.
의사(醫師)의 '사회화 과정' 이, 직업 전문인의 가치 및 태도 관련의 정규 및 비정규 교육을 포함한다는 측면을 생각한다면, 의학 교육/훈련은 의사가 어떻게 임종환자를 관리/치료 해야 하는가를 위해서, 의식하지 않게 영향을 주고 있음을 알 수 있다.

Bloom(1958)은, 의학교육은, 예비의사(豫備醫師)에게, 환자 가료의 사회적 감상적 측면에서의 다음과 같은 세 가지 효과를 갖는다고 하였다.

첫째, "인간성말살(dehumanization)" 과정으로, 의과대학의 첫 2년간의 수업은, 해부학 및 실습실, 집중 강의, 도서관 시간 등등으로 제한 됨으로서 인성교육으로부터 분리케 된다. 의과대학생의 기초 학문 2년간의 시체해부 실습, 검사물 표본, 병리학 공부 등으로 야기 되는 인체에 대한 무감각해지는 경험 등은, 때로 감정의 냉담(冷淡)을 초래하고 이는 후에 환자 치료에 반영되는 태도의 원인이 되기도 한다.

두 번째는, 인체, 환자(사람)를 보는 구획화(區劃化)(compartmentalization) 효과이다.

검사실(부검실)등에서의 강조는, 박리(剝離)/절개(切開)이고, 신체(전체)를 부분적으로 구분 분활하는 형태의 과정의 교육이 진행되고, 이런 분활 감소 과정은, 각 분야 전문 교수에 의한 해박한 지식의 극대화된 강의로 더욱 학생들에게 강하게 압도하게 되여, 앞으로의 자기 자신의 전문화(專門化)의 필요성에 대한 학생들의 감각(생각)을 강화 시켜 준다.

더구나 더 중요한 것으로서, 학생들의 환자에 대한 '이미지' (형상)(形象)(image)는 환자를 인간환자 전체로 보기 보다는 구획(區劃)한 부분으로 보는 인지(認知)를 배우게 된다.

마지막으로, Bloom은 시설효과(instutionalization effect)를 소개 했다.

이것은, 환자를, 하나의 인간(인격체)으로라기보다는, "병원의 한 증예(症例)(hospital case)" 와 같은 "분리된 개체" 로 보는 배움속에서 얻어지는 경향이다. 만일 학생이 그의 임상 수기를 병원에서만 배운다면, 그의 환자에 대한 인식은 병원 정황에 한정되게 된다. 그러므로, 학생은 환자의 사회적 및 감상적 배경하에 있는 환자의 질료 경험상 부족한 상황에 당면하게 된다. 그리고 이런 의과대학생의 시설효과는 의과대학생이 수련의 과정(인턴 및 전공의)에 들어감으로서 굳어진다.

이상의 담론으로서의 일반적인 결론은, 의사들은 어떻게(how) 왜(why), 사회적 및 감상적 요인이 의료상의 진료/가료에 영향을 미치냐에 대해 훈련이 없다는 것이다.

Bloom이 강조한 바와 같이, 결함(단점)은 의학교육의 구조(structure of medical education)에 있다는 것이다. 의학교육은 의사에게 환자를, 적절한 의료기술로 치유할 수 있는 질병부분을 가진 한 증례(a case)라고 정의하는 경향이 있다. 의료기술이 있고, 질병부분이 확인되고 정의 되고, 기술적인 치료가 제공 된다.

그러나 환자 인간은 어디에 있는가? (But where is the patient?)

이런 배움의 과정에서 습득된, 환자를 전체로 보지 않고 부분적 치료에 집중하는 치료경향은, 의사들의 임종환자의 진료와도 아주 밀접한 관계를 가지고 있다.

만일 의사가 환자 진료의 사회적 감성적 측면에, 관심을 갖는다면, '습득된' 치료 경향은, 의사가 말기환자를 치료할 때 확연히 나타나게 된다. 말기 임종환자의 적정한 의료 시술은 의사의 기능이 이 '습득된' 의료기술을 넘어서는 의사의 기능을 필요로 한다.

문제는, 의사의 교육(training)이 '사회적 및 감성적(social and emotional)' 측면의 기능(기술)을 포기 했을 때, 어떻게 의사가 치유자(治癒者)(healer)인 동시에 환자를 평안(平安)하게 해주는 위안자(慰安子)(comforter) 가 될 수 있을까 하는 것이다.

현재의 의학교육의 경향인 인간성말살(de-humanization), 신체 구획화(compartmentalizaton), 시설화(施設化)(institutionalization) 등 경향을 유지하는 한, 의학교육은 말기 임종환자의 필요(요구)와 환자의 감성을 숙고하기에는 못 미치는 의사를 계속 생산하게 될 것이다. 그럼으로 앞으로의 의사는 계속 말기환자 진료에 있어서 불안감(不安感)(anxiety)과 '뒤 몰림(withdrawal)' 의 징후(徵候)를 나타내게 된다.

Rabin(1970)은 이 점에 대해서 개방적 견해를 가지고 있고, 다음과 같이 말하

고 있다. 즉;

〈실지로, 죽음에 대한 토의 자체가 않되고 있는 것은 뚜렷하다. 죽음에 대해서는 대부분의 내과 외과 교과서의 색인(索引)에서 찾아 볼수도 없고, 의과대학에서 죽음의 과정과 귀결에 대하여 의사 교육을 위해 토의하는 것을 기억해 낼 수도 없다.〉

의학교육자들이 학생들에게 전달(교육)하는 중요한 "역할-결정(role-orientations)"의 하나는, 〈병든 자(환자)"에 대한 '의사'의 역할은 우선(첫째)적으로 치유자(healer)의 역할〉 이라는 것이다.

이런 점에 대해서, 의과대학생들은 강의로 듣고 있을 뿐만 아니라, 그들의 독서, 학생들의 집단문화(subculture) 내에서의 토의, 그리고 사회적 기대의 인지(認知)등으로 "치유자증후군(治癒者症候群)(healer syndrome)"에 내부 주관화 된다. 그러므로, 의과대학을 졸업할때는, 초심의사(初心醫師)(신참의사)는 치료자(治療者)/치유자(治癒者) 로서의 역할에, 그러나 환자에게 평안(comfort)을 주는 역할에는 부족하게 그 자신을 이해(지각) 하게 되고, 환자를 평안하게 관리하는 것은 간호사의 역할로 간주하게 된다.

이렇게 치료(치유) 기능에 대한 강한 초점(焦點)/집중(集中)을 가지고 있게 되어, 불치병 환자의 질병을 고칠 수 없게 된 경우는, 의료의 실패로 생각하게 되며, 그러므로 환자의 죽음은 의사 자신의 실패일 뿐만 아니라 전문인으로서의 실패로 간주하게 된다.

의사들이 임종환자 진료에서 물러서는 입장(withdrawal)을 취하게 되고, 말기 환자에게 환자 예후에 대한 진실을 통고(이야기 함) 하는 것을 피하려고 하고, 의사 개인적 불안감을 표시하고 하는 것 등은, 대부분 의과대학 교육에서 의사역할(책임)의 중요(정당한) 부분에 "의사 - 환자"간의 "상호의 영향(interaction system)"에 대해서 교육되고 토의된 일이 없기 때문임이라고 Robin은 주장하고 있다. 사실상으로 의사와 사망하는 환자 간의 관계/체계는 특수해지고 전통적인 치유자로서의 역할에 위협이라고 보게 된다.

'죽음학'을 교육하는 것은, 과거에는 의학교육에서 분명치 않은 기능이였다. 그러나 이제는 전통적인 "선장주도의료(船長主導醫療)(Captain of the Ship)"

형태의 의료시술행태는 환자와 사회를 위한 의료의 역할을 위해 재평가가 되면서, 여러 전문직의 참여와 협의를 요하는 더 넓은 영역의 결정과정을 필요로 하는 형태로 바뀌고 있다.

이런 변혁기에서, 죽음학자들은, 모든 의과대학생들에게 광범위하게 열거된 별도의 죽음학 강의를 요구하는 접근을 피하고, 인내를 가지고 교육 단위를 관련된 모든 분야간의 절충으로 교육할수 있게 할 수 있게 된다.

의학교육자 모두는, 모든 의과대학생들에게 "죽음과 죽음의 과정(Death and Dying)" 교육에 대한 이미지(image)는, 건강관련 소비자로서의 환자 의견의 반영도 포함 되어야 하는 노력을 포함해야 한다.

말기 임종환자 치료 환경에서 치유(healing)가 일어나려면, 가료(加療)(caring)(돌봄), '도움줌(helping)' 그리고 '용이하게 해줌(facilitate)' 같은 '인간적기능(human skills)'과 접근이 필요하다.

치유(治癒)(cure)가 아닌 가료(加療)(care)의 의료 모형(형태)의 의료가 환자 병상 옆에서 의학 학생과 환자의 이익이 되기 위해서 계속 일어나게 되려면, 설득 논쟁이나 윤리 도덕적 견해(태도) 등이 또한 필요한 요소가 된다.

더구나 유념해야 할 것은, 앞에서 언급된 1970년대 미국의학의 특징에서 기술된 세가지 점이고, 그 이유는 이 세 가지가 우리들의 죽음학 교육과 맞물려 있는 20세기 의학 유산(medical legacy)의 내용이기 때문이다. 즉;

- 의학과 의과대학 교육의 내용이 계속 증가하고 복잡해 지는 것.
- 개개 환자를 위한 "의사 - 환자" 관계의 정당성이 계속적으로 그 중요성이 증가.
- 국가 사회의 새로운 의료직종의 계속적인 출현과, 건강관련 전달체계에서 보다 집합적 기능(collective mechanism)에 대한 기대감.

결론으로서, 논의되는 주제로서, "의과대학에서의 죽음학 교육"은, 1970년대 후반의 미국 의학/의료 전체의 문제를 논하는 것이 아주 복잡하고, 이미 병원과 의과대학 만의 문제로 국한할 수 없음을 알게 하고 있다.

오늘날의 미국사회의 "의료와 건강관리" 문제의 현실은, 임종환자의 치료/가료를 위한 사회적 요구(needs)는, 의과대학생의 요구 만족의 한도를 훨씬 넘어서는 범위로 확대 되고 있다.

[4] 의학교육의 새로운 목표[32)]

'죽음학'의 연구는 이제 새로운 분야이다. 오늘날, '죽음학'은 '노인병학'과 마찬가지로, 의사의 교육 프로그램에서 중요한 요소로 인식 되어가고 있다.
이 두 과제는 공통점이 많고 함께 연구하는 것이 현명하다.
노인병학이 먼저 대두 되고 있고, 그 주된 이유는 우리들의 인구가 그런 방향으로 변화되고 65세 이상 미국 인구가 2천만이상이고 오래지 않아서 3천만에 이를 것이다.
이 두 분야가 의학의 두드러진 분야로 된데에는 몇가지 이유로 설명 된다.
즉 의과대학 교과과정이 재편성 되던 세기 변환기에서의 평균 수명은 47세였다. 그러나 지난 수년 사이에, 100세 이상 생존하고 있는 사람이 16,000 명이 되고 있는 것은 노인병학을 인정해야 하게 하고 있다.

여러 기관에서 노인학 연구소가 구성 되었고, 정부에서도 노화연구소(Institute of Aging)를 국립보건원(National Institute of Health)에 두고 있다.
The New York Academy of Medicine은 노인병과를 개설 했고, Cornell 의과대학은 미국에서 처음으로 첫번째 노인병학 기금교수제를 수립했고, 영국, 스웨덴, 이탤리, 그리고 다른 나라에서도 노령인구에 대한 문제 연구에 진척을 보이고 있다.
이런 경향이 죽음학과 무슨 관계가 있는가?
인간의 죽음과 그것을 연구하는 죽음학(thanatology)은, 어떤 연령이던 간에 관련되어질 수 있지만, 실지로 젊은 사람들이 죽음을 심각하게 생각하는 경우는 적다.
반면, 사람이 늙고 경험이 쌓이면, 죽음의 실재가 그들에게 주장 되게 된다.
만성질환, 가족의 죽음, 친지의 죽음, 원하지 않는 은퇴 등은 누구나의 종국의 운명을 받아들여야 할 필요가 있음을 강조 하고, 그것을 계획 해햐 함을 강조 한다.
그럼으로, 의학(의사) 교육의 구성내용은, 이런 죽음의 문제와 엮어져 있고,

그리고 그것을 의사가 좋아하든 좋아하지 않든 간에 노인병학과 죽음학의 문제와 직면하게 됨을 피할 수 없게 된다.

어느 나라이든 법치국가나 문명사회에서는, 의사의 도움(care)과 사망진단서에 의사의 관여와 의사 서명이 없이는 죽는데도 어렵다.

그러므로 모든 의사는, 어떤 시점에서 죽음과 죽음학적 현실과 대면해야 하게 되어 있다. 세기 초기에는, 의학교육의 교육과정(medical curriculum)은, 여러 질병관리 및 치료기술이 발달 되어, 변화와 흥분이 있던 시기가 되기까지는 변화 없는 동결 상태였다.

의과대학생들에게는, 한편으로는 새로운 의료기술에 의해서 도전되고 또 다른 면에서는 유감스럽게도 죽음의 과정을 연장시키는 의료기술에 대해서 도전하게 만들었다.

많은 의사들이 질병의 부분적인 단일 측면에 고도 전문화하게 되어 환자를 보는 시각이 구획화(區劃化)(compartmentalization) 되었다.

결과적으로 의학이 "환자중심(patient-oriented)" 보다는 "질병중심(disease-oriented)" 으로 되었다. 의료기술인으로서, 새로운 의료전문의사들은 환자의 문제를 해결 하는데는 소홀하고 새로운 의료기구 사용의 개선 및 숙달에 더 심혈을 기울이게 되었다. 따라서 일부 의사들은 인간환자(human patients)를 치료하고 문제 해결에 노력하기보다는 의료기술/기계의 문제를 해결하는데에 더 큰 지적 보람을 찾게 되었다.

사람(people)의 여러 가지 질병과 상태를 이해하는 의사가 '노인병학'과 '죽음학' 에서 주요 역할을 해야 한다.

일반적으로, 단일 질환을 가지고 의사에게 오는 사람은 젊은 사람들이다.

70세가 넘은 남자나 여자는 5-6개의 질병을 갖일 수 있고, 시력장애, 청력 장애, 관상동맥질환, 고혈압, 당뇨병 그리고 더 다른 병들을 가지고 있다. 이런 여러 가지 병에 대해서 환자는 많은 종류의 약을 복용하고 있고, 동시에 새롭게 관심을 모으는 약물상호작용(drug interaction)의 문제는 또 다른 중요한 문제를 제시하고 복잡하게 하고 있다. '노인병학'과 '죽음학'은 의과대학 구조안에서 가깝게 연합(제휴) 되어야 한다. 이런 것을 가장 이상적으로 실행 할수 있는 과가 내과이며, 그것은 내과분야가 여러 가지 질환과 여러 가지 약을 사용하는 문제를 다루는 분야이기 때문이다. 물론, 이런 '죽음학'과 '노인병학'의 통합은, 임상과의 책임자가 동의하고 지지할 때에만 가능하게 된다.
환자 및 가족(보호자)의 견해도 존중 되어야 하고, 각 개인 환자의 의견(주장)도 고려되어야 하고, 환자가 원하는 적정한 치료가 제공되어야 한다.
사람(환자)을 이해하고 연민(憐憫)의 마음을 가진 의사가 죽음과 생명을 위협하는 질병을 가진 환자와 직면해 문제를 해결할 수 있다. 그렇게 앓고 있는 환자를 치료하는 예비의사(의사)에게는 교육과 감수성(感受性)(sensitivity)이 매우 중요하다.

질병이 치명적인 병일지라도, 환자는 의료의 예후 추정과 언제나 일치하지 않고, 적지 않은 경우, 예상보다 오래 살기도 하며, 겸해 가지고 있던 다른 병으로 사망하거나 사고로 사망하기도 하고 또는 치유 되는 경우도 있다.

현대의학이 젊은 의사들에게 지식과 의료기술을 제공해 유능한 의료기술인을 만들고 죽음과 관련된 문제 해결을 위한 훈련을 제공 할 수 있다는 전제로 출발할 수는 있지만, "연민(憐憫)(compassion)"의 감성 없이는 훌륭한 의사가 절대 될 수 없다.

[5] 의과대학 교과과정에서의 완화의료학:

1997년 Billing J.A.(하바드 의과대학)에 의해서 조사된 미국 의과대학의 임종의료(臨終醫療)(End-of-Life Care)(EOLC)에 대한 광범위한 조사결과는, 완화의료학 교육에 대한 증가되는 배려(配慮)와 개선이 증명되고 있음에, 이 방면의 최선의 성취를 위해 더 집중적인 평가가 필요함을 강조하고 있다.[36)]

〈완화의료(緩和醫療)는, 질병이 활발하게 진행하는 중증질환으로, 한정된 질병예후를 가진 환자 대상의 연구 및 관리를 하며, 의료(醫療)/가료(加療)의 중심을 '삶의 질'에 집중하는 의료를 말한다.〉〈죽음은, 평화스러운 사람의 존엄과 신중함을 갖춘 이승으로부터의 단순한 퇴장이어야 하고, 궁극적으로는 고통이나 괴로움이나 무서움 등이 없는 죽음이어야 한다.〉라고 Oxford 완화의료학 교과서는 밝히고 있다.[19)]

2000년에 조사된 미국의 112개 의과대학과 영국의 12개 의과대학의 교과과정 중, 환자의 임종 말기 진료와 관련된 주제 내용은 제 6표(145쪽)에 표시된 바와 같이 광범위한 주제를 포함하고 있으며, 평균 교육시간은, 영국이 20 시간, 미국이 14시간 교육을 이미 2000년도 이전부터 실시하고 있다.
그리고 특징적인 것은 강사진(講師陣)의 다양성이라고 할 수 있으며, 임상의사, 완화의료 전문가, 정신과 의사, 사회사업가, 간호사, 완화의료 전문가호사, 심리학자, 사회학자, 철학자, 성직자, 윤리학자 등등, 각계 전문가가 참여하고 있고, 그러나 임상의사(Physician/General Practitioner)와 완화의료전문가(Palliative Medicine Specialist)가 주축이 되고 있음을 나타내고 있다(표: 5).
교육방법에 있어서도, 미국과 영국 양측 국가에서 모두, 전통적인 강의 방법을 사용 하고 있으나, 적은 단위 집단의 'small group learning' 방법이 선호 되고 있으며, '임상증례 토의'와 '환자(측)와의 소통' 분야에 대한 교육이 보다 강조 되고 있다.

의과대학 교육과 관련하여 특히 강조된 것은, '환자의 죽음'이 '의료의 실패(medical failure)' 라고 보는 문화(culture)가, 의과대학 교육과정에 '말기환자 진료'에 대한 주제와 그 교육이 늦게 등제 되는 원인이라고 Dickinson 과 Field 는 그의 연구 조사에서 지적하고 있다.(Dickinson GE, Field D. Teaching end-of-life issue: current status in US and UK medical schools. Ame J Hospice and Palliative Care. 2002;19:181-6.)

[6] 의학교육에서의 소통(communication)에 대한 고찰:

'오늘날 세상에서 가장 중대한 세 가지 문제는, 첫째도 의사 소통, 둘째도 의사소통, 셋째도 의사소통이다' 라고 Blanchard K.는 일반인들에게 설파 했는데, 의료현장에서, 임종을 앞둔 말기환자와 그 가족에게 나쁜 소식(Bad news)을 전달하고 소통해야 하는 임상의사(臨床醫師)의 입지에서는 이만큼 힘들고 절실한 문제는 없으며, 모든 의학교육 현장에서, 환자와의 소통에 대한 교육의 중요성이 강조 되고 있다.

특히 죽음학(Thanatology) 교육이 어떻게 의사에게 제공 되어야 하는가를 논의할 때 이 목적을 달성하기 위해서, 가장 먼저 거론되는 것이 어떻게 환자와의 소통을 시작하고 환자 예후에 대한 진실을 전달하고 소통할 수 있는 솜씨(기술)에 대한 가르침이 절실하게 요구 되고 있다.

이런 문제와 관련하여, Lefebvre KA[32]는, 다음과 같은 세 가지를 거론 했다.

(1) 죽음학 교육의 소통의 측면(communication aspects)을 토의.

(2) 그런 소통을 촉진하게 하는 특정한 제언(提言)과 기술.

(3) 해답의 제공보다는 질문의 제기.

소통(communication)없이는 교육이 이뤄지지 않음은 자명한 이치이다.

또한 아무도 소통 없이는 배울 수 가 없다.

그러므로, 사람들이 어떻게 환자와 말하고 듣고 하는냐에 대해서 도움 주기 전 까지는 임상죽음학(Clinical thanatology)을 가르칠 수 있다고 생각을 시작할 수도 없다.

두 가지 분야에 의학교육의 필요성이 있다는데 대해서는 공통의 합의가 있는 것 같다.

첫째는, 의사는 환자와 가능한 한 감성(感性)(sensitivity)과 인식(認識)(awareness)을 가지고, '환자 - 의사' 관계를 유지하는 의사의 훈련이 필요하다는 것.

둘째는, 더 포괄적인 심리적인 지지(支持)와 의료전달체계 내에서의 지원수단(재원), 특히 병원에 기반한 '의료서비스' 제공이 필요하게 되였다는 것.

교육자들과 병원행정가들은 어떻게 교육과정 내용에 이런 것을 포함할 것이냐에 대해서 길을 찾고 있고, 그런 작업은 세 가지 이유에서 어려운 일이 되고 있다.

(1) 의과대학생과 개원의사들이 지속적으로 증가하고 있는 의료기술적, 의학적 기초 과학 내용을 우선 숙달해야 할 필요가 있고,

(2) 소통(疏通)(communication)기술과 환자와의 관계 정립문제가 쉽게 이

뤄질 수 있다고 현혹시키는 안이(安易)함과

(3) 시간(time)적인 제약등의 어려움이 있다.

의과대학생을 위한 표준 과정에서, 환자와의 면담(interviewing) 원칙과 방법의 교육이 중요하고, 여러 환자인구(population)와의 소통(疏通)을 어떻게 이룩하느냐에 강조가 되어 있고, 일부 과정은 각 발달과정에서의 질병의 영향에 대한 학업에 골몰 하고 있다. 변화를 위한 제언으로, 소통의 문제와 훈련(communication training and problems)에 쏟는 시간을 증가 시켜야 한다.

학생들은 어떻게 환자와 대화하고 환자의 말을 듣는가에 대한 방법에 대해서 배우는데 더 많은 시간을 보내야 한다. 의사들은 어떻게 가족과의 면담을 어떻게 이끌거나 환자와 어떻게 말하는가, 또는 환자의 배우자가 있을 때는 어떻게 말하는가에 대해서 배우는 일이 거의 없다.

많은 병원은 의사가 환자 배우자나 가족과 환자의 병실 이외의 장소에서 개별적 대화를 나눌 장소가 없다. 이런 목적으로 회의실(담화실)이 마련되어야 한다. 또한 소통의 기술 교육이 중요하고 필요하다. 개방적이고 제약 없는 마음으로 듣는 것이 개방적인 질문 보다 효과적이다.

병원과 다른 의료제공 시스템은 소통의 중요성에 대해서 교육되어야 한다.

소통전문가(疏通專門家)가 그런 시스템에 여러가지 방법으로 기여 될 수 있지만 그런 자문이 현재로서는 거의 이뤄지지 않고 있다.

그러한 프로그램이 있으면, 환자 진료에 더 효과적이고 포괄적인 환자치료가 될 것이다. Oxford 완화의료학 교과서가 강조하는 소통의 기술은 다음과 같은 내용을 포함하고 있다.[19)]

환자와 소통(疏通)(communication)하는 솜씨(skill)는, 모든 임상의사에게 필수 수단이며, 특히 말기 임종환자와 그 가족과의 소통 기술의 습득은 아주 중요하다. 영국에서는, 모든 개원의(開院醫)와 수련의(修鍊醫)는, 마지막 공식평가를 위해, 환자 상담(진찰) '비데오테이프' 서첩(書帖)의 제출이 요구되고 있다.(표: 10)

Royal College of General Practitioner(개원의사 학회)의 회원자격은, 회원이 되고자 하는 개원의사(開院醫師)가, 환자와의 소통 기술 숙달을 증명하는 서류를 제출하기 전 까지는 취득이 불가능하다.
완화의료(緩和醫療)의 진료(診療)/가료(加療)분야는, 말기 임종환자와 대면해서 의료의 한계를 설명하며 죽음에 대해서 이야기를 해야 되고, 해당 환자에게 나쁜 소식을 전달 해야 하는, 때로는 분노한(성난) 환자 가족과의 충돌을 감수 해야 하는, 힘든 역할의 가장 도전적인 임상분야이다.

완화의료의 진료는, 잘못 처리되는 경우, 넓은 영역의 문제를 초래할 수 있으므로, 교육자는 피교육자를 위한 안전한 분위기/환경을 조성해 줄 필요도 있으며, 교육받는 사람에게 평안하고 나쁜 영향을 미치지 않게 해주어야 할 것이다. 그런 측면에서는, 실재하는 환자를 교육용으로 사용하는 것이 언제나 적합한 것이 아닐 수도 있다.

〈표: 10〉 "완화의료 진료"의 평가 개요 〈I.Finlay & Noble SR.[19]〉

1	환자를 평안한 입장으로 해준다.
2	가설(hypothesis)을 이룩할 수 있게끔, 문제를 충분하게 확립한다.
3	문제/가설 등의 우선 순위를 정한다.
4	문제등을 다시 한번 되돌아 보고 점검한다.
5	겁내고 있는 것과 걱정하고 있는 것을 이끌어 낸다.
6	믿고 있는 것/개념/태도 등을 이끌어 낸다.
7	불편함(complaints)의 육체적/정신-사회적 관계를 확립한다.
8	육체적 고통 문제를 적절하게 찾아낸다.
9	환자에게 수용가능한 계획을 추진한다.
10	그 계획이 환자에게 이해되고 동의 되고 있는지를 다시 점검 한다.
11	전체로서 - 비언어상으로 잘 추진하고 있음,
12	전체로서 - 언어상 적합함.
13	전체로서 - 환자가 평안하고 안전하게 느낌.
14	전체로서 - 환자의 '페이스(속도)'를 존중하고 있음.
15	전체로서 - 인터뷰의 종결을 잘 하고 있음.

* 점수는, 각 항목별로, 10 점 배당에, 10점중 5 점이상이면, 통과 점수로 해서, 전체 합산함.

[7] 미국 의과대학에서의 죽음 교육(Death Education)[30,32)]

미국에서는, 최근 까지도 죽음이라는 제목은 금기(禁忌)(taboo) 로 취급되어왔다. 그러나 최근 들어, 죽음 관련 교육에 대해서 많은 관심이 표현되고 있다.
Robert Fultin (1972)(Director of the Center for Death Education and Research at the Univ. of Minnesota)은 말하기를, "지나간 5년 동안 만에 학술 전문지에 발표된 관련 논문이 그 전 100년 동안의 것보다 더 많다"라고 했다.

의과대학 교과과정(curriculum)에 '죽음교육'이 비교적 새롭고 빠른 속도를 증가하고 있음이 연구조사로서 실증되고 있다.
1972년부터 1975년 사이 의과대학에서 그런 정규 과정을 제공 하고 있는 학교는 조사에 응한 응답자 조사에서 49%에서 87%로 증가했다.
Hollis(1975)의 조사로는, 400개 이상의 고등학교와 대학 종합대학에서 죽음학과정(thanatology course)을 가지고 있다.
미국에서의 대부분의 죽음은 병원이나 양로원 등에서 일어나고 있어, 의사와 같은 의료인이 환자 죽음과 관련하여 필요한 위치에 있게 된다.

말기 임종환자의 치료(가료)(care)는, 보통 생각하기 보다는 더 많은 요인이 관련되어 복잡하고, 이 중요한 문제에 대한 정확하고 필요 불가결한 연구가 이뤄지지 못했다.

Quint(1967)에 의하면, 미국의 간호사와 의사들은 '죽음과 죽음의 과정'에 대해서 환자와의 대화를 하는 것에 어려움을 가지고 있음이 밝혀지고 있다.

우리 사회에서 의료인을 위한 죽음교육이 필요하다는 평석(評釋)에 대해서 가장 널리 읽혀진 책은, Elisabeth Kubler-Ross의 "죽음과 죽음의 과정(Death and Dying)(1969)" 이다.

의학교육은 전통적으로 의과대학생들이 처음으로 죽음을 대할 때에 대해서 별로 도움을 주지 않았다.

죽음은 대부분의 내과학 및 외과학 교과서의 색인(索引)에서 찾아볼 수 없으며, 대부분의 의사는 의과대학에서 의사를 위해 죽음의 결과에 관한 토의를 들어본 기억이 없다. 의사는 병든 물리적인 신체와 작업하게 훈련되어 있고 병든 사람과 인격체(personality)를 이해하고 도움 주며 일하게 훈련이 되어 있지 않다. 죽음과 관련된 역학(力學)(dynamics)의 토의는 언제나 수술이나 부검 허락서(동의서)에 한정 되어 있었다. 그럼으로서 의사는 언제나 죽음 앞에 있는 환자에게는 매우 불편하고 불안해지고 의사의 습성상 객관적 입장으로 뒷걸음 치게 된다. Wheeler(1973)의 조사에서는, 미국 남동부에서 81명의 의사중 13명만이 임종환자 치료에 대한 정규 교육과정을 받았다고 나타나 있다.

'죽음 교육' 에 대한 의과대학 대상 설문 조사 결과는 다음과 같다.

* 설문에 응답한 107개 의과대학중, 41개 사립대학이고 66개 공립대학이다.
* 설문에 응한 107개 의과대학 중 죽음교육을 정규과정으로 가진 학교는 7개 학교 뿐이였다.
* 그러나, 44개 학교가 단기과정(mini-course)을 가지고 있고, 41개 학교가 죽음교육에 대해서 하나 또는 두 강좌를 가지고 있다.
* 14개 학교 만이 정규 죽음교육이 없었다.
* 그럼으로, 미국의 대부분의 의과대학 교과과정에 죽음교육이 있었지만, 그런 교육의 강조는 한정되어 있었다.
* 미국 의과대학 교과과정에서의 죽음교육은 비교적 새로운 것인데, 보고한 것 중 73%가 죽음교육을 시작한 것이 지난 5년 사이 였고, 단지 5%만이 죽음교육을 시작한 것이 10년 또는 그 이상이였다고 보고하고 있다.
* 미국 의과대학의 대부분이 적어도 한 두 강좌의 죽음교육을 하고 있으며, 이 조사 결과는 71%의 학교가 적어도 그들 대학의 반수 이상의 학생이 이 교과과정에 접해있다고 보고하고 있다.
* 그러므로, 많은 의과대학생들이 매우 제한된 죽음교육을 받고 졸업하고 있는 것이 확실하다.
* 죽음교육을 제공하고 있는 93개교 중 55개 학교는 여러 과목의 강사들의 팀(team)으로 교육하고 있다.
* 죽음교육의 강사들의 전문(전공)배경에 대한 질문에서는, 의사 79, 죽음학자 43, 심리학자 34, 사회학자 24, 정신과의사 12, 간호사 7, 사회사업가 4, 변호사 2 등으로 나타나 있다.

* 정규의 죽음교육이 없다고 대답한 14개 학교중, 반수 이상이 죽음교육이 계획되고 있다고 했고, 2개교는 다음해부터 교과과정에 포함될 것이라고 했고, 6개교는 다음 5년내에 포함될 것이라고 했다. 6개교는 아직 죽음교육이 교과과정에 포함될 계획이 없다고 답변했다.

이 조사의 결론은; 죽음교육(death education)이 근년에 들어와사 상당하게 증가되고 있음을 보이고 있으나, 미국의 대부분의 의과대학은 죽음교육의 강조가 한정된 분량으로 제공되고 있음을 보여주고 있다.

의과대학에서의 죽음교육과정은 시간의 제약을 받고 있음을 인정하며, 그러나, 인간 생활과 경험에서 죽음의 중요성을 생각한다면, 의학교육자들은 이런 교육과정을 의과대학 교육과정에 편입(통합) 시키는 가치를 심사숙고해야 한다.

의과대학 교육과정(curriculum)에의 죽음교육은, 미국에서의 죽음교육구조를 위한 매우 중요한 시발점이 될 수 있다.

1971년에 미국 뉴욕 SUNY Downstate Medical Center에서 기획팀에 의해서 정규 죽음교육이 시작 되였다. 의과대학에서의 죽음학의 원리를 교육하려는 초기 시도는 성공하지 못했었다. 그것은 교실의 강의 형식의 교육방법에 의존했기 때문이다. 7-800명의 의과대학생의 참석으로 시작된 첫 강의는, 점차 수가 감소해서, 규칙적인 참석자가 6-8명에 이르도록 감소하였다. 이것은 이론적으로는 훌륭한 강좌 프로그램이였고 넓은 영역의 의료 및 의료보조 전문직과 목회자와 철학자등이 포함된 강사진으로 이뤄졌었다.

1972년에는, '죽음학' 관련의 포괄적 강좌가 의과대학생들에게 제공되었고, 좋은 반응을 얻었고, 이 교육 프로그램은, 다만 질병관련의 죽음 뿐만 아니라 인간의 삶의 전체 생애를 통한 죽음관련 인지(認知)에 대해서 학생들의 감성과 인식을 개발 하는데에 중점을 두었다.

선택된 교육방식은, '슬라이드' 와 '비데오테이프' 를 이용한 한 시간 강의 후에, 강의 내용과 사전 예습 자료의 토의 시간 한 시간을 가졌다.

사전 예습과 슬라이드나 필림 자료를 갖춘 강의, 그리고 토의 등을 겸한 강의는, 중요한 교육과정으로 보이고, 임상 상황에서 학생들의 주의와 인지를 증대 시키게 인도하는 것으로 보인다. 죽음학의 선택과목 세미나는, 6년여에 걸쳐 주어지고 있고, 계속 좋은 참석률을 기록하고 있다. 이 세미나에서의 제목은 다음과 같다.

1. '죽음학' ('Thanatology) 발달의 역사
2. 죽음 후의 중요 종교적 개념
3. '죽음의 과정'을 다루는, 고대 이론과 실제 (Shamanism으로부터 미국 인디안, 에집트, 티벳 등에 이르기 까지)
4. Freud, Jung, Teihard de Chardin등 선현들의 개념으로부터 유래되는 현세의 죽음의 이론(Contemporary theories).
5. 상실(喪失)(loss)과 사별(死別)의 슬픔에 초점을 둔 정신과적 개념; 객관적 관계 정립과 이별(離別)의 발전 과정; 죽음개념의 발전 과정.
6. 우리들 문화와 문화관련 활동에서 죽음에 대한 사회적인 태도(societal attitude)
7. 성인의 죽음과 가족
8. 어린이와 청소년의 죽음
9. 임종하는 어린이와 청소년의 가족
10. 임종하는 환자와 의료진
11. 임종환자의 치료/가료: 투약처방의 문제와 안락사
12. 장기이식(臟器移植)의 문제
13. 증예보고: 죽음에 임박한 환자의 경험; 말기환자에 대한 조사 연구 등.
14. 자살(Suicide)
15. 대형 재난(災難)(Mass disaster).
16. 임종과정 분야에 대한 연구, 정보 탐색.

의과대학생과 의료직 종사자들의 말기환자와 그 가족을 위한 진료를 위한 교육의 필요성이 자주 문헌에서도 토의되고는 있지만, 죽음학을 교육하는 효과적인 모델은 아직 개발되지 못하고 있다.

죽음학 교육 훈련은 모든 의과대학 교육과정의 일부로 되어야 한다. 포괄적인 죽음학 '세미나' 후에는 말기환자와 가족의 치료에서의 임상의사로서의 역할과 수습에 참여하여야 하고, 일대-일 기반에서의 지도 교수의 감독하에 환자와 직접 접촉하는 임상교육이 있어야 한다.

미국 Ohio 의과대학의 예는; 죽음학(thanatology)은, 다른 과목과 마찬가지로, 3년간의 필수 교과과정 안에서 교육되고 있다.

이 교육은 3 단계로 구분될 수 있다.

(1) 1단계 : 인간 생물학과 정상 발달과정에 대한 일반 개론;

(2) 2단계 : 장기별로 본 질병의 병태생리학의 기초 임상 통합 교육으로서, 예를 들어 혈액학, 신경과학, 운동기능과 관련된 질병등에 대한 통합 교육;

(3) 3단계 : 내과, 외과 등 중요 과목의 기초 및 임상 상황에 대해서 외래 및 입원 환자에 대한 임상 교육에 충분히 노출될 수 있게 학생들에게 배당.

'단계 1'의 '죽음학' 교육에서는, 죽음학의 서론에 대한 강의, 논증, 그룹 세미나 등 으로 구성되고, 여기에 인간의 성장기과정 성인 및 고령 시기로의 각 발달과정에 대해서 제시된다. 이 교과과정에서 죽음(학)은 어떤 연령에도 일어날 수 있는 사건으로 죽음과 죽음의 과정이 제시된다.

노령자에서의 죽음을 누구에게나 일어나는 예상 사건으로 노인 대상 인터뷰의 테이프 또는 TV 기록을 통해, 의과대학생들이 죽음의 대상을 정상으로 일어나는 사건으로 알고 받아들이게 한다.

'단계 2'의 교과과정에서는, 말기환자의 치료(가료)에서 만나게 되는 여러 가지 문제를 각 종류의 치명적인 질환의 병태생리와 연계해서 생각하게 한다.

의사(학생)은 환자에게 환자가 알기를 원하는 만큼 즉 환자가 오래 살지 못한다는 사실을 포함해서도 알리라고 독려한다.

또한 가족에게도 환자가 치명적인 질환을 가지고 있음에 대해서 말할 것을 추천하고, 회생의 가능성에 대한 완전한 정보를 제공해 준다.

의사(학생)에게는 환자 가족과 질병의 심각성에 대해서 감추는 음모(모의)에 들어가는 것에 대해서 단념 시켜야 한다. 이 2단계 교과과정에서는 강의, 비디오 테이프 면담, 그리고 실지 환자와의 접촉(입원 및 외래 환자)을 통해서 이뤄지고 지도교수의 감독 하에 이루어진다.

'단계 3' 에서는, 학생은 치명적질환(단기 또는 장기적)을 가진 여러명의 다수 환자를 접하게 되고, 학생은 지도교수와 말기환자의 특정질환의 사회 - 심리적인 효과에 대해서 토의를 진행 한다.

David W. Preven이 제시하고 있는 1970년대 미국의 죽음학 교육의 현재와 미래는 다음과 같이 조명하고 그의 경험을 제시하고 있다.

* 십여년 전에 설립된 Foundation of Thanatology가 죽음학(thanatology) 부흥의 시작이 되었다.
* 의과대학의 죽음학 교육에 대한 문헌조사에 의하면, 두 개의 조사가 되어 있는데, Liston(1973)과 Dikinson(1976)의 조사연구가 있으며, 두 개의 조사가 모두 비교적 높은 80%와 95%의 반응도를 나타낸 설문조사였다.
* 두 보고 모두에서, 단지 반수의 학교만이 필수과목으로 되어 있다. 필수과목이 아닌 학교에서는 단지 15%만이 선택과목으로 택하고 있다.
* 임상재료(환자와 video)가 교육방법의 70%에서 사용되고 있다.
* 반수는 세미나 형식만 사용하고 있고, 1/4 은 강의만, 또 다른 1/4은 이상의 두 가지의 병합 방법을 사용하고 있다.
* 내과와 정신과 담당교수가 반수학교에서 교육을 담당하고 있다.
* 학생들에 의해서 "높은 가치" 평가를 받은 프로그램은, 인터뷰와 비데오 테이프를 사용하는 것이 중요하게 평가 되었고, 그 다음이 세미나 형태와 각 전문분야간의 협진적(協診的) 접근이였다.
* Dickinson의 결론은, 어떤 형태의 죽음교육을 제공하고 있는 의과대학은 상당수 있지만, 그런 교육의 강조 및 영향(효과)은 제한 되어 있었다. 예를 들어, 설문에 답한 93%의 학교 중, 7개교는 full course를 가지고 있었고, 44개가 mini-course, 42개가 강좌 1-2개를 개설하고 있었다.
* 말기환자의 전통적인 bedside 면담 및 교육은 한때 도움이 못 된다고 생각 되었었고, 이것을 강의, 필림, 비디오 테이프, 소단위 토의, 역할극, 시설 현장견학 등으로 보충 되었다.

* Stanford의과대학(Block 1975)과 Einstein의과대학에서는, 학생은 의과대학 1학년에서 선택과목으로 선택해서 그 환자가 사망할 때까지 추적하게 한다.
* 환자, 환자 가족, 의사 그리고 간호사 등과의 반복되는 접촉 기회는 학생들에게 한 사람의 적응 과정을 전체적으로 보여준다.
* Preuen은 지나간 7-8년 동안, 그의 시간의 대부분을 의과대학생을 위한 의료(醫療) 시술에서의 정신-사회적 측면에 대해서 교수하는데 기울였고 그의 관찰과 경험을다음과 같이 기술하고 있다.

1. 말기환자를 위한 적정진료에 필요한 각 의사들의 기술에는. 의사들이 환자와 소통 할 수 있는 능력이 포함되고, 이 소통(communication)은, 환자/가족 뿐만 아니라 의료진료진의 다른 요원과의 소통도 포함된다.
2. 말기환자의 적정진료에 필요한 기술의 특이함에 대해서는 과장되어 알려져 있고, 다른 환자치료에서와 마찬가지로 인정이 포함된 접근이어야 한다.
3. 그의 관찰과 문헌 등의 보고에 의한 그의 의견은, 요즘의 의과대학생이나 젊은 전공의들은, 죽음 문제에 대해서 그들의 교수보다도 덜 받아들이고 있다.

다시 말해서, 의과대학생을 위한 죽음교육에서의 진정한 도전은 교수진의 개발에 놓여 있다. 그리고 말기 임종환자 치료에 관한 문제를 교육하는 교과목은 선택 과목이여서는 아니 된다.

- 의과대학 교과과정에서의 죽음학 교육에서 무엇을 교육할 것인가?

다음과 같은 것을 교육하고 실행해야 한다는 것은 교육자들의 명백한 의무이다.

a) 환자의 이야기를 들어라: 환자로 하여금 이야기 하게 하라 - 야구로부터 종교에 이르기까지 무엇에 관해서든지. 거짓말을 피해야 한다는 것을 언제나 기억해라, 그리고 대화 속에서 절망(絶望)(hopeless)이나 말기(末期)(terminal)라는 단어는 사용하지 말 것이며 제외하라.
b) 화학요법등으로, 이것이 환자의 고통의 시간을 연장하는 것이 아니라면, 환자의 생명을 연장시켜라.

c) 목사와 성직자들과의 협조를 이용하면, 매우 도움이 된다.

- 누가 죽음학을 교육하나? (Who will teach thanatology?)
  a) 강좌 선택, 토론 - 지도 등은 학장과 학과장이 맡는다.
  b) 의사들, 혈액 - 종양학 등 전공하는 의사들이 많이 관여 된다.
  c) 기초의학 학문의 전문교수도 관여 할 수 있다.
  그러나 임종환자를 계속 진료(가료)해야 하고 종국에 환자의 죽음을 선언하는 사람은 임상의사(clinician)임이 강조 된다.

- 어느시기에 죽음학(thanatology)을 교육할 것이냐?
  유명 의과대학의 게시판은 다음과 같이 공고되어 있다.
  * 의과대학 1 학년: 기초과학 .... 1,077 시간
    의학의 사회적 측면 .... 36 시간
    임상의학 주제 .... 36 시간
  * 4학년 또는 임상선택과목 학년에서는 교수와 감독자 등에 의해서 '죽음과 죽음의 과정(death and dying)'에 대한 여러 가지 측면에 대해서 토의할 많은 기회가 주어지고, 이런 기회는 그들 자신의 시간에 맞추어 계속 증가되게 지도한다.

[8] 의사교육의 전문화과정과 말기임종환자 진료[32]:
(Specialization process and medical care of the dying patients.)

최근에 들어와서, 의료전문직은 외부 사회로부터 많은 비판을 받고 있으며, 이런 공격의 중요 분야의 하나가 임종환자에 대한 의료분야이다.
의료기술의 발달, 의료비 상승, 환자의 윤리적 및 종교적 감정, 가족의 압력,법률상의 두려움 등 모든 것이 의사들에게는 심한 갈등의 원인이 되고 있다.
죽음學(thanatology)에 대한 관심과 이해가 증가함에, 주로 Kutscher (1969), Parkes(1972), Ross (1969) Sanders(1959) 같은 임상의사들의 노력을 통해서, 임종환자와 조우하게 되는 의사들의 현존(現存)하는 문제등이 의료전문직 내에서만의 문제로 한정되는 범위를 넘어서게 하고 있다.
임종환자의 의료(醫療)/가료(加療)(medical care) 문제는, 순수한 의료기술의 범위를 넘어서 정신사회적(psychosocial) 고려사항으로 확대 되었고, 의사(醫師) 역할의 변화가 필요하게 되었다.
죽어가는 환자들로부터 받는 의사들의 긴장의 불안감, 우유부단(優柔不斷)과, 물러섬 (withdrawal) 등은, 죽음학 학자들의 지식과 전문식견을 중요하게 받아드리면 많이 줄일 수 있다. 그러나 불행히도, 이런 지식의 수용과 실지 사용은 적고 제한되어 왔다.
의료전문직 졸업후 전문인교육과 의과대학 교과과정에 죽음학이 포함되어야 한다.
의사들의 어려움은, 말기환자의 통증도 관리해야 하고 생명도 구하는 노력을 해야 하기 때문이다 (cure 와 care의 두 가지 의무를 동시에 해야 한다는 것은 어렵다).
근래의 의료는, 〈모든 생명을 어떠한 대가를 치르더라고 유지해야 한다〉는 치료 목표를 지향하는 의학교육이 의사들에게 더 압력으로 에워싸고 있는 힘이 되고 있다. (Ramsey 1970)
실지로, 치료하던 "환자의 죽음" 은 의료전문직의 위상을 손상시키는 것처럼 보아 왔다.

불행히도, 의학교육은 죽음과 관련된 여러 가지 복잡한 문제를 다루는 적절한 교육과 훈련을 제공해 주지 않고 있다.

조사에 의하면, 말기질환 환자에게 접근하는 방법에 대해서, 많은 의사들은 교육과 훈련이 없었다고 조사에 나타내고 있다. 더구나, 의사들 간에는, 그런 환자에게 무엇을 이야기 해주어야 하는데 대해서 많은 이견(異見)을 나타내고 있다. 연구결과에 의하면, 말기환자를 맞어, 의사가 안락사의 형태를 선호하던 않하던 간에 의사는 연명치료에 대해서 결정을 해야할 때가 있고, 이 결정은 여러 의사에 따라 많은 변이성을 나타내고 있다.

Levine과 Scotch 가 결론 지은 바와 같이, "의사들은 도덕적 및 종교적 측면에 묶여 있을 뿐만 아니라 법적 제재(制裁)/처벌(處罰)에도 묶여 있다".

의학(의료)전문직이 고심(苦心)하고 있는 두 개의 중심기능은, 죽음과 질병을 이겨내야 하는 동시에, 환자의 통증(pain) 고통(suffering)을 줄여 주어야 한다.

임종환자를 위한 가료개념(加療概念)(care preparation)이 부족한 상태인 현재의 의학교육은, 어떤 대가를 치루더라도 생명을 구해야 한다고 해석 되어 온 '히포크라테스' 선서에 대한 굳건한 헌신 교육이 역할 상충(相衝)의 주요 원인이 되고 있다.

이런 교육 훈련은, 이 교육이 기초와 임상 교육이 같은 교육시간으로 중요시 되게 될 때와, 장차 의사가 될 의과대학 학생의 초기 교과과정에서 말기환자에게 노출 되어 교육 될 수 있을 때만, 기대할 수 있는 효과를 갖게 된다.

의과대학생이 알아야 할 것은, "환자 죽음의 과정"은 환자와 환자 가족에게 두려울 뿐만 아니라, 의사에게도 똑같이 큰 충격을 준다는 것이다.

의료(의학)기술의 발달로 인해, 의사들은 전에 보다도 더 많은 말기환자를 그리고 더 오랜 기간 동안 이런 환자를 치료하게 되였다. 환자의 사회 수행기능의 범위를 훨씬 넘어서는 한도 까지도 생명유지를 계속하게 하는 새로운 의료기술의 힘은, 의사의 생명구출 역할을 지배하는 종교적 및 법적 규범(표준) 적용(응용)의 재평가 및 재검토의 필요성을 강조하고 있다. 이런 입장의 결과는, 문제에의 노출이 전통적인 의사들의 의료 처치문제의 범위를 넘어서고 있다.

Levine 과 Scotch (1970)는, 의학교육자들에게 임종과정(dying process)에 대해서 보다 강화된 교육이 있어야 된다고 강력히 독려하고 있다. "새로운 의료기술은 더 많은 치료 선택과 대처법을 제공하고 있고, 동시에 말기 임종환자의 진료에 있어서 더한 이해상충(conflicts)과 딜렘마(dilemmas)를 가져왔고, 이제는 전에 없이 사회의료 차원의 문제로 접근되고 있다고 표현하고 있다. 현시대의 말기임종환자 진료현장을 관찰할 기회가 있던 사람에게는, 임종환자는 현시대의 '의료-사회 문제' 라는데에 쉽게 동의할 것이다.

〈1〉 의사들의 태도(attitude)와 행동(behavior) :

임종환자를 다루는 의사들 관련에 관한 문헌은, 불안한 형태를 보이고 있다. 대부분의 의사들의 태도와 행동은, 임종하는 환자나 가족 친지와 간호사등 다른 의료직종인과 마찬가지로 고통스러운 경험으로 되어 있다.

의사들의 가장 전형적인 행동은, 말기질환 환자로 부터의 물러섬(withdrawal) 이다.

이런 분리(分離)(disassociation) 상태는, 여러 형태를 취한다. 의사의 환자가 얼마나 오래 생존을 유지 할 수 있을까의 평가에 따라, 거의 완전히 환자로 부터의 물리적 및 감정적 물러섬이 생기기도 한다.

환자의 죽음이 가까워 질수록 의사의 방문회수가 감소하며, 각 방문 때 마다의 의사의 지체시간이 짧아지고 의사 소통의 시도가 줄어든다.

Lippincott(1972)는 표현하기를, 이런 물러섬(withdrawal)은, 의사와 환자간에 일어나는 하나의 "침묵의 음모(conspiracy of silence)"라고 표현하고 있다. 임종환자로부터의 의사(醫師)의 '물러섬'은, 환자에게 불필요한 불안을 가져다 줌과 동시에 의사와의 접촉이 가장 필요한 때임에 더욱 불안이 커지게 된다. Feifel(1969)이 지적한 바와 같이, 일부 환자는 이런 급작스러운 감정적 고립감과 주변으로부터의 거부 때문에, 질병자체로부터 보다도 더한 고통을 갖게 된다는 것이다. 의사의 '물러섬' 과 간호사의 전문직 관여의 제한이 겸해짐으로서, 환자가 각종 필요한 부분에 공백이 생기게 된다.

의사의 역할은, 다른 전문직종 역할에서 볼 수 없는, 어떤 권한(right), 의무(obligation)와 책임(responsibility)등을 가지고 있다. 이런 역할기대감이, 다른 사람들이 임종환자를 치료할 때 보다 더 인도적 접근을 할 것이라는, 예를 들어 임종환자 진료에 있어서 환자로부터의 '물러섬' 보다는 더 참여해 줄 것이라는, 다른사람들의 기대감에 충분한 '하나님 같은(god-like) 분위기'를 제공 해 준다.

말기환자에게 말기질환 상황에 대한 진실을 말 할것이냐? 말을 하지 말 것이냐? (to tell or not to tell)의 문제는, 아마도 말기 임종환자 진료에 있어서 가장 예민 하고 논쟁의 여지가 있는 문제라고 할 수 있다.

우리들이 인식하기는, 이 문제는 해결이 어려운 문제이지만, 그러나 중요하고 흥미있는 것은, 의과대학 교육과정에서 이 문제가 거의 토의 검토 되지 않고 있다는 것이다. 만일 이 토픽이 토의되고 한다면, 교육 훈련 중에 있는 의사(醫師)는, 그 문제의 중요성이 그들의 앞으로의 의료 시술에 있어서 얼마나 중요하다는 것을 미쳐 알지 못하고 있을 것이다.

환자에게 알리지 말아야 한다거나 또는 이 문제를 어떻게 접근해야 좋을지 모르겠다고 주장하는 의사는, 물리적으로나 감정적으로 환자에게 말해야 한다고 믿는 의사들 보다, 더 많이 말기 임종환자로부터 '물러섬(withdrawal)'을 나타내고 있다.

환자에게 질병의 실상을 고지(告知)하는 의사들의 잠재 효과는, 의사들 본인들의 불안이 적고, 그 환자에 대해서 동료의사와의 토의에서 더 확신이 있고, 임종환자와의 소통에서 더 감정적 강점을 가지고 있다.

환자는, 물론, 고립감이 적어지고 그들의 담당의사에게 더 신뢰를 갖게 되며, 환자들 개인의 생각을 함께 이야기 하고 그들 가정의 문제를 제대로 돌려놓는 것들을 토의하게 기회를 준 것에 대해서 감사할 것이다.

그러나, 고지되는것(being informed)과 고지 하는것(informing)에 대한 조사에 의하면, 환자는 고지되는 것을 원하는 반면에 의사는 고지하는 것을 덜 선호(選好) 하는 것으로 나타나 있다.

Kasper(1959)의 조사에 의하면, 임종 환자의 77-89%가 자신들의 병으로 죽음을 맞고 있다는 것이 고지 되는 것을 선호하고 있다.

Feifel(1963)의 조사에서도 환자의 82%가 말기 질환에 대한 전부의 지식을 알려주기를 선호하고 있다.

또한 Glaser and Strauss(1968)의 조사로는, 상당수의 환자는 어떤 시점에 이르러 자기가 말기질환을 가지고 있음을 스스로 알게 된다는 것을 유념해야 한다고 지적하고 있다. 이런 환자의 지식은 고지(告知)됨으로서 알게 되는 것이 아니고 고지 되지 않아도 알게 된다는 것이다.

의사들은, 의사들 자신들의 '물러섬(withdrawal)' 같은 행동이, 말기환자에게는 '죽음의 실마리(clue)'로 표현된다는 것을 의사들은 알아야 한다.

Lasagna(1970)는 의사들이 말기 임종환자에게 그들 병의 성격에 대해서 말하기를 마음 내키지 않아 하는 세 가지 이유를 제시 했다. 즉:

- 의사들은, 진실을 말하는 것은 무의미하고 잔인 하다고 생각 할 수 있고,
- 그런 문제를 환자와 거론하는 것은, 의사의 자존심에 손상이 되고, 의사 인품에 마찰을 일으키는 일 일 수 있고, 또 의사가 도움도 못 주고 언제 죽음이 발생할지도 모르는 것을 인정하는 일 일 수 있기 때문이다.
- 오늘날의 의사는 환자에 대해서 옛날에 비해서 덜 알고 있으며, 따라서 전체의 입지를 어떻게 하는 것이 최선인가에 대하여 만족하게 해결할 위치에 있지 못하다.

말기 임종환자의 진료에서, 의사의 세 가지 일반적으로 행해지는 태도와 행위에 대해서, 다음과 같이 정리 할 수 있다.

(1) 환자의 뒷 받침이 필요한 때, 환자로부터 육체적 및 정신적으로 물러섬(withdrawal) 경향이 있다.

(2) 의사들이 환자에게 그들 병에 대한 진실을 통고하는 것에 대해서 주저하고 있다.

(3) 의사들의 죽음에 대한 불안(걱정, 근심)이 있으며, 이런 것으로 인한 상기(上記)의 행동이 뒤따르게 된다.

결론은, 의과대학의 정규 교육과정 기간의 의사 만들기 기간이, 현재의 말

기 임종환자 진료 태도와 행동에 직접적으로 영향을 미친다는 것이다.
의사들은 환자를 위해서 감정적으로 환자로부터 불리되어야 한다고 교육을 받았고, 동시에 그들 자신의 전문인 위상(professional status)도 유지하게 훈련되었다.
그러나, 생명과 삶은 그리 간단하지 않다. 의사의 부가적인 역할은 환자의 필요를 이해하고 동정적이어야 할 필요가 있다. 그러므로, 객관적인 역할 수행과 관여함 사이의 미묘한 균형이 존재한다. 말기 임종환자와 직면 할 때, 의사는 이런 균형을 유지하는데 어려움을 갖게 되며, 그들의 행동을 객관적이고 분리된 가치관쪽으로 가기를 선호하게 된다. 비 의료계에게는 이것이 '감정적냉담' 으로 비쳐진다.

〈2〉 안락사(euthanasia)와 의료전문직(medical profession)

법은, 예외 없이, 모든 형태의 안락사를 금지하고 있으나, 의사들에게는 아직도 생사(生死) 유지의 결정의 연명치료 중단 여부의 결정을 해야 하게끔 요구하고 있다.
정교하고 복잡한 의료기술의 발달은 환자의 생명을 무기한으로 연장할 수 있게 하고 있다.
"죽음의 정의"가 문제가 되고 있을 뿐만 아니라, 죽음을 결정(사망선언)하는 문제에 대한 의사들의 준비가 법 앞에 연명치료의술 발달에 견줄만큼 준비가 되어있지 못한다.
결과적으로, 그런 결정에 대한 큰 변이(變異)(variance)가 있게 되고, 그 이유는 관련된 법적 및 의료 지침이 없기 때문이다.
George Flecher의 결론은, 의사들 각자가, 이런 결정을 위한 그들 자신들의 법 기준을 임종환자에게 시술하고 있다고 했고, Bayless Manning도 같은 결론을 내리고 있다. 즉: 〈임종환자의 말기 진료결정은, 수천명의 의사들에 의해서 제각기의 입장에서, 불확정(不確定)의, 특수화(特殊化)된 상부 지침에 의해서 주로 이뤄지고 있다. 이런 상황(상태)는 법치의 세계에서는 바람직하지 않은 것이며, 그 것은 "법의 원칙(rule of law)"에 의한 '공정과 일관성' 대신, "사람의 원칙(rule of man)"에 의한 변덕(變德)이 남겨질수 있기 때문이다.〉라고 했다.

법이 이런 문제로 재판에 회부 되였을 때 매우 관대한 경향이 있음도 사실이지만, 그러나 의사도 안락사를 시술하려는 의도가 적은 것도 사실이다.
의사들을 대상으로 안락사에 대한 연구조사한 바에 의하면, 최근에는 '소극적 안락사(消極的安樂死)(passive euthanasia)'가 시행되고 있음을 나타내고 있다. 이런 사실은 대중으로부터 숨겨지는 경향이 있으며, 그 이유는 의사들은 그들의 임상시술 내용의 노출을 피하려고 많은 노력을 하고 있기 때문이다.
그럼으로, 일단계로, 의료인들을 위한 법적지침(legal guideline)을 수립 함으로서 의사 환자 모두에게 유익 할 것이라고 이치적으로 합의 할 수 있다.

(참고: 제 1부 III 절차적정당화 수순, Procedural fairness guideline)
반면, 의사들은 일반적으로 그들 전문직 수행에 대한 "지침의 형태"에 대해서, 동료간에서도 결정과정을 포함해서 불만을 표시하는 경향이 있다.
"안락사의 법률화(legalization)"는, 환자들 그들의 의사(醫師)에 대한 신망을 파괴 시킬 수 있다. 그러나 일부에서 논박하기를, 그런 의사에 대한 신망은 환자들에게는 의료전문직의 처신대로 되어 있고, 그것은 말기 임종환자에 대한 모호한 태도표현에 의존하고 있음을 알게 됨으로서 이미 훼손 되었다고 논박하고 있다.
환자 생명의 과도한 연장은 환자와 의료진에게 극도의 감정적 괴로움을 야기(유발) 한다. 젊은 의사들은 환자를 잃게 된다는 생각을 감당하지 못한다.
따라서 환자를 연명치료기계에 유지시키는 경향이 있다. 같은 모양으로, 의학 연구진의 분위기는, 연명치료술 연구에 더 열정을 더해 가고 있다.
여기서, 말기환자와 그들의 가족은, 때로는, 필요한 결정을 해야 할 위치에 놓이게 된다.
일반적으로, 연구 병원은 그들 환자의 '삶과 죽음'에 관한 결정에서 큰 변이성(變異性)을 보이고 있다. 환자는 생명유지를 계속하며, 여러 가지로 고통을 받는 가운데, 실험적인 수술이나 약품 기타의 연구로, 여러 가지 고통을 받고 있다.
반복적으로 주장된 것은, 말기질환이라고 발표된 후 두려움과 낙담이 이어지고, 이것이 우울증 발현 또는 자살의 최후로 이어질 수 있다는 것이다.

그동안, 논박되기로는, 의사와 그의 환자 사이의 솔직한 소통이 없음으로 환자와 의사간 관계에 있어서의 믿음과 신뢰가 훼손된다고 하고 있고, 환자와 가족간의 관계까지도 훼손되게 하고 있다고 논박되고 있다.
환자에게 사실을 감추는것은, 임종환자를 자신의 의지대로 주변을 정리하는 것을 못하게 하고 있다. (유언이나 다른 중요한 일 처리를 해야 하는 것을 못하게 한다.)

마지막으로, 환자가 그의 건강문제에 대해서 진실을 알기 원할 때, 의사는 환자에게 그런 의료정보를 비밀로 지킬 권리가 없다고 논박하고 있다.

그러나 대부분의 환자는, 죽음 임박증상에 대해서 모르고 있고, 미국 의사들은 환자들에게 공공연히 죽음가능성이나 죽음이 임박해 있다는 사실을 보통은 말하지 않는다. 가족들도 그런 의료정보는 비밀로 하는 경향이 있다.

의학교육자와 의사들은 오늘날의 임종환자 진료(care)에 대해서 모르는 체 할 수는 없다. 기본적인 문제는 "의료의 정의(definition of medical care)"에서 찾아야 한다.
'전통적인 정의(traditional definition)' 는 의료기술적인 면과 생명연장기구에 대해서 온통 강조하는 반면, 동시에 말기 임종환자의 의료에 대해서는 강조가 덜 되고 있다.
의학교육자와 의사들에게, 말기 임종환자의 진료에 있어서 의사의 어떤 적정 활동이 해당되느냐고 묻는다면, 아주 적은 수 만이 사회적 및 감성적 측면의 의료시술에 대해 말할 것이다.

이런 부족함에 대해서는, 이해할 만하고, 그 이유는 의사들은 그런 태도와 행위에 대해서 강조 되어야 하는 전문직업인의 역할에의 적정 사회화가 되어 있지 못하기 때문이다.

사회는 의사를 무슨일이든 할 수 있는, 높은 가치를 가진 기술인의 위치에 올려 놓고 있다. 이런 위치에서 기능하려면, 의사는 환자의 정서(감정)적 요구를 마쳐주어야 한다.
만일 말기 임종환자를 대처하는 의사의 태도와 행위가 의학교육의 결과라는 주장을 인정 한다면, 그러면, 의과대학에서의 변화에 대해서 도전해야 한다는 것도 수용해야 할 것이다.

임종환자와 그 가족에게 위로자(慰勞者)(comforter)가 되고 관련 업무의 지도자가 되는 것을, 의료전문인 역할에 대해서 품위를 떨어트리는 것이라고 생각해서는 안되며, 이런 활동은 의사의 신분(위상) 유지에 필요하고 중요한 역할이라고 자긍적(自矜的)으로 받아드려야 한다.

Ross(1969)가 말한 것 같이 임종환자를 치료하는 전문의를 훈련하는 것이 이런 문제의 해답은 아니다 라는데에 동의한다.

목적은, 의과대학 교과과정내에서 교육 시켜서, 장래의 의사들이 환자의 임종을 맞아 평안하고 확신의 자세로, 환자의 죽음으로부터의 뒤물러남(withdraw) 보다는 환자 - 임종 환자 관계에서 적극적으로 참여하게 교육하는 것이 목적이여야 한다는 것이다.

이것은 현제보다 더 폭 넓은 영역의 전문직 역할 책임으로의 사회화 과정을 통해서만 성취될 수가 있다.

[9] 치명적인 질환 앞에서의 "의사의 역할"에 대한 금언(Aphorisms)[32)]

1. 당신은 '죽음'이 아닌 '삶'을 주재하기 위해 거기에 있는 것이다.
2. 당신은 당신이 동원할 수 있는 모든 과학(마술)의 힘을 가지고, 죽음의 힘과 싸우는데 있어서 "주술자의 역할(shamanistic role)"을 가지고 있다. 당신의 검사 도구, 까운, 청진기, 화학요법, 수련의사들과 간호사 등은 모두 당신 마술의 일부이다.
3. 환자와의 '정직성/성실성'은, '친절(kindness)' 보다 상위에 놓아서는 아니된다. 절대성(absolutes)의 문제가 아니고, 현실과 치료적 희망 및 감상적 요구와 사회적 요구간의 균형의 문제인 것이다.
4. 간호사와 수련의사들의 부정적인 사고(思考)가, 당신의 마술을 흐트릴 것이다. 당신의 진료방침을 따르는 수련의사의 위치가 긍정적이어야 한다.
5. 환자 가족과 의뢰한 의사 등의 부정적인 생각에 대해서는 염려하지 말아라. 왜냐하면, 그들은, 당신이 하고 있는 것을 믿고 있고 그것이 효과적이

면 당신의 역할을 더 강화 시킬 수 있기 때문이다.

6. 말기질환에서는, 치료 측면이 진단 측면 보다 더 중요하다. 그러나 치료가 어려운 질병인 경우나 질병의 합병증 등을 생각하면, 그것들은 치료 측면도 당신을 우둔하게 느끼게 할 것이다.
7. 치료의 실패나 악화하는 예후는 당신의 잘못이 아니다. 한가지 치료가 실패하는 경우 언제나 다른 선택의 치료가 있다.
8. 당신이 효과가 있다고 믿지 않는 치료나 약품을 주지 말아라.
9. 문제가 어려울 때 문제를 감추지 말고, 비관적인 예후와 낙관적인 예후 판단간의 균형을 갖추도록 노력 하라.
10. 당신의 환자를 접촉(촉진)하거나 껴안음 등 하는것을 두려워 하지 말아라. 예를들어 섭식(攝食)을 돕거나 창상(創傷)드레싱(wound dressing) 등은 간단한 행위이지만 환자에게 힘과 관심을 전달한다.
11. 당신은 환자와의 감정적연루(感情的連累)나 감정이입(感情移入)(empathy)을 두려워 하지 말아라. 대부분의 사람이 생각 하는 것과는 반대로, 환자의 필요에 따른 사랑을 나누는 것은 죽음과 재앙을 극복하는 당신의 결심과 능력을 강화시켜 준다. 환자와 접촉하는 다른 사람과는 달리, 당신은 치료측면의 도움을 통해 다만 그것이 진통제의 증량 처방에 끝일지라도 치료상의 도움을 줄 수 있다.
12. 때로 당신은 재앙을 통해 그 의미를 제공해 준다. 만일 우리가 당신의 치료가 성공 하거나 또는 실패 하더라고, 우리는 그것으로부터 배우게 된다.
13. 가능하면, 환자나 가족이 견디기 어려울 정도의 괴로움인 경우, 책임을 분담하거나 떠넘길 수 있는 동료와 같이 일하는 것이 좋다.

    그러나, 환자, 특히 말기환자의 경우 너무 많은 의사나 새로운 얼굴의 다수인이 부담을 주는 것은 피하게 해야 할 것이다. 너무 잦은 의사의 바뀜은 환자 진료를 번잡한 절차로 가게 하고 의사 - 환자의 일대 일 관계의 책임감을 회손 한다.
14. 때로, 환자나 가족의 성격이나 충격이 그리고 환자 질병의 고뇌(苦惱)

가 감당하기 어려울 정도로 심한 경우가 있다. 확실한 것은 이런 재앙의 시작이나 임종 과정이 환자 성격이나 당신의 고뇌를 증강시키고 있지만은 아니라는 것이다. 환자의 심술 사나움이나 환자로 지루함과 두려움 등이 있을 때는 다른 사람과 책임을 분담하는 것도 정당화 될 수 있다.

15. 마약종류는 필요하면 사용해야 한다. 진행된 질병에서의 중독에 대해서 두려워하지 말라. 통증 조절을 위한 즉시 진통제 사용을 주저하지 말라.
16. '항 우울제' 사용은 조심해야 한다. 효과가 적을 뿐만 아니라 인격분열(disassociation) 증상을 나타낼 수 있다. Steroid 는 유용한 약이나 단기 사용 목적으로 사용할 때 효과적이다.
17. 적절한 가까운 가족 친지와는 정직하게 대하라. 그렇지만, 진정한 감정으로 가족들이 본연의 채비를 할 것이라는 잘못 판단된 가정아래, 지나치게 비관적이지는 않는 것이 좋다. 가족들은 언제나 죽음을 맞을 준비가 되어 있지 못하다. 그러므로 그런 것을 준비하느라고 시간 낭비를 하지 말 것이다.
18. 환자의 죽음과 관련된, 앞일을 의론할 수 있는 목사, 간호사 또는 가족 등을 이용 하는것을 주저하지 말라. 기억하라. 당신은 희망(소망)의 요소를 회복해줄 주술자(呪術者)(Sahman) 임을 !.
19. 곧 이어질 또는 사후(死後)에 이어질 사회 경제상의 문제에 대해서 적절하게 관심을 나눠줌이 목사 보다 더 도움이 될 때가 자주 있다.
20. 당신의 치료적 접근에 대해서 가족, 목사 및 친지들과 토의하는 것을 주저하지 말라. 동료 의료진에게도 치료계획에 대해서 항상 충분하게 보고를 하라. 환자 주변의 사람들이 환자나 마찬가지로 낙관적인 메시지를 가질 필요가 있다.
21. 많은 사망하는 환자가, 그 슬픔을 대신 전가 하는 사람이 필요하다. 가족의 일원이나 의료진의 누구에게 그 슬픔이 전가 되는 것을 수용하라, 그러나 환자나 환자가족이 당신에게 슬픔을 전가하는 것을 허용하지는 말아라.(주술자는 바빠야 하고, 그들에게 슬픔을 전가하게 하면 그들의 마술을 좌절 시키는 것이다.)

22. 비관론(pessimism)은 솜씨있는 낙관론(artful optimism) 보다 나쁘다. 부추기거나 치료목적으로 거짓말 하는 것은 위험한 것일 수 있으나, 환자를 위한 단기적인 도움이 될 수도 있다. 확신의 표정 속에 실패가 있더라도, 환자는 친절과 확신속의 치료 의지를 볼 수 있게 된다. 그러나 이런 접근은 자주 사용하지 말 것이다.

23. 실패(패배)를 받아들임을 거부하는 것을 지속 시킬 수 있다는 것을 기억하라. 확신과 부추김(cajoling)으로 환자의 생존을 유지 할수 있으나, 그러나 기억해야 할 것은 새로운 합병증이 발생하면 그런 확신은 소진하게 된다. 솜씨있는 거짓말(artful lying) 보다는 연민(憐憫)(동정심)과 진통제가 더 나을 수 있음을 기억해라.

24. 환자방에 자주 가게 하는 의료적 구실을 찾아서 협력적인 관계를 발전시켜라. 당신의 관심을 표명하는 것이라면, 잡담하는 것도 잘못된 것이 없다.

25. 자문역(consultant) 이용을 주저하지 말라. 만일 가족이 당신의 치료계획에 따를 것을 거부한다면, 자문역의 입장에서 검토를 시도하라.
만일 어떤 치료가 환자의 단기치료 효과로서 도움이 되어 중요하다고 생각되나 환자 가족이 반대하는 경우는, 환자가 아직도 당신이 자기 병을 고쳐주리라고 믿는 죽어가는 환자를 주재(主宰)하기 보다는, 환자 가족에게 다른 의사에게 도움을 구하라고 요청하는 것이 좋다.

26. 죽음이 임박해 왔을때 뛰어다니지 말라. 환자 책임은 당신에게 있다. 당신이 연명치료를 중단하는 책임을 가지고 있고 마약사용량이 증가하면 의식을 혼탁 시킬수 있다. 환자나 가족은 당신의 연명치료 중단에 대해서 알고 있어야 하고 당신의 결정에 동의 해야 한다.

27. 죽음을 맞을 때, 혹은 말기상태 전에, 연구기금을 위한 기부에 대해서 청해 보아라.

28. 일정하게 정해진 부검(剖檢)이라는 것은 없다.(No routine autopsies). 당신이 요청하는 어떤 부검(剖檢)(post-mortem)도 검시(檢屍)(autopsy) 때도 당신의 참여가 필요하다. 그것은 당신의 배움의 경험이 되고 해부

(解剖) 수행을 신성하게 하는 지식의 획득이 되는 것이다. 완전한 검시가 언제나 필요한 것은 아니다. 가족은 이것을 이해한다. 국한된 검시를 요청하라(수술과 같은). 그리고 의문이 있는 곳을 검시하라. 가족은 검시 다음날 검시 결과의 구두 보고를 받을 자격이 있다.

29. 만일 검시가 가족의 일원에게 오래 지속되는 고통을 일으킨다면, 그것은 잊어라. 검시가 큰 의의있는 일일 경우는 적고, 이것 때문에 죄악감이나 충돌이 일어났다면, 좋은 뜻의 일은 평형을 잃게 된다.
30. 아주 드문 경우에 한해서 장례식에 가라. 장례식 참석은 피하는 것이 좋다. 예외인 경우는 당신이 치료하던 동료와 가까운 친지 또는 가족인 경우는 참석한다.
31. 유가족의 방문과 서로 이야기 하는 것을 장려 하라. 가족과 친지와의 중요 사항에 대해 논하는 것은, 할 수 있는 것은 모두 했다는 것을 그리고 치료면에서 유감이 없음을 서로 대화함을 나타낸다. 이런 지식은 당신에게도 도움이 된다. 죄악감은 설 자리가 없어야 하고 이것이 가족과 친지에 남어 있게 허용해서는 않된다.
32. 만일 당신이 말기환자를 치료한다면, 직접 간접으로 기초 및 임상연구에 관여 하라. 그것을 통해서만 인명손실로 부터 발전되는 긍정적인 이득을 볼 수 있기 때문이다.
33. "사전의료지시서": 이 서류가 어떤 환경에서도 '안락사' (安樂死)(euthanasia)'를 위한 변명에 대신할 수는 없다. 환자의 의도에 불문하고, 우울증과 절망감이 죽어야 할 이유가 되지 못한다.
34. 만일 당신이 연명치료의 중단을 결정하거나, 죽음을 당기기 위해서 마약진통제 용량을 증가시켰다고 하면, 당신은 환자 죽음의 마지막 중재자(arbiter)가 될 것이다. 당신의 결정이 명확하게, 차트, 간호사, 전공의사, 가족과 동료의사(peer)에게 표시 되어야 한다. 당신은, 실정법이 어떻게 판단하던 간에 "의료 - 법률적 (법의학적)" 측면에서 책임져야 할 입장에 있게 된다. (예: 살인죄의 법정 판례가 있다.)
35. '안락사' 는, 환자 '고통' 때문이라기 보다는 "일괄처리 죽음(packaging

death) (즉: 편리)" 에 관련 되어 있고, 자비(慈悲)라는 이름으로 환자의 죽음을 앞당기게 하는 죽음의 과정의 관료화(bureaucratization of the dying process)임을 알것.

36. 절대 잊지 말아야 할 것은, 의사(醫師)의 첫째 역할은 환자의 생명유지이고! 그의 두 번째 역할은, 환자에게 친절해야 하고 자비스러워야 함이다.

Chapter 5

중환자집중치료실(ICU)에서의 '환자 죽음'의 관리(管理) 및 대처(對處)[29,72]

〈환자의 치유(治癒)(Cure)로부터, 환자의 평안(平安)/안녕(安寧)(Comfort)으로의 전환〉

{인용문헌: Curtis JR, Rubenfeld GD (Editors). Managing Death in the ICU.(The Transition from Cure to Comfort). 2001; Oxford Press, UK.}[29]

중환자집중치료실(重患者集中治療室)(ICU=Intensive Care Unit)의 의료기술과 기능은, 질병으로 죽음 앞에 임박한 많은 환자를 회생시킨다. 그러나 생명을 구하는 또는 생명연장을 할 수 있는 의료기술(연명의료기술, 延命醫療技術)은, 한편으로는 ICU의 집중치료에도 불구하고 회생하지 못하는 경우의 말기 불치병환자의 죽음 앞에서 임상적 및 윤리적인 궁지(딜렘마, dilemmas)로 이르게 하기도 하고, 다음과 같은 질문에 당면하게 된다.

* 의학적으로 회생이 불가능한 말기환자인 경우, 의사가 말기환자 치료의 목적을 치유(治癒)(cure)목적으로 부터 환자에게 평안을 주려는 완화의료(緩和醫療)(palliative care)로, 어떤 시점에서 전환(轉換)하는 것이 적절하고 합당한 의료인가?

* 만일 그렇게 전환하기로 결정한다면, 환자의 의식 상태를 정상으로 유지시키기 위해 진정제 사용을 억제할 것인가? 그렇게 되면 환자가 불필요하게 통증으로 고생하게 하는 것이 아닌가?
* 의사는 환자가 가족과 만나 작별인사나 슬픔의 시간을 나누게 도움을 주어야 되지 않겠는가? 도움을 주었는가?
* 어떻게 환자는 그의 마지막 시간을 맞이해야 하고 맞이하고 있는가? 환자에게 시술되고 있는 기관내튜부(endotracheal tube)는 제거했는가? 그리고 정맥주사도 중지했는가?

30년전에는, 중환자실에서의 궁지(딜렘마)는, 환자는 뇌사 상태이나 호흡과 혈액순환 기능을 유지하고 있을 때 이 환자는 사망한 환자이냐 생존하고 있는 환자이냐? 이런 환자에서 인공호흡기를 중단하는 것은 적정한 진료인가? 이런 환자의 장기를 적출하여 장기이식수술에 사용하는 것은 윤리적으로 허용 되는 의료행위인가? 등이 주된 의료윤리적 질문이었다.

이런 질문들은, 이제는 일부분 해답을 얻은 상태이지만, 윤리적 딜렘마(궁지)는 아직 점점 그 범위를 넓여가고 펴져 가고 있다. 의사들은 연명치료를 중단 또는 보류할 것이냐? 여부 뿐만 아니라, 환자가 겪고 있는 통증관리와 환자 및 가족의 임종맞이를 도와주어야 하는 것을, 알고 실천할 필요가 있기 때문이다.

말기 임종환자의 치료(가료)(Care)는 어느 경우나 어렵지만, 특히 중환자실의 경우는 더욱 어려운 문제를 제시하고 있다.

첫째로, 환자가 중환자실에 입원할 때의 첫 번째의 목적은, 모든 발달된 의료기술과 연명의술(延命醫術)을 동원해 환자 생명을 회생시키는 목적임에, 완화의료(緩和醫療)(Palliative Care)의 시술을 시작하려면 중환자실 치료의 목적을 변경해야 한다. ICU 집중치료실에서 7-8일간 집중치료를 하면서, 환자는 치료에 반응하지 않고, 나쁜 예후가 점점 확실해 지고, 일연의 합병증이 속발하고 환자 경과가 계속 악화 할때, ICU 팀과 가족은 당초의 중환자의 치료목적을 단념할 충분한 시간을 갖지 못할 때가 많다.

두 번째로는, 말기 임종에 가까운 중환자실 대부분의 환자는 그들 스스로의 의료 시혜의 내용에 대해서 결정할 능력이 없는 경우가 많다. 의식이 남아 있는 환자가 스스로 결정하는 것에 비해서, 환자 대리인의 결정에 의존할 때는 더 복잡하고 이론이 많은 경우가 많아서, 대리인이 없던가 환자에게 무엇이 최선의 방법인가에 대한 가족간의 의견이 일치되지 않는 경우가 적지 않다.

세 번째로, 중환자실의 높은 비용과 치솟는 의료비 문제와, 중환자실 담당의사에게는 중환자실 시설의 신중한 사용 배분(allocation)문제가 압박으로 작용 한다.

즉 ICU 환자 침상의 공급이 계속 압박받는 상태에서 환자 가족이 완화의료로의 전환을 고려하기 전에 담당의사가 먼저 연명치료를 중단하고 완화의료로 전환하는 것을 소망하는 경우도 생길 수 있다.

네 번째는, 중환자실 치료는 생명보존을 위한 연명치료를 제공하게끔 조직구성되어 있음으로서, 말기 임종환자의 마지막 며칠간의 치료(가료)가 기계적이고 냉담한 비인간성 경향으로 진행될 가능성이 많다.

중환자실에서의 환자의 사망은, ICU 본래의 치료목적의 실패라고만 볼 필요가 없을 뿐만 아니라, 말기임종환자가 중환자실에서 치료 받게 하는 의료시스템의 실패라고 볼 수도 없다. 대신, 환자, 환자 가족 및 진료진은 환자의 생명과 마지막 수일간의 환자 삶의 의미를 찾고 되찾게 도움 주어야 한다.

[1] 중환자집중치료실(ICU) 환자의 "질병상태"와 "삶의 질"(quality of life)이, 연명치료 중단에 미치는 역할

많은 의료관계인의 우려는, 임종의료에 시술되고 있는 의료비용이 불균형적으로 증가하고 있으며, 우리사회에서의 죽음 비용의 상승에 대해서 많은 관련인이 우려와 비난을 표시하고 있다.

이런 어려움의 일부 원인은, 우리사회의 고령인구 증가와, 이들의 임종이 병원에서의 죽음 즉 "의료화된 죽음(medicalized death)"으로 이어지면서, 병원에서의 고가장비를 이용한 중환자집중치료실 치료의 사망과정으로 연계됨으로서, 폭증하는 의료비용과 죽음의 과정 비용으로 이어지는 것으로 판단되고 있다.

알려진 바로는, 고령의 노인층 인구나 만성질환을 가지고 있는 노인환자들은 그들의 임종의료(臨終醫療)에서 침습적인 치료를 받는 것을 원하지 않고 있음이 밝혀지고 있다.

(1) 환자의 '삶의 질'은 무엇을 의미하며, 어떻게 평가되어야 하는가?

'삶의 질'은, 최근 들어 임상진료와 임종의료 및 중환자치료실에서 자주 거론되는 '환자 - 평가' 결과를 말하며, 환자 측으로 평가되는 그 환자의 삶의 가치를 의미하고, '환자 - 평가' 결과는 네 가지 범주로 구분 할 수 있다.

즉: (a) 삶의 질, (b) 건강상태, (c) 건강상태 선호(선택), (d) 치료에의 만족도, 등이다. 그러나, 많은 저자가 서로 다른 의미로 받아들이고 있는 경향도 없지 않다.

넓은 의미의 정의는, 개별 개인 삶의 질은, 그 개인에게 중요한 사항에 대한 스스로의 전체론적 평가에 의한 만족도 평가로 결정된다고 할 수 있다.

'삶의 질'은 여러 가지 요인에 의해서 결정되며, 경제적상태, 주거, 고용, 정신적인것, 사회적 환경 및 건강상태 등이 관여될 수 있다.

그럼으로, 여러 연구조사 전문가들은 좀 더 건강문제 관련의 제한적인 범주로 "건강관련 삶의 질(Health-Related Quality of LIfe)(HRQOL)"을 거론하고 있고, 많은 연구가 중환자집중치료실(ICU)에서의 HRQOL 연구에 경주 되고 있다.

그러나 아직은 HRQOL 측정의 방법론에 대해서 계속 연구가 필요하다.

(2) 환자의 "삶의 질"이 의료시술의 결정에 어떻게 영향을 미치는가?

이방면의 연구는, 대부분의 환자는 만일 받고 있는 치료가, 영구식물인간이나 일상생활을 전적으로 남에게 의존하는 삶과 같은 내 삶의 질을 심하게 회손 시키는 침습적인 치료라면 그런 치료는 받지 않겠다고 환자의사를 표시하고 있다.

(3) '삶의 질' 문제가 임상의사들의 의료적 결정에 어떻게 영향을 미치는가?

담당의사들은, 환자의 '삶의 질'에 근거한 치료방향 선택 평가에 있어서 그릇된 생각(가정)을 해서는 안 되게끔 조심을 기울여야 한다.

(4) 중환자실 임상시술에서의 관계(implications)

현제의 의료시술은, 의사와 대리인의 평가에 근거한 환자의 치료 선호에 대해서 불확실한 결정을 할 수 있는 위험을 안고 있다.
따라서, ICU 의사에게 중요한 것은, ICU에서 보이는 환자의 삶의 질에 근거해서 환자 치료의 선호 여부를 결정하지 말아야 한다는 것이고, 대신 의사는 환자나 그 가족과 치료 선호에 대해서 토의하는 시간을 가져야 한다.

[2] ICU와 왜래에서의 말기환자 치료계획:

언제 치료를 중지하고, 어떤 치료를 시작할 것이냐 등을 표시한 '사전의료지시서'는 ICU의 중환자를 치료하는 치료진에게는 매일 같이 당하는 중요하고 어려운 결정 사항이 된다.
이 결정은 법적 의미가 있고 어렵고 또 심각한 결정이기도 하다.
지나간 30년 사이, 미국은 연명치료의 보류 및 중단의 윤리적 측면에 대해서 성공적으로 파악 했다고 볼 수 있다.
미국의 법정판례와 미국 대통령 '생물의학윤리위원회'의 지침을 통해서,
(President's Commission for the Study of Ethical problems in Medicine and Biomedical and Behavioral Research; Deciding to Forgo Life-Sustaining Treatment. Washington, DC: Government Printing Office; 1983)
연명치료 중단에 대한 윤리적 합당성에 대해서 광범위한 사회적 합의(合意)가 이뤄졌다.

실지로, 연명치료 보류 및 중단에 대한 법적 윤리적 지침은, '사전의료지시서' 보급 활용 성공에 중요한 계기를 제공했다.

이런 움직임의 정황은, '사전의료지시서(advance medical directive)' 라고 부르는 법률 문서(legal documents)를 통해서 전형적 법적 판결의 지침을 제공해, 의식이 명료한 사람이 의식이 없어질 상태를 대비해서 의료적 치료 내용을 진술하거나 대리인을 임명할 수 있게 허용하는데에 초점을 맞추고 있다.
이와같이 이런 전형적인 법률상 또는 윤리적 측면에 초점이 맞추어짐이 중요한 발전이지만, 우리가 당면한 더 중요하고 어려운 매일의 결정의 도전인, 〈언제 중단할 것이냐〉에 대해서는, 이 노력이 구체화 되지 못하고 있다.

'언제 중단할 것이냐' 를 알 수 있는 것은, 환자의 질병 자체의 예후(진로), 의료기기 및 연명의료기술의 정도, 및 환자 자신의 가치관과 치료방법의 선호도에 대한 정보(지식)등에 따라 결정될 수 있다.

치료의 보류 및 중단 여부의 결정시기의 환자는, 의식상태가 불명한 경우가 많음으로, 환자 가족과의 소통(communication)과 교섭(negotiation)에 의존해야 한다.

이 소통과 교섭 과정에서 중요한 것이 사전의료지시서(ACD=Advanced Care Directive) 이고, 이 서류(법적)는 환자의 초진 및 외래환자 시절부터 거론되어야 한다.

(1) 환자와의 소통과 교섭은, ACP 의 첫 번째의 걸음이다.

(2) 두 번 째 단계는, 환자의 소망에 근거한 긴급대책/계획을 세우는 것이다.
중환자실 담당의사는 중환자실에서의 임종의료의 질적 향상을 위한 이 과정을 이해 하는 것이 중요하다.

중환자실 치료진의 이 소통의 솜씨는, 임상현장의 의료기술 중 SwanGanz카데타 삽입기술의 중요성과 마찬가지로 중요하고, 환자와의 소통의 중요성은, 환자 상태가 위급할 때도 필요하다.
중환자실에서의 ACP는 담당의사가 환자/환자가족을 처음 대면 했을 때부터 시작 한다. 때로 치료진은 나쁜 소식을 전하는 것으로 시작하게 되고, 환자에게 또는 가족에게 환자가 사망할 수 있는 중병으로 집중치료를 받아야 된다는 것을 설명하게 된다.
담당치료진은, 환자측과의 신임도와 협조적인 관계를 유지하기 위하여, 나쁜 소식을 전할 때 신중하게 대처해야 한다(표: 11)
중환자실에서의, 치료 목적/방향의 이행(移行)(transition)에 관한 결정은, 생명단계 결정과 감성적인 어려운 결정이 된다.
의식이 명료한 환자가 그의 치료 선택을 명시하는, 완전하게 기술된 완성된 사전의료지시서(사전의료지향서)(Advance Directive, AD)는 의식이 불명한 환자의 소망을 대표하는 가장 믿을 수 있는 자료로 취급되고 있다.
서류로 된 AD는 법적 측면에서 환자의 소망을 표시한 문서로 선호되며, 그러나 문제도 있다. 주된 어려움은, 대부분의 AD는, 실지 중환자 치료에 관여하는 의료제공자에 의해서 작성된 것이 아니여서, 그 내용에 있어서 추가적인 해석을 요하는 모호한 표현이 많다.

환자 가족이 침습적인 치료의 계속을 요구할 때, 그 요구가 환자의 참 요구인가에 대한 확인이 필요하며, 환자가 요구하는 치료의 결과 및 경과를 환자가 알았다면 그런 치료를 원했을까 하는 확신이 필요하다.
때로는, 가족이 환자의 소망에 반하는 침습적인 치료를 요구하는 경우가 있다. 이런 경우에, 첫 번째로 할 일은, 담당의사는 환자의 가정의와 의뢰한 의사를 포함한 여러 관련인과의 의론(모임)을 갖는 것이 필요하다. 이 모임에서 환자 가족이나 치료팀이 모두 어려운 결정을 해야 함을 서로 인식할 필요가 있다. 즉; "오늘 우리는 환자(이름 대면서)를 위한 어려운 결정을 위한 토의를 해야 합니다."라고 시작 한다.
그러나, 담당의사는 가족에게 환자자신의 소망을 존중해야 함을 상기시켜야 한다.

즉, 환자의 AD는 '환자가 일주일 이상 혼수상태에서 깨여나지 못하면 인공호흡기 치료를 계속하는 것을 원하지 않는다' 라고 했는데, 이런 결정은 어려운 결정이지만, 환자 자신의 소망을 존중해야 하는 것은 서로의 환자의 마지막 선물이 되어야 하며 존중되어야 함을 이야기 해야 한다.

이런 과정을 윤리위원회를 통해서도, 환자가족이 계속 주장할 때는, 담당치

〈표: 11〉 중환자실의 ACP에서의 나쁜소식을 전하는 Buckman의 6가지 단계:
(ACP = Advance Care Planning)(사전 의료계획, 事前醫療計劃)

단계	Buckman의 6 단계	중환자실에서의 ACP의 6 단계
1단계	물리적 환경을 바르게 사용	중환자실 같은 환경에서 나쁜 소식을 전하는 바른 주변 환경을 정하기가 쉽지 않을 수 있다. 자기를 소개하고 사랑하는 환자 진료에서의 역할을 설명하고, 조용한 분위기에서 앉아서 소통을 시작한다.
2단계	환자와 가족이 얼마나 많은 의료정보를 알고 있는가를 알아낼 것.	환자와 가족이 질병에 대해서 어느 정도 알고 있는가를 알기 위해서, 특히 환자의 예후에 대해서 어떻게 짜맞추고 있는지를 환자와 가족으로부터 듣는 일이 중요하다.
3단계	환자와 환자 가족이 얼마나 많은 의료정보를 알기를 원하는지 알아 낼 것.	환자나 환자 가족이 환자의 질병예후에 대해서 더 이상 알기를 원하지 않더라도, 의사는 그들과 치료계회에 대해서 논의를 해야한다.
4단계	의료정보의 공유 (교육하는것)	환자에게 열심히 경청하지만, 듣는 정보를 환자와 가족에게 잘 맞추어 제시 할 수 있어야 한다. 예를 들어, 환자가 '인터넷'에서 얻은 지식에 근거해서 의견제시를 할 때 과학적 근거에 기초한 의료지식을 제공해야 한다. 환자 예후에 대해서 불확실성이 있을 때는, 환자나 대리인과 거짓없이 진실성을 가지고 토의해야 한다. 오해에 대해 명백하게 설명하고 교육하는 것은 정보 공유의 중요 부분이 된다.
5단계	환자 및 가족의 감정에 대한 반응	감정이입(感情移入)이 ACP 에서는 중요 요소가 된다. 환자와 환자가족의 연명치료 중단 여부결정을 위해서, 그들의 반응과 입장과의 타협이 이뤄지기 위해서, 얼마나 추구해야 하는지에 대해서 치료진은 인식하고 있어야 한다.
6단계	계획과 마무리	마무리의 요소는 현재의 입장을 요약하고 다음을 계획하고 다음 맞남의 시간을 약속한다.

료진은 환자의 소망의 존중을 위해서도 법정판결을 의뢰 할 수 있다. 그러나 이런 경우는 아주 드문 경우가 된다.

ACP은 ICU에서 일하는 의사에게는 기본적인 기능(솜씨) 임을 알아야 한다. 환자의 수명이 계속 증가함에 따라, 연명치료의 보류 및 중단의 결정은, 삶의 질, 장수 수명(長壽 壽命) 및 "죽음의 질(臨終의 質)" 등과의 균형(均衡)등에 관해 숙고해야 하게 되었다.

ACP 는 서로의 소통의 과정이며, 환자의 소망(목적)에 대한 계획이며, 이런 소망을 이뤄주기 위한 긴급대책계획이 된다.

때로 나쁜 소식을 전하는 것이 ACP의 한 부분이 된다.

환자의 "목표(goal)/소망(wish)"와 질병경과에 있어서의 치료에 대해서 환자가 아는 것에 대해 초점을 둔 환자와의 소통의 기술은, 환자의 자율성을 확보하는데 도움이 된다.

[3] 중환자실에서 환자의 죽음을 어떻게 논의할 수 있을까?

ICU는, 중환자치료를 하는 그 기능상 많은 환자의 죽음이 일어나는 곳이다.

병원사망자의 반은 그들의 죽음 전 3일은 ICU에서 치료를 받고, 그들의 1/3은 적어도 10일간 ICU에서 집중치료를 받는다.[63)]

* 최근의 연구는, 1992/1993년 ICU사망의 90%는 적어도 한 가지의 연명치료를 중단 및 보류와 관련해서 일어났고, 이 현상은 5년전과 비교해서 극적인 증가를 보이고 있다. 이와 유사한 보고도 ICU에서의 사망은 연명치료 보류 및 중단과 관련되어 일어남을 나타내고 있다. 따라서, ICU 가 환자 사망을 자주 다루는 결정 장소임을 나타내고 있다.
* 이런 결정은 아주 어려운 결정이며, 그것은 사망결과에 대한 두려움과 걱정뿐만 아니라, ICU가 생명을 살리는 집중치료실이라는 지배적인 인식때문이기도 하다.
* ICU의 "구조의 법칙"(rule of rescue) 때문에, 말기임종진료에 대한 효과적인 소통이 특히 어렵게 받아들여지고 있다.
* ICU 담당의사는, 환자와 환자 가족을 위한 질적인 말기임종진료를 제공하기 위한 효과적인 소통의 기술을 습득할 필요가 있다.

* 여러 연구에 의하면, ICU에 환자를 갖었던 가족들은, 의료제공자들의 가장 중요한 것의 하나로 소통의 중요함을 평가하고 있다.

〈1〉 ICU에서 죽음을 토의하는 것이, 다른 경우와 무엇이 다른가 ?

적지 않은 문헌이나 연구가 환자와 가족에게 나쁜 소식과 완화의료에 대해서 어떻게 소통해야 하는가에 대한 조언을 임상의사에게 제공하고 있다.
진료환경에서의 어려운 결정에는 소통(communication)이 절대 중요 하다. 그러므로 ICU 의사들은, 이 방면의 소통기술의 발전을 위해 특별한 노력을 해야 한다.

〈2〉 왜 외래환자로서의 AD가 이문제를 해결해 주지 못하는가?

1980년대에는, 많은 연구자들은, AD가 환자가 자신들의 소망하는 치료에 대해서 의식불명상태에서 의사표시를 못 하게 될 때, 환자가 원하는 치료 항목을 당당의사에게 알게 하는데 도움이 될 것으로 믿었다.
이런 논거의 논리적인 연장으로서, AD가 ICU의사의 말기환자 진료에 있어서, 환자와 가족과의 어려운 협의과정에 도움을 줄 수 있을 것이라고 믿었다.
그러나, 여러 연구조사에서 나타난 것은, AD가 ICU 진료의 침습적인 것이나 경비 면에서 하등의 영향을 미치지 못하고 있고, ICU의 말기환자의 삶의 질 관련 결정에 큰 영향을 못 미치고 있음을 나타내고 있다.
이런 연구결과로 인해 AD에 대한 믿음이 적어지게 되었다.

〈3〉 ICU에서의 환자 말기임종(末期臨終)(EOL, End-Of-Life)을 누구와 이야기 하기 시작해야 하나?

한 연구에 의하면, ICU에서 연명치료의 보류 및 중단을 의논할 필요가 있을 때, 의사가 환자와 소통할 수 있는 경우는 5% 미만이라고 조사 되어 있다.
만일 환자가 치료 방향에 대한 그들의 소망을 소통할 수 없는 경우, 환자를 대신 하여 그 결정을 대신할 수 있는 법적 대리인이 가계(家系) 계층적인 서열에 의해서 결정된다. 첫 번째의 우선 순위는, 건강관련 항구성대리위임권자(Durable Power of Attorney)이고, 그 다음이 가족이 된다.

대부분의 州와 국가에서는, 가족이 기본적인 결정권자이고, 순서는 법적인 배우자, 부모, 성인이 된 자녀, 그리고 형제 자매 순이 된다.

만인 성인 자녀가 여러명일 때는 많은 주(州)법은, 그 집단의 합의에 의해서 결정한다.

임종결정을 위한 법적인 대리인을 법이 지정할 수 있지만, 대부분의 경우는, 환자와 밀접한 관계를 유지해 온 가족들 간의 회의에서 결정권자가 결정될 수 있다.

〈4〉 어떻게 ICU에서 '말기 임종(EOL, End-Of-Life)'을 논의할 수 있을까?

ICU에서의 '의사 -환자가족' 간의 소통의 질에 대한 연구가 없는 상태에서, 일부 연구는 연명치료 보류 및 중단에 관한 결정은, 복잡하고 어려운 과정이고 더 많은 연구가 필요한 분야라고 인정하고 있다.

이런 연구에 의하면, 담당의사들의 소통기술의 부족함이 크게 나타나 있고, 의사들은 상당부분(75% 이상) 환자에게 이야기 하는 것으로 보내고, 환자가 스스로 개인의 가치관이나 치료의 목적을 의논할 기회를 않주고 있는 것으로 나타나 있다. 또한 이 연구자들은, 의사들이 이 방면의 의론(토론)에 대한 훈련을 받은 일이 없음을 나타내고 있다. 최근의 연구에서도, 같은 연구자가 의사와 환자와의 AD에 관한 소통이 없음을 알 수 있었고 또 의사가 환자의 치료 후의 환자의 삶의 질 등에 관한 소통이 없음이 나타나 있다.

결론적으로, 이런 일련의 연구는, 말기 임종에 대한 '의사 - 환자' 간의 소통의 질이 아주 부족하며, 현재의 의료전달시스템이나 의학교육 체제하에서는 이런 부족을 보완하는 개선의 여지가 없다. 이 연구는 우리들에게, ICU 임상의사(수련의사)와 개업의에게 말기 임종에 대한 소통교육의 개선의 필요성에 대해서 도전하고 있다.

〈5〉 환자 및 환자가족과의 소통에 있어서 ICU 팀의 역할은 무엇인가?

ICU에서의 '말기임종기진료(EOL care)' 에 관여하는 모든 팀원이 환자 및 가족과의 소통에 관여 되어야 한다. 그리고 연명치료 보류 및 중단 결정에 있어서는, ICU 팀원간의 의견의 일치(consensus)가 아주 중요하다.

말기임종진료에서 의사(醫師)의 결정에 대한 여러 법정 송사 사건에서, 의료팀원 동료 간의 불만에 의해서 사작된 경우가 적지 않다.

또한, 모든 팀원들에게 의학적 입지와 치료 계획을 알려서, 환자나 환자 가족이 서로 다른 사람에 의해서 다른 정보를 갖게 하지 말아야 하는 것도 중요하다.

중환자실 간호사는 '의사 - 환자' 간의 가족 소통에 있어서 중요한 역할을 한다. ICU 팀간의 소통을 개선하기 위한 한 방법은, ICU 전체 팀원이 아침 회진에 함께 참여하는 것이 된다.

〈6〉 ICU 에서는 언제 말기임종진료(EOL Care)에 대해서 이야기를 해야 하는가?

ICU 팀 자체 내에서도, 언제 연명치료를 중단하느냐의 시간 결정이 다를 수 있다. 때로는 간호사가 의사 보다 먼저 중단의 필요성을 거론할 때도 있어, 의사 간호사 간의 전문인간의 의견차이의 시작이 되기도 한다. 이런 어려움의 해결방법으로는, 팀원간 및 환자, 가족간의 토의과정을 갖는 것이다.

〈7〉 ICU에서의 EOL Care에 대해서 어떻게 이야기를 시작할 것이냐?

말기임종환자의 진료(가료)는, 다른 ICU 에서의 치료/의료 수기를 시작할 때와 같이 시술되어야 한다. 즉:

(1) 시간과 마음의 준비가 사전에 필요하고,

(2) 토의 장소를 계획 선택한다.

(3) 환자가족과의 모임에는 누가 참석하고, 어떤 것이 토의될 것이냐에 대한 사전합의(事前合議)를 한다.

(4) 토의 후, 어떤 문제가 일어날 수 있음을 예상하고 대비한다.

다음 〈표: 12〉는 ICU에서 말기 임종환자를 위한 임종진료(EOL care)를 위한 검토내용을 기술하고 있다.

〈표: 12〉 ICU에서 말기임종진료(EOL Care)를 위한 검토 내용

(1) ICU에서 말기임종진료(EOL Care)를 검토하기 전단계의 준비사항.
  환자와 환자 가족에 대한 사전(事前)지식의 검토.
  환자의 태도와 반응에 대한 사전(事前)지식의 검토.
  환자가 가진 질병에 대한 당신의 지식의 검토 - *** 예후, 치료 선택.
  당신 자신의 태도, 편향(偏向)(bias) 여부와 슬픔 등 스스로의 검토.
  환자가족과의 면담을 위한 장소 선택: 조용하고 사사로운 장소.
  누가 참석할 것이냐에 대하여 환자나 가족과 사전 협의함.
(2) ICU에서의 말기임종진료(EOL Care)에 대해서 토의모임 갖기.
  참석한 모든 사람들의 소개.
  적당하게, 위협적이 아닌 어조(語調)로 시작한다: "이것은 나의 모든 환자와 갖는 대화로서.."
  환자나 환자 가족이 어떻게 이해하고 있는가를 탐색하라.
  환자나 환자 가족이 얼마나 많이 알고 싶어하는지를 탐색하라.
  어떤 환자는 말기임종진료에 대해서 거론하기를 원하지 않는 환자도 있음을 알 것.
  환자에게 적용되는 질병의 예후에 대해서 솔직하게 토의 하라.
  모든 희망을 단념시키지 말라.
  너무 자세한 의학정보를 제공하려는 유혹을 피하라.
  연명치료를 중단/보류 하는 것이, 치료를 중단/보류 하는 것이 아니라는 것을 분명히 알리라.
  환자나 가족이 말하는 내용을 당신이 이해하고 있다는 것을 반복해서 나타내라.
  강한 감정 표현과 환자나 가족이 이런 감정 표현에 대해서 이야기 하는 것을 장려하라.
  침묵의 시간이 있음을 참고 감수하라.
(3) ICU에서 말기임종진료의 토론 마무리.
  질병과 치료 문제에 대해 공통된 이해를 획득한다.
  치료방향에 대한 추천을 한다.
  의문점이 있으면 질문하게 한다.
  이어지는 추구 계획에 대해서 확실하게 해주어야 하고, 질문이 있을때는 어떻게 당신에게 접촉할 수 있는지에 대해서 확실하게 해준다.

*** 예후(prognosis): 이런 일련의 토론에서, 예후에 대해서는 정직하게 말하는 것이 중요하고, 그렇게 하는 것이 환자와 가족에게 의의있는 일이 된다.

* 예후를 토의할 때, 의사는 예후의 불확실성(uncertainty)에 대해서도 정직하게 말해 주어야 한다.

* 마지막으로, 환자나 가족에게 희망을 완전히 단념시키지 않으면서, 예후에 대해서 정직하게 말해 주는것이 중요하며, 이런 임상의사의 임무는 미묘한 균형을 요하는 어려운 과업이지만, 그러나 일종의 솜씨(예술)의 일부라고 할 수 있다.

〈표: 13〉 말기임종환자 진료(가료)의 주요 "스트레스 요인"들과 그 발현증상

주요 스트레스	발현 증상
* 다른 전문직 의료인들과의 소통(疏通)문제	* 직원간의 충돌. * 우울증, 비탄(悲嘆)(슬픔)
* 환자와 가족과의 소통 문제	* 소원(疎遠)해 지고, 비인격화(非人格化)와 비지성적(非知性的)으로 된다.
* 의료진 인원과 재원의 부족	* 노여움, 화를 잘냄, 좌절
* 역할의 모호함	* 무력감, 부적당과 불안정
* 임무의 과부담과 임무수행의 긴장	* 직장업무와 가정(家庭) 간의 긴장(緊張)
* 가족(집안)에 대한 고뇌(苦惱)	* 판단의 착오 발생
* 말기환자 진료 책임	* 환자와 가족을 피함.
* 말기 임종질료에서의 개인적 책임과 환자 고통에의 노출.	* 환자와 가족을 회피함.

〈표: 14〉 ICU 환자 죽음과 대처하는 방법

특정 대처방법

* 교육을 해 줄 완화의료 전문가의 협력을 얻는다.
  - 환자의 평안(comfort), 존엄(dignity)과 '정신-사회적(psychosocial)' 및 영혼 차원까지 인지해 가료(加療)하고,
  - 환자와 가족과의 소통을 촉진.
  - 환자의 통증과 불편한 증상 관리
  - 사별(死別)의 슬픔에 대한 가료(加療)
* ICU 입원 초기 과정부터 가족과의 면담 시작함.
* 환자치료의 목적과 계획에 대해서 각 분야 전문가간의 정규적 모임을 개최.
* 정규 ICU 회진때에, 간호사, 사회사업가, 정신과 의사, 성직자 또는 다른 전문 분야 사람들이 참여한다.
* 환자 사망에 대한 직원들의 종교의식 표시.
* 환자 사망 후, 환자 가족을 ICU 직원과의 만남을 위해 다시 데려옴.

환자의 예후가 나쁠 때, 환자나 환자 가족에게 희망을 유지 할 수 있게 하는, 의사가 할 수 있는 도움되는 방법은 다음과 같다.

- 첫째, 담당의사는, 환자나 가족이 예후가 나쁜 경우에 대해서 익숙해질 수 있는 시간적 여유를 마련해 준다. 그 시간이 몇 일이 될 수도 있지만, 그들이 그들 자신들의 속도('페이스')로 전환되게 하는 것이 도움이 된다.
- 두 번째, 담당의사는 환자나 환자가족이 그들의 희망을, 환자가 '회복'되는 것으로부터 고통없는 평안하고 위엄을 갖춘 죽음 쪽으로, 새롭게 바꾸는 것을 도움 주는 것이 필요하다.

ICU에서의 말기임종진료(EOL Care)의 토의에서 중요한 것은, 의사 환자와 환자 가족의 의견을 서로 교환하게 하는 것이다. EOL Care협의에의 가장 어려움은, 담당의사와 가족간의 의견이 다를 때이다. 이런 차이를 찾아 서로의 의견 차이를 줄이는 노력이 시간이 소요되지만, 그만한 가치가 있으며, 이런 과정이 EOL Care의 결정에 도움을 준다.

환자나 가족과의 협의해서 아주 중요한 것은, 환자나 가족이 연명치료를 중지 하드라도, 다른 치료 즉 완화의료는 중지하지 않는다는 것을 환자나 가족이 이해하는 것이 중요하다. 이런 사실이 의사들에게는 당연하게 느끼지만, 그러나 환자나 가족에게는 오해를 없애기 위해서도 분명하게 설명되어야 한다. 완화의료가 계속됨을 확실하게 거듭 알려야 한다.

〈8〉 연명치료중단 결정시 환자 가족을 어떻게 도울 수 있나?

환자 가족이, 환자의 연명치료 중지 여부 문제의 결정을 앞두고 있을 때, 담당의사가 도움을 줄 수 있는 여러 가지 방법이 다음 〈표: 15〉에 정리 되어 있다.

〈표: 15〉 중환자실에서, 가족의 연명치료 중단 결정을 위한 도움이 되는 요점

* 가족은, 환자 스스로가 무엇을 원했을 것이라는데 대해서, 더 초점을 마추어야 한다.

* 중단하려는 연명치료는 다음과 같은 것을 강조 한다. 즉:

- 연명치료 자체는, 본래 갖이고 있는 질병의 치료에는 하등의 도움이 되지 않는다.
- 연명치료의 중단은, 질병 자체의 경과가 진행하게 한다.
- 환자가 평안하게 유지 할수 있도록, 철저한 완화의료를 시술한다.

* 어떤 환자 가족은 연명치료중단에 적응하기 위한 시간적 여유가 필요하다.
* 연명치료중단시에 어떤 현상이 일어날 것이냐에 대해 환자 가족을 교육한다.
  - 임종이 일어날 수 있는 시간에 대해서 말하고, 또한 임종시간의 변이성과 불확실성에 대해서 설명한다.
  - 마지막 호흡의 고통과 간대성근경련(間代性筋痙攣)(myoclonus)에 대해서 설명한다.
* 기도관(氣道管) 발관법(拔管法)(Extubation)에 대한 환자 가족의 선호 방법을 설명 후 도출 할 것.
* 장기 기증에 관한 것을 이야기 하고, 그 자세한 내용은 장기기증 알선 팀에게 넘길 것.
* 어떤 경우에는, 담당의사가 환자 가족의 결정에 앞서, 연명치료 중단 결정에 이르게 될 때도 있고, 이런 경우에는 쟁점이 될 가능성이 높아지며, ICU 의료진과 가족 간의 의견 충돌로 이어지는 원인이 되기도 한다. 이런 경우는, 환자 가족은 담당의료진의 결정을 이해하고 환자의 예후에 대해서 수용하는 시간적 여유가 필요하다.
* 더욱이, 연명치료중단에 대한 가족의 결정과 준비가 되기 전에, 의료진이 가족에게 너무 성급하게 결정을 재촉하거나 하는 경우는, 의료진과 환자 가족 간의 반감을 야기 시킬 수 있으며, 담당의료진에 대한 환자 가족의 신망이 회손 될 수 있다. 일단 이런 신망이 회손되면 그것은 회복하기가 어렵게 된다.
* 만일, 연명치료중단이 가족과의 의론 끝에 결정 되었으면, 담당의사는 연명치료가 본래의 질병치료에는 하등의 도움이 못되며, 연명치료기구를 제거함으로서 환자는 원래의 질병에 의한 자연사(自然死)과정을 밟는다고 설명해 주어야 한다.
* 덧붙여, 담당의사는 환자의 평안(平安)을 위해 효과적인 완화의료(palliative care)를 제공 한다고 확인해 주어야 한다.

〈9〉 "의학적으로 무의미함(medical futility)"은 어떻게 적용될까?

"의학적으로 무의미함"의 결정에 있어서, 의사는 환자나 환자 가족과의 접촉에 앞서, 연명치료의 시작 및 중단의 적응증(indication)에 대한 틀(framework)에 대해서 문제해결 및 결론에 이르기까지 자세하게 정리 생각해 놓는 것이 도움이 된다. (참고: 제1부 Ⅰ~Ⅳ)

〈"무의미한 치료"에 대한 원칙〉은, 명백하고 정확한 방법으로 사용한다면 임상에서 유용하게 사용될 수 있는 틀이 된다.

"무의미한 치료"에 대한 원칙은, 만일 치료가 성공적인 결과를 초래할 가능성이 없거나 아주 가능성이 낮을 때는, 그 치료를 "무의미한 치료"라고 지정하고 있다. 이 원칙의 역할에 의해서 의료진의 일방적인 결정에 대해서 반론이 적지는 않지만, 그러나 이 원칙은 특정치료의 사용 여부를 의론하는 틀의 사용에 있어서 유용하다.

이런 체제에의 접근 방식을 표에 나타내면 다음 〈표: 16〉과 같다.

〈표: 16〉 특수치료법 시술과 "의학적으로 무의미함(medical futility)"을 토의하는 체제

1. 치료와 결과에 대한 환자의 소망(바람)을 도출한다.
2. 이런 환자 소망을 적정치료 목적과 잘 합치되게 조직적으로 계획을 세운다.(예를 들어서, 독립적으로 지낼 수 있게 환자 집으로 퇴원 시키거나 손자가 출생할 때까지 생존을 연장 시킨다.)

(치료결정 과정)

3. 치료가 적어도 하나의 합당한 치료목적을 이룩할 수 있는지 여부를 결정 한다.

↓ 있다(yes) ↓

↓ 없다(no) → 무의미한 치료(Medical Futility)

4. 환자가 이 치료를 원했는가? (Would the pt want the treatment?)

↓ 원하지 않음(No) → 환자와 환자 가족의 요청에 따라 연명치료를 중단함

↓ 원함(Yes) → 연명치료를 제공하고, 주기적으로 치료의 목적과 적응증 여부를 재평가함.

* 대부분의 경우는, 환자나 환자 가족은 이런 의료진의 결정에 동의하며, 환자 질병치료를 위해 의학적 적응이 아닌 치료를 요구 받지 않은 것에 대해 감사 표시를 한다.

그러나, 어떤 경우에는, 환자와 가족이 이런 '의학적으로 무의미한 치료' 를 중단하는 것에 대해서 동의하지 않는 경우가 있으며, 이런 경우는, 이런 의견 차이를 조정(화해)하는, 미국 의학협회 '윤리 사법위원회' 가 제창한 절차과정을 시작해야 하고(제1부 III [2]), 의견차이가 합의될 때 까지 치료는 지속 되어야 한다.

〈10〉 우리들 자신의 죽음을 거론하는 것 자체에 대해서 불편함을 이해할 것:

죽음에 대해서 거론하는 것이 불편함은 전반적(보편적)인 현상이고, 그것의 뿌리는 우리 사회의 죽음의 거부 문화 였다.

의과대학이나 간호대학에서, 죽음을 맞는 환자와 가족에게 어떻게 도움을 줄 수 있는가에 대한 교육이 최근에 시작 되였지만, 아직도 제한된 범위 내에서 실시되고 있다.(Billings JA, Block S. Palliative care in undergraduate medical education: status report and future directions. JAMA 1997;278:733-738)

주요 의학 교과서는 임종의료(EOL)에 대해서 적은 정보만 제공하고 있다.

그런 연유에서, 임상의사들이 그들의 환자나 환자가족과 임종의료에 대해서 거론 할 때 어려움을 당하고 있다는 것에 대해서 놀랄 일이 아닌 것이다.

더구나, ICU의 의료문화는 생명을 살리는(연장하는) 기술 사용에 집착하고 있다. 많은 의사들에게, 이런 의료기술과 칩습적인 치료 환경에 집착되어 있는 처지에서 환자의 죽음에 대해서 거론하는 것은 더욱 어렵게 되어 있다.

더욱이 중환자실의 의사들에게는, ICU에서의 환자의 죽음은 환자 생명을 유지해야 하는 자신들의 의무 역할의 실패를 반영한다고 생각 하고 있기도 한 것이 이 어려움을 더 복잡하게 하고 있다.

이런 모든 어려움의 극복을 위해서, 환자와 환자가족과 죽음에 대해서 효과적인 소통을 위한 장애를 극복하는 것이 첫 번째 걸음이 된다.

〈11〉 결론

ICU에서 환자나 환자 가족과 죽음에 대해서 토의하는 것은 질적의료를 제공하는 아주 중요 부분이 된다.

ICU 진료진에게 이런 대화(토의)를 갖는 효과적인 방법과 시간 선택에 대한 경험적 연구가 적은 상황에서, 계속 강조되고 있는 것은, 의학 및 간호교육에서의 중요성이 강조되고 있다는 것이다.

ICU 에서의 다른 시술과 마찬가지로, 말기임종진료(EOL Care)에 대한 효과적인 소통이 필요하고 이를 위해서 교육 훈련과 사전 계획과 준비가 필요한 것이다.

[4] ICU 에서의 연명치료 보류 및 중단의 원칙과 시술

ICU에서의 대부분의 사망은, 연명치료의 보류 및 중단의 결정 후 일어난다. 연명치료 중단 여부에 대한 문헌은 많으나, 어떻게 중단하느냐에 대한 것은 적다. 예를 들어, 1992년도 판 Critical care textbook는 연명치료 중지의 윤리적 및 법적 측면은 거론 되고 있으나, 연명치료 중단을 실시하는 방법에 대한 추천이 제공되지 않고 있다.

연명치료 중단에 대한 많은 실지적인 물음은 어려운 분야이고 쟁점이 있는 문제가 되고 있기도 하다. 즉;

(1) 기도관(氣道管)(endotracheol tube)은 그대로 남겨 둘 것인가?

(2) 연명치료중단을 단계적으로 서서이 할 것인가 급속히 시행할 것인가?

(3) 언제 안정제(진정제)을 증가할 것인가?

(4) 어떻게 환자의 통증완화를 위한 진통제 투여와 그에 의한 환자의 죽음 유도에 대한 우려를 조정할 수 있을까?

(5) 신경근차단(神經筋遮斷)(neuromuscular blockade)을 중지해야 하나?

이러한 질문 등은 중요하며, 그것은 담당의사들은 환자를 위한 치료의 목적과 연명 치료 중단의 과정에 대해서 혼돈을 가지고 있고, 또한 연명치료 중단 후 사망으로 이어지는 환자의 통증관리가 부족한 상태일수 있다는 우려가 있기 때문이다.

[1] 연명치료 중단의 원칙

근거중심의학 시대에서는, 임상의사에게 임종을 맞고 있는 중환자를 위한 적정치료 방침에 대한 자료가 불충분하게 제시 되어 있다. 그러나 일반적인 윤리적 및 임상 원칙에 대한 지침은 합의가 되어 있고, 다음에 제시되는 6개의 원칙이 있다.(표: 17,18)

연명치료를 중지하는 목적은, 환자의 죽음을 앞당기게 하는 것이 아니고 환자가 원하지 않고 환자에게 도움이 않되는 치료를 제거하는 것이라는 분명한 차이가 있다. 즉; 적극적안락사(죽음을 앞당기기 위해 약물이나 독물을 제공하는 것)와 연명치료중단으로 인한 죽음과의 차이를 분명하게 인식하는 것이 중요하다.

원하지 않는 연명치료를 중단함으로서 생명이 단축되는 것은 의심의 여지가 없지만, 그러나 윤리는,

- 연명치료를 중단함으로서 예상은 되지만 의도하지 않게 죽음이 앞당겨진 죽음과,
- 죽음을 앞당기게 하기 위하여 제공된 치료(안락사)와는 구분 하고 있다.

연명치료의 '보류(withhold)'와 '중단(withdraw)'이 같은 격의 의료행위임과 그 원칙은 이룩 되어 있지만, 일부 임상가들은 진행되고 있는 연명치료를 '중단' 하는 것보다는 '보류' 하고 다른 치료를 유지하는 것을 선호 하는 경향이 있다.

담당의사가 환자 가족과 담론할 때, 연명치료를 '영웅적 치료(heroic measures)' 라든가 '비정상적 치료(extra-ordinary treatment)' 등으로 표현하지만, 그러나 이들 용어는 임상의학적으로나 윤리적으로 정의 되여 있는 용어가 아니니다.

윤리적 및 의학적 견지에서, 인공기계호흡, 항생제, 혈액제재, 정맥 수액공급 또는 인공영양 등에 관해 구분된 것이 없다. 이상과 같은 영양공급이나 수액공급을 포함한 모든 의료적 치료는, 법적 및 윤리적으로 적절한 의료환경에서 중지할 수 있다.

연명치료 중단은 임상적 시술이며, 늑막천자술, 요추천자술 또는 맹장염 제거수술과 같은 다른 의료 처치와 같은 원칙으로 시행되어야 한다.

〈표: 17〉 연명치료 중단의 원칙

1. 연명치료를 중단하는 목적은, 질병치료 효과가 없고 환자에게 평안을 주지 못하는 치료를 중단 제거하는데 있다.
2. 연명치료의 '보류(保留)'는, 윤리적으로나 법적으로 연명치료의 '중단(中斷)'과 동일한 것이다.
3. 죽음을 앞당기는 의료행위는, 윤리적으로나 법적으로 문제가 된다.
4. 어떤 치료도 보류 및 중단할 수 있다.
5. 연명치료의 중단은, 하나의 의료행위이다.
6. 1과 2의 결과: 연명치료의 '보류(保留)'조건이 의료적으로 적응(適應)(indication) 된다면, 진행되고 있는 연명치료 '중단(中斷)'의 강한 고려대상이 된다.

〈표: 18〉 연명치료중단 시행의 절차

* 연명치료중단 시술시행을 결정한다.
* 환자 동의서(informed consent)를 확보한다.
* 연명치료중단술 수순의 확실한 계획을 수립하고 발생할 수 있는 합병증에 대비 한다.
* 환자를 적절한 진료 환경을 가춘 장소로 이동한다.
* 적정 진정제와 진통제를 사용 시작 한다.
* 연명치료 중단 수순을 시행한다.
* 모든 절차와 경과를 의무기록에 기록한다.
* 결과를 평가하고 절차와 수순의 개선을 위해 노력한다.

[2] 연명치료 중단의 결정:

의식이 명료하고 사전 통고된 환자는 어떤 연명치료도 거절할 수 있다.

의식 불명인 환자에서는, 대리인의 사전의료지시서(Advacne Directive, AD)에 근거해서 연명치료를 거부 할 수 있고, 미국의 거의 대부분의 주에서 환자의 사전 소망, 가치관 또는 최대관심사 등에 대한 서술을 기록한 AD가 이런 치료 거부의 근거가 되고 있다.

어떤 환경에서는, 담당의사는 대리인이나 AD 없이도 연명치료를 제한 하는 것도 합당한 경우도 있다.

연명치료 중단에 대해서 의료팀간에는 합의가 이뤄져야 한다.

때로는 의료팀 간에, 연명치료 중지의 결정에 시간적 견해 차이가 있을 수 있다.

담당의사가 궁극의 결정 책임이 있기는 하지만, 팀간에 의견 불일치가 있을 때, 연명치료 중단을 고집하는 것은 경솔한 의료적 결정이 된다.

연명치료 중단 조치는 응급으로 시행할 경우가 적음으로, 의견의 불일치가 있을때는 시간을 가지고 의료진간의 그리고 가족간의 의견불일치를 해소하는 노력을 해야 한다.

의견불일치의 합의과정을 위한 전략(戰略)에 포함되는 것이;

* 법적인 책임과 부담에 대한 염녀를 우선 완화 할 것.
* 환자 예후에 대해서 다른 의견을 가진 의료팀간에 대면하면서 토의할 것을 권함.
* '벧사이드' 치료를 담당하고 있는 의사의 견해를 이끌어 낼것.
* 임상진료의사의 선배와 윤리위원회에 자문한다.

[3] 환자 고지(告知)와 동의(同意)(informed consent);

다른 의료시술과 마찬가지로, 연명치료 중단 시술도, 환자고지와 동의에 관한 서류가 의무기록에 기록 첨부 되어야 한다.

환자나 가족이 연명치료 중단에 관한 요구를 시작하는 경우가 많다.

드믈게는, 환자나 대리인이 의료진이 무의미한 치료라고 하는데도 연명치료를 계속 할 것을 주장하는 경우가 있다.

담당의사에게 무의미한 연명치료를 제공할 윤리적 의무는 없지만, 어떤 치료가 환자와 대리인의 치료목적에 대한 무의미함으로 중단할 수 있느냐에 대해서는 논쟁이 적지 않다.

다행이도, 대부분의 환자나 대리인은 종국에는 연명치료 중단에 대해서 담당의사의 권고에 동의 한다.

이런 동의에 이르는데 도움이 되는 방법은 다음과 같은 것이 포함 된다 =〉

- 입원시 부터 환자 가족과의 공개적이고 정직한 소통을 시작한다.
- 소통을 통해 의료문제에 대한 오해(잘 알지 못했던 것)를 발견해 시정한다.
- 정서적(감성적)인 면의 요구(필요성)에 대해서 특별한 배려를 준다.
- 한시적인 치료를 시도한다.
- 병원윤리위원회의 도움을 청한다.

아주 드문 예에서는, 이런 과정과 노력에도 불구하고, 가족과의 합의가 이뤄지지 못했을 겨우, 담당의사는 가족의 치료 계속 요구에도 연명치료를 중단할 수 있고, 의료시술의 절차적 정당화 수순을 밟아야 한다. (제1부 IV 참고)

[4] 적절한 환경과 모니터링(감시)

ICU를 임종환자를 위한 새로운 치료 목적의 장소로 변환하는 것은 단순하지 않고, 다음과 같은 것이 필요하다.

(1) 환자 위치를 중환자실(ICU) 시설로부터 분리하여 위치한다.

(2) '모니터' 는 끊고, 환자 방에서 제거하고, 심전도 맥박측정기 등 기타 모두 제거, 환자 사망시 울리는 '알람'도 제거한다.
심전도 '모니터링'을 제거하는 것은 "치유목적 진료(curative care)" 에서 "평안을 주기위한 가료(comfort care)" 로 전환하는 기본적 과정이 된다.
중환자실 간호 시술로서 환자의 혈압 맥박 호흡수 등의 검사로서, 환자가 받고 있는 고통의 정도와 사망이 일어남을 알아내는데는 충분하다.

(3) 모든 '튜부', 줄, 배농관(排膿管) 등은 고통 없이 제거할 수 있으면, 제거할 것이며, 만일 폴리 케디더(Foley catheter)나 답집배농관 같은 통증을 유발할 수 있는 배관(排管)은 그대로 유지할 수 있다. 정맥혈관은 진통제 투여 등에 필요하므로 유지한다. 그리고 사용하지 않는 정맥주사 펌프, 심장소생기구 카트, 또는 다른 이동형 기계 장치 등도 방에서 제거 한다.

(4) 환자방문은 다른 환자 치료에 지장을 주지 않는 한 자유롭게 할 수 있게 하고, 아이들도 그들의 부모를 방문할 수 있게 해야 한다.

(5) 더 이상의 검사나 방사선 검사를 하지 않는다.

[5] 진정제와 진통제 사용

환자에게 불편을 주는 시술을 시작하기 전에, 담당의사는 환자에게 적절한 투약을 통해 불안과 통증관리를 해주어야 한다.

중환자나 혈액동력학적으로 불안정한 환자는 적정의 안정제로 치료 처치 되지 못하고 있으며, 약제 투여와 관련된 저혈압과 호흡중추 억제 효과에 대한 염녀 때문에 그런 저치료시술(低治療施術)이 되고 있다.

그러나 이런 환자의 치료 목적이 환자의 평안(comfort) 쪽으로 변천되고 있으며, 이 목적을 위해서 필요하다면 그 약제 투여가 죽음을 앞당긴다고 해도, 환자 통증을 감소 시키기 위한 처치였다면, 정당화(인정됨) 된다.

임종환자에게 진정제를 투여하는 단 하나의 목적은 죽음 과정의 고통을 줄여주기 위한 것이 된다.

연명치료기구를 제거하기 전에, 환자는 평온해야 하며, 이런 상태는 빠른 호흡(tachypnea), 얼굴찡그림(grimace), 흥분되어 있는 행동, 자율신경성활동항진 상태 등이 없음으로서 판단된다.

이런 과정은 증상 치료 목적이 달성 될 때 까지 적정투약(滴定投藥) (titration medication) 방법으로서 달성된다.

많은 경우, 환자의 의식불명이 유도될 수준 까지 투약이 필요할 때가 있다.

환자의 불편해함이 뚜렷하게 나타나지 않는 경우나 고통상태라고 판단되는 해당증상이 있기전에는 투약 용량을 증가하지 말것이다. 예를 들어 기침이나 빠른 호흡(tachypnea)이 있으면 투약을 증가하나, 눈의 움직임이 있다고 증량할 필요는 없다.

이런 목표지점에 이르면, 진정제의 더 이상의 투여는 불필요하며, 더 이상의 투약은 윤리적으로 문제가 될 수 있다.

임상시술에서 변이성(variation)이 있을 수 있으나, 어떤 처방은 용납되지 않는다. 즉 전신마취 유도에 해당하는 한꺼번의 대량 투약은, 소량투약의 반복이 실패한 경우가 아니라면 과도한 투약이 된다. 증상을 속히 완화시키기 위해 진정제 용량을 단계적으로 증가하는 것과, 무호흡(無呼吸)(apnea)과 저혈압(hypotension)을 유도하기 위해 초기대량투약을 시도하는 것과는 윤리적으로 중요한 차이가 있다.

환자 반응에 대한 약물의 변이성과 약물에 대한 내약성(耐藥性)(drug toleracne) 때문에, 모든 환자에게 일률적으로 적용되는 하나의 약물학적 처방을 개설(槪說)하는 것은 불가능하다.

중환자의 통증과 불안을 치료하기 위한 최근의 지침은, 몰핀(morphin)이나 유사마약제와 benzodiazepine 과의 합병치료를 추천하고 있다.

이 병합치료는 적정 용량을 사용할 경우, 연명치료 중단과정의 거의 모든 환자에서 적정 진통과 안정을 제공할 수 있다.

만일 자기의 경험상 이상의 opiate/benzodiazepine 병합 치료가 부족하다고 생각하는 의사가 있다면, barbiturate, haloperidol 또는 propofol의 사용이 정당화 된다.

다음과 같은 치료 지침이 권장된다.

(1) 특정약물의 용량은 덜 중요하며, 소기한 목적을 달성하기 위한 적정(滴定)(titration)이 중요하다. 호흡수가 많거나 마약진통제 사용이 많았던 환자이고 외과적 수술 상처가 있는 통증 갖인 환자는, 70mg/hr 이상의 morphin 용량이 환자 평안을 이뤄준다. 그러므로, 환자의 통증 관리 목적에 도달되지 못했다면, 약제 용량에 최고 한도(ceiling)를 설치하지 말아야 한다는 개념이 가장 중요하다.

   약물효과를 판단하는데에 있어서, 환자를 가까이서 관찰하는 것 이상 좋은 방법은 없다.

(2) 확실성(reliability)의 융통성(flexibility) 때문에, 계속적인 주입방법만이 약물 투여의 선택 방법이 되며, 약물 용량을 증량하기 전에, 항정상태(恒靜狀態)(steady state)를 유지하기 위해서 일시 대량투여(bolus)를 해줄 필요가 있다.

(3) 소통할수 없는 환자 치료에 많은 경험을 가진 중환자실 간호사에게 약물 투여량에 대한 넓은 융통(latitude)을 줄 필요가 있으며, 이에는 용량 변경에 대한 명확한 지침이 수반되어야 한다. 예를 들어, 〈점적 morphin 투약량은 호흡수 30 이하와 심장박동수 100 이하로 유지하고, 얼굴찡그림과 홍분 상태가 없도록 조절함.〉등과 같은 융통성 있는 처방지시를 한다.

그리고, 약물 용량의 증가 및 그에 대한 환자 반응 등에 대한 임상 기록이 의료 기록에 빠짐 없이 기록 되어야 한다.

[6] 연명치료 제거 계획

시술 전에, 기도삽관이나 중심정맥 '케디더' 삽입과 같은 시술 계획과 같이 연명치료기계 제거에 대한 계획과 그 합병증 등에 대한 응급계획이 서야 한다. 담당의사는, 어떤 연명치료부터 누구에 의해서 제거 할 것인가 대한 순서 등에 대해서 미리 생각하고 계획하고 있을 필요가 있다.

일단 환자의 치료 방침이 환자의 평안(comfort)을 위한 가료(加療)(Care)쪽으로 결정 되었으면, 단 하나의 치료 목적은 치료를 시작하던 보류하던 제거하던 간에 환자의 평안(comfort)을 위해서 취해져야 한다.

모든 치료는 제거하게 되고, 혈압상승제, 약물, 항생제, 수혈, 영양 공급등이 제거 대상에 포함된다.

일부 가족은, 그들이 기초적인 치료라고 생각하는 것을 제거하는 것에 대해서 불편해 한다는 것을 인정하고 있다.

예를 들어, 일부 의사들은, 수액의 정맥주사, 인공영양공급이나 항생제 등까지도 환자 평안을 위한 가료에 포함된다고 생각하고 있다.

(ps: McCann RM et al. Comfort care for terminally ill pts - the appropriate use of nutrition and hydration. JAMA 1994;272:1263-1266)

그러나 이런 영양공급이 임종환자에게 평안을 위한 가료가 된다는 증거는 적다. 어떤 가족은, 이런 치료가 환자 완화의료에 도움이 않된다는 설명을 듣고도, 하나의 상징적 의미로 영양 공급을 계속하자고 주장하기도 한다.

이런 주장도 존중되어야 필요가 있을 때도 있다.

이런 치료방침을 환자측과 의논할 때, 담당의사는, 감성적 단어인 '기아', '배고픔', '탈수' 같은 단어를 사용하지 않는 것이 좋으며, 말기의 임종환자에게는 이런 것이 해당 않되며, 이런 증상 등을 적절이 조절하게끔 되어 있다.

많은 의료팀은, 시작 되었던 연명치료를 '중단' 하는 것보다는 치료를 '보류' 하는 쪽을 편하게 생각하고 있다.

따라서 불행하게도 많은 담당의사들이 연명치료 중단과정을 7-8일에 걸쳐 시행하는 방법을 사용하기도 한다. 이런 단계적중단일 경우에는, 의사들은 혈압상승제나 호흡기 압력의 증가를 보류하는 한편, 항생제나 수혈 같은 다른 치료는 계속하는 병합 방법을 사용한다. 담당의사들이 이런 단계적 중단을 시행함으로서, 그들의 행동과 환자 사망과의 심적 연관과 부담을 감소시키려고 한다. 그러나 이런 단계적 중단은, 윤리적이나 법적으로 필요한 사항은 아니다.

인공기계호흡기는 급작스러운 중단으로 환자에게 호흡곤란으로 인한 많은 불편을 줄 수 있는 몇 않되는 연명치료로서, 그의 중단에는 특별한 주의와 관심이 필요하다.

적절한 안정제 투여 후 안정이 되면, 혈압상승제, 페이스메이커, intraaortic balloon pump 및 그 외의 환자 평온을 위한 치료 이외의 모든 치료를 중지한다. 인공기계호흡기 제거가 다른 연명치료 보다, 환자에게 가장 큰 부담을 줌으로, 인공호흡기 제거에 앞서, 다른 종류를 먼저 제거한다. 이런 의료장치를 중단하는 것은 지극히 감성적인 것이 됨으로, 담당의사는 이런 시술에 준비가 필요하며 또 참여해야 한다.

= 인공기계호흡기의 제거 =

인공기계호흡기 제거에 앞서, 환자의 진정 및 진통제의 관리는 충분해야 하며, 동통을 유발하는 자극을 가했을때 얼굴찡그림이나 통증반응이 없어야 한다.

〈표: 19〉 인공호흡기를 환자로부터 제거하는 절차

해야 할 과제	대략적 소요 시간(분)
* 적정한 진정제 치료의 확인.	5-10 분
* 흡입산소 농도를 21%로 감량 (대기 산소 농도)	5-10
* 기계호흡에서 PEEP를 제거함.	1-5
* 인공호흡기를 IMV 나 PS level을 환자의 자발적호흡의 필요에 맞게 조절한다.	1-5
* 점차적으로 IMV 회수를 줄이거나 PS level을 5로 맞추는 사이, 안정제 투약을 관찰하면서 조절한다	5-20
* 기도관을 발관(拔管)하고 T-piece로 대치해 가습공기에 노출시켜 놓는다	

IMV=Intermittent mandatory ventilation PS=Pressure support

빠른 호흡이나 초조감(焦燥感)으로 발현되는 호흡곤란 상태는 선택한 진정제의 일시 다량 Bolus 주사 후 계속 투약하는 적정(滴定) 요법으로 치료한다.
환자가 안정 되면, 인공호흡기는 IMV 방식이나 PS 방식에 의존하여 빠르게, 환자가 IMV rate가 영(zero)이거나 PS 가 5cm H2O에서 평안해 할 때 까지 빠르게 이탈(離脫)(weaning) 한다. 그리고는 환자에게 T-piece를 적용하고 가습된 공기에 노출해 준다. 기관내 튜부(endotracheal tube)를 인공기계호흡기를 제거하고 난 후 그대로 둔다. 그렇게 함으로서, 환자나 보는 사람에게 불편을 주는 환자의 헐떡임(gasping)과 기도폐쇄를 예방할 수 있다. 또한 이는 많은 기도분비물이 있을때 흡인(suction)을 할 수 있게 해주고 있다.
그러나, 환자가 소통이 가능하다고 판단되거나, 연명치료를 중단 후에도 생존 가능성이 예상될 때는, 인공호흡기를 제거해 주는 것이 좋다.
일부 가족이나 진료팀은 '기관내 튜부'를 제거해 주어야 한다고 강하게 주장 한다. 그러나 이런 경우는 예상되는 기도 분비물 제거에 대한 대처와 기도 폐쇄 가능성에 대한 대처도 준비되어야 한다.

인공호흡기 제거 후 사망 까지의 시간은, 가변성이 많으며, 모든 환자에서 정확하게 예측하기는 어렵다.

그러나, 일단 인공기계호흡기 등 연명치료를 중단한 후에는, 담당치료진은, 환자나 가족에게 그 예후나 경과에 대해서 통고 해야 한다.

[7] 목회자, 간호, 및 감성적 지원

연명치료 중단 시술의 시행에 앞서, 가족에게 목사 목회자, 라비, 또는 다른 종교 지도자를 초빙할 것이냐에 대해서 문의해야 한다. 그리고 연명치료를 하지 않고 자연사의 과정을 밟는다고 설명해야 한다.(통증관리 포함)

환자가 만일 예상된 시간 보다 길게 생존할 경우, 관련인들이 혼선 노여움, 조급함은 갖게 된다. 이런 경우의 최선의 길은 상황을 직접적으로 이야기 하는 것이다.

[8] 문서화(文書化)(Documentation):

의무기록부의 기록란에는, 연명치료 중단 결정의 모임의 과정부터, 중단 결정의 경과, 중단을 위한 계획 및 약물 투여 계획 까지 기록 되어야 한다. 연명치료 중단을 위한 안정제 투여에 대한 의료 기록을 필요로 한다. 의료기관은, 이와 관련된 지침, 처방지시서, 간호 및 호흡치료 기록 표준등을 개발 하여 준비해야 한다. 〈그림: 3〉

〈그림: 3〉 중환자실 환자의 연명치료중단을 위한 처방 양식 예문 (1 of 2 pages)

환자번호:	성명:	생년월일:
일자:	시간:	입원계/ 담당의사

다음 사항을 완성하시오:

ㅁ DNAR (Do Not Attempt Resuscitate)(회생술의 시도를 하지 말것) 처방 유무.

ㅁ 환자기록부(차트)에, Patient Comfort Care(환자 평안을 위한 가료)로의 전환이유가 기록되어 있는지, 환자 의사 및 가족과의 토의가 완료되어 있는지의 기록의 유무.

1) 이전 처방된 사항들 {활력징후(vital signs), 약물, 영양공급, 혈관주입, 방사선 및 일반검사등 포함}을 모두 중단한다. 그리고 새로운 처방으로 변환한다.

2) 환자의 '평안을 위한 가료(comfort care)'에 필요하지 않은 모든 장비들(모니터 기계, 혈압측정기구, 하지압박대)은 제거하고, 인공기계호흡기와 관련된 처방은 다음항목 참고.

3) 모든 장비{심장박출측정 컴퓨터, 수혈기구, 심장세동제거기(心臟細動除去器)(defibrillator), 대동맥내풍선펌프(intraaortic balloon pump), ventricular assist device, 심장 조율기(pacemaker)등}를 환자로 부터 제거한다.

4) 환자 방문객을 자유롭게 해준다.

* 진정제와 진통제

5) 한 가지를 선택함:

ㅁ morphin drip〈점적주입(點滴注入)〉의 현상유지(현 약용량으로 환자가 평안함을 유지할 때), 혹은 환자가 평안해질때 까지 10mg/hr 또는 ____mg/hr로 주입하고, 필요하면 매 15분마다 점적주입을 25% 증가 가능함.

ㅁ Fentanyl drip〈점적주입(點滴注入)〉의 현상유지(현 약용량으로 환자가 평안함을 유지할 때), 혹은 환자가 평안해질때 까지 100ug/hr 또는 _____ ug/hr로 주입하고, 필요하면 매 15분마다 점적주입을 25% 증가 가능함.

ㅁ 다른 진통제: ____

6) 한 가지를 선택함:

ㅁ Lorazepam drip(점적주입)의 현상유지(현 약용량으로 환자가 평안함을 유지할 때), 혹은 불안해 하는 증상이 있으면 5mg/hr 또는 ____ mg/hr, 필요하면 매 15분 마다 25% 증가 가능함.

□ Midazolam drip(점적주입)의 현상유지(현 약용량으로 환자가 평안함을 유지할 때), 혹은 불안해 하는 증상이 있으면 10mg/hr 또는 ___ mg/hr, 필요하면 매 15분 마다 25% 증가 가능함.

□ 다른 약제등 benzodiazepine, barbiturate, or propofol.

* 인공호흡기(Ventilator):

7) 초기 조정: IMV rate ___, PS level ___, (IMV 나 PS 중 하나를 선태함.)
FiO2_____, PEEP ____

8) 모든 인공호흡기 조정은 최소한 줄여서 조정함

9) FiO2는 실내 공기의 산소농도로 줄이고 PEEP는 5분간은 영(零)(zero)에 맞추고, 환자의 불편함에 따라 진정제를 조절 한다.

10) 환자의 불편함의 정도에 따라, IMV를 4 또는 PS를 5 까지 5-20분간 조절하고, 진정제를 환자 불편정도에 따라 조절 한다.

11) 환자가, IMV 4 또는 PS 5 에서 평안해 하면, 다음 중 하나를 선택함.

□ 발관(拔管)(Extubate) 하고 환자를 실내공기에 노출시킴.

□ 발관하고, T-piece로 대치하고 실내공기에 노출시킴.

담당의사 서명 일자 시간 담당간호사 서명 일자 시간
__________ M.D. __________ RN

일자 시간

* 연명치료(延命治療) 중단(中斷) 및 보류(保留)의 원칙 :

1) 환자의 죽음은, 본래 가지고 있는 질병과 그의 합병증으로 불가피하게 일어날 수 있다. "환자 평안을 위한 치료(가료)(Comfort Care)"의 목적은, 임종환자의 고통을 줄여주기 위한 것이며, 죽음의 과정을 촉진하려는 것이 아니다.

2) "연명치료의 중단"은 의료시술의 한 종류이며, 다른 의료시술의 질적 관리와 마찬가지로 의사의 참여를 요구하고 있다.

3) 환자의 죽음을 앞당기게 하기 위한 목적의 행동 {예를 들어, 고용량의 마취약이나 칼륨(K) 제제(製劑)를 투여하는 것}은 도덕 윤리적으로 용인되지 않으며, 한편, 환자의 통증관리와 평안을 위한 투약 용량이 죽음을 앞당기게 할 수 있어도, 그 약용량이 필요한 경우는 사용 할 수 있다.

4) 연명치료의 보류(保留)(withholding)는 중단(中斷)(withdrawing)과, 윤리적 및 법적 측면

에서 동일한 것이다.

5) 한가지의 연명치료를 보류한다면, 다른 종류의 연명치료도 중단하는 것에 대해 심층 고려가 있어야 하며, 환자의 치료목적을 치유(治癒)(cure)로부터 환자의 평안(平安) (comfort)쪽으로 전환해야 한다.

6) 어떤 종류의 치료도, 예를 들어 영양공급, 수액 요법, 항생제 또는 수혈 등을 포함해서 중단할 수 있다.

7) 기도삽관 상태의 중환자에서는, 통증과 불편함의 객관적 평가가 어려운 경우가 많다. 그러므로, 진통제나 진정제의 투여량이 증가할 때는, 다음과 같은 항목이 의무기록부에 기록 되어야 한다. 즉: 빈호흡(頻呼吸)(빠른 호흡), 빈맥(頻脈)(tachycardia), 발한(發汗)(diaphoresis)(땀 나는것), 찡그림(grimace), 부근육(副筋肉)(accessory muscle) 사용, 비강발적(鼻腔 發赤), 불안함 등등.

8) 진통제등의 과량 투여로 환자의 죽음이 앞당겨 질 수 있는 염려가 있음은 이해되고 있다. 그러나, 임상의사들은 말기 중환자에서의 통증 평가가 매우 어렵다는데에 아주 민감하게 고심하고 있으며, 또한 많은 환자가 진통제에 대한 내약성(耐藥性)(tolerance)이 발생함을 알아야 한다. 그럼으로, 중환자실에서 연명치료를 중단할 때 환자 통증에 대한 저치료(低治療)(under-treatment)에 대해서 조심해야 한다.

9) 뇌사(腦死)환자는, 연명치료중단 시술 중 진정제 진통제의 투여가 필요하지 않다.

10) 마비성 약제 투약을 받고 있는 환자에서는, 이들 약제가 환자의 통증과 불편 증상을 은폐하기 때문에, 연명치료 중단 시술을 삼가 하는 것이 좋다. 환자가 신체의 불편함과 통증을 나타낼 수 있게 마비성 약제를 중단한 후, 연명치료 중단 시술을 시작 할 것이다.

의사 서명	일시	시간	간호사 서명	일시	시간
___________ M.D.			___________ R.N.		

[9] 앞으로의 방향(전망):

연명치료의 중단사례가 증가하고 있고, ICU에서의 사망의 대부분이 이런 문제와 관련 되어 있는데도, 이 과정의 실질적인 측면에 대해서는, 의학 문헌이나 임상교육 및 훈련 측면에서 그다지 큰 관심의 대상이 되고 있지 못하다.

이제는, 연명치료를 중지하는 결정을 둘러싼 윤리적 및 법적 합의가 형성되고 있는 과정에서, 집약적인 연구 및 의학교육적 숙련(educational skills)을 이 방면으로 돌려야 되는 때가 되었다.

좀더 연구가 되어야 할 필요가 있는 분야가 ->

* 적정 진정제 사용문제

* 중환자 가료에서의 완화간호
* 기도삽관 환자에서의 통증 진단을 위한 환자 소통기구 개발
* 죽음의 질을 측정할 방법과 결과
* '연명치료 중단' 은, '기도관리의 접근' 이나 '중심정맥 catheterization'과 같은 가르침의 하나로 교육 되어야 한다.
* 환자에 대한 의사의 책임은, 연명치료 중단의 결정에서 끝나는 것이 아니고 죽음의 과정의 관리에 까지 계속 되어야 한다.

[5] 중환자실 진료에서의 법적 책임에 대한 불안 현상:

중환자실 진료에서의 법적 원칙과 치료계획 결정의 과정은, 미국이나 다른 서방국가에서 1900년대 말에 이르러, 그 전 10년 전에 비해서 상당한 발전을 하고 정의(定義) 되었다고 할 수 있다.
그럼에도 불구하고, 의료진료 전문인에게는 불운한 법적 귀결(결과)의 가능성 때문에 고도의 혼돈과 불안이 지속되고 있다. 예를 들어, 형사 고발, 민사 책임, 또는 규정에 따른 처벌 등등이, 작위(作爲) 또는 부작위(不作爲) 행위로 처벌 판결 되고 있다. (참고: 제1부 V)
이런 확산되는 불안이, 때로 의료제공자의 행위가 말기환자 진료에서 환자를 제대로 진료하지 못하게 하는 방향으로 유도 되게 한다.
이런 임종환자에게 적정진료 이하의 치료를 제공하게 하는 법적 불안의 대부분은 오해와 잘못된 인식으로 인해 야기되고 있다.

한 조사에 의하면(US General Accounting Office), 환자의 향후 치료 소망 표시가 확실한 경우에는, 임상현장의 혼돈은 심각한 법적 장애가 있어서라기 보다는, 법적 결과에 대한 혼선에서 일어난다고 했다.

1993년 시점에서, 미국의 31개주에서 주 법령, 규정 및 정식 지침 등으로, 의사들이 아편제(opiates)를 사용하여 정당하고 적극적인 통증관리를 하는 것에 대해서, 형사(刑事)(criminal), 민사(民事)(civil)와 징계(懲戒)상 면제(免除)(disciplinary immunity)가 제공되고 있는데도, 아직도 의사들의 염려는 지

속되고 있다. 게다가, 의료전문인들은, 원치 않는 법적 분규의 두려움을 구실로 언급하기도 한다. 그러나 실지로는 다음과 같은 요인에 기인한다.

- 중환자실의 생명회복에 집중하는 치료문화
- 전문인 교육과 사회화(socialization)에 대한 인식 부족
- 임상에서 어떤 것이 최선이냐에 대한 임상적 편향(bias)
- 말기임종진료 문제에 관한, 환자 및 환자가족과의 소통 부족
- 경제적인 문제
- 의료의 목적과 성공이, 환자 '삶의 질' 이나 '삶의 의의(意義)' 라기 보다는, '생명 회복' 이라는 의사들의 사고경향(思考傾向)이 문제.

실지로 의료인들이 염려하는 법률관련 불안(不安)은, ICU에서의 의료의 질(質)과 인간성 유지에, 강력하고 명백한 영향을 미치고 있다는 것이다.
이런데서 연유하는 불리한 효과는 다음과 같은 형태로 나타난다. 즉:

- 과치료(過治療)(overtreatment)(예: 부적절한 소생술 또는 불필요한 인공영양)
- 低治療(저치료)(undertreatment)(예: 불충분한 통증치료 및 관리)
- 환자 및 환자 가족과의 손상된 상호작용(impaired interaction)

이렇게 가장 까다로운 분야에서의 의사의 결정과 행동은, 법률적인 문제를 상상할 수 있어, 의사의 결정과 행동을 변경하는 계기가 될 수 있다.

의사인 Jack McCue 가 주장한바와 같이, "임종말기환자의 치료에서, 연명치료를 중지 한다든가 무의미한 치료를 계속해야 하는 담당 의사나 간호사를 압박하고 있는 법적책임 위험에 대한 과장된 두려움은, 솔직하게 제기 되어야 한다" 라는 올바른 주장을 하고 있다.
결론적으로 말해서, ICU 에서의 적정한 말기 임종진료에 요구되는 것은, 법적위험에 대한 처리문제 라기보다는, 기본적인 윤리, 의료 및 소통의 문제라는 것을 제기 경고함으로 결론을 내릴 수 있다.

[1] 법적책임 위험에 대한 전망:

법률학자인 '알란 마이슬' 의 관찰에 의하면, 연명치료중단에 의한 사망에

관련된 소송의 비율은 아주 적은 편이고, 미국 병원협회의 통계에 의하면, 매년 미국 의료기관에서의 사망건수 130만 건 중 70%가 어떤 형태의 치료를 중지한 후에 일어난다고 되어 있고, 의료사망과 관련된 소송 비율은 전체적으로 0.2-0.5%의 소송사건이라고 되어 있다.

많이 알려진 연구조사로서, SUPPORT(Study to Understand Prognosis and Preference for Outcome and Risks of Treatment) 조사에 의하면, 11,000명의 병원에서 사망한 환자 조사에서, 치료진의 치료 중단등과 관계된 결정에 반하여, 아무도 법적 주장을 수반하지 않았다.

실질적인 의미에서, 이 통계수자가 의미하는것은, 중환자의 연명치료의 시작, 계속 중단 결정등과 관련된 문제를 당면한 거의 대부분의 경우, 해결은 환자, 담당의사 및 다른 팀원 간의 가족등과의 담론(discussion)과 협상(negotiation)과 병원 윤리위원회의(Institution Ethic Committee)(IEC)의 협의로서 해결에 도달된다는 것을 나타내 주고 있다.

이들 대부분의 경우, 법원까지 가지 않고 적절하게 해결됨을 나타내고 있다.

그러나 극히 일부의 경우, 이 비공식(informal)의, 사법관할 밖의(extrajudicial) 결정과정이 효과 작용을 못해서, 법원으로 가는 경우가 있다.

법관(재판관)은, 이런 문제의 결정을 요구 받게 되는데, 그것은 그들이 특별한 경험과 지혜가 있어서가 아니라, 다만 법원만이 의료전문인에게 그들의 시술행위에 대한 법적면제(法的免除)(legal immunity)를 줄 수 있는 공적인 힘을 가지고 있다고 우리 사회가 인지하고 있기 때문이다.

회복불가능한 질병으로 임종을 맞는 환자가 연명치료의 시행 및 중단으로 불가피 하게 죽음을 맞이 해야 할 경우에, 원고(고소인)가 의료진을 의료의 〈태만(부주의) (negligence)〉으로 고소해 배심원의 만족을 얻을 수 있게 증명해야 할 때, 임시비용 사례금으로 일하는 고소인의 변호사는, 환자의 직접사망 원인이 환자의 말기질병 또 는 상병상태이지 담당의사의 비표준적치료(非標準的治療) 때문이라는 증거를 제출할 수 없는 것을 알기 때문이다.

미국 의회와 주(州)의회도 이 방면에 관여하여, '사전의료지시서'에 관한 입법을 입안 장려, 촉진하고 있다.

동시에, 각 개별의료기관(병원)은 그들 자신의 병원내규(病院內規)를 정해서 연방 및 주법(州法) 이외의 의료전문직의 절차적 수순에 대해서 규정하고 시행하고 있다.

[2] 결정을 위한 구체적 개요〈표: 20〉

〈표: 20〉 구체적 결정을 위한 개요:

환자 종류	결정할 사람	표준(기준)
인공연명치료기구의 제거 결정		
결정가능한 환자	환자 자신	환자의 소망에 따름
무능력한 환자가 위임받은 대리인 있음	위임받은 대리인	환자를 위한 대리결정 사전의료지시서(있는 경우)
무능력한 환자가 사실상 대리인 있음(de facto proxy)	사실장의 대리인(de facto proxy) 환자(만일, 사전의료지시서가 있는 경우는 환자 자신)	없는 경우는, 환자를 위한 판단.
무능력한 환자가 대리인 없음.	사전의료지시서나 대리인 임명이 없는 경우는, 공공 또는 자원후견인, 병원윤리위원회, 또는 담당의사.	

[3] 뇌사(腦死) 문제

사람이 살아있든 죽었든 간에, 모든 용도에서 "임상적 사망(clinical death)"과 "법적 사망(legal death)" 간에는 차이가 없다. 일단 사람이 사망하면, 모든 연명치료(LSMT, Life-Sustaining Medical Treatment)는, 장기이식(臟器移植) 목적으로 장기를 단시간 보관해야 할 경우를 제외하고는 중단 한다.

1981년에, 미국 대통령위원회(President Commission)는 이 문제에 대해서 포괄적인 보고서를 내놓았고, 각 주(州)가 UDDA(Union Determination of Dead Act)를 채택할 것을 권고하였다. 그리고 이 UDDA는 (a) 혈액순환(circulatory) 및 호흡(respiratory)기능의 비가역성(非可逆性) 정지, 또는 (b) 뇌간(腦幹)을 포함한 전체 뇌기능의 비가역성 정지가 있을 때 (둘 중에 하나가 있을 때), "죽음", 사망했다라고 할 수 있다고 정의 했다.

그리고 모든 州는 이 UDDA의 해석을, 주법령이나 판례(判例)로 채택했다. 대통령위원회가 인정한 사실 중 중요한 사실은, 죽음을 정의하는 표준을 수립하는 것은 법률계의 기능이지만, 죽음의 임상적 기준이나 어떤 특정 환자에게 이런 법적 기준을 적용하는 검사 사용을 결정하는 것은 의료전문직에게 의존하는것이 최선이다 라고 인정하고 있다.

이런 연유하에, UDDA는 "죽음의 결정은 수용된 의료표준에 따라서 이뤄져야 한다"라고 표명하고 있다.

그리고 이와 관련된 모든 州법령은 그와 같은 접근으로 일치되고 있다.

소위 말하는 뇌사(腦死)를 정의하는 Harvard Criteria는 널리 인정되고 임상에서 수용되고 있다.

이 기준에 의하면, 영구적으로 기능을 소실한 뇌(예: 죽은 환자)는 다음의 네 가지로 정확하게 진단할 수 있다.

1. 무감수성(無感受性)(Unreceptivity)과 무반응(無反應)(Unresopnsivity)
2. 자발적(自發的) 움직임과 자발호흡(自發呼吸)의 소실
3. 무반사(無反射)와 무반사유발(無反射誘發)
4. 다만, 확인절차로서만, 24시간 내에 두 번에 걸쳐 검사한 뇌파검사(EEG)가 편평(扁平)함(flat)을 나타낸다.

우리나라에서는, 1981년 미국의 "의학, 생체의학 및 행동과학 탐구에 있어서 윤리적 문제의 연구를 위한 대통령위원회"에서 작성 보고 하였던, "죽음의 판정에 있어서의 의학적 법적 및 윤리적 문제에 관한 보고서"를, "죽음의 정의"라는 제목의 단행본으로, 이영균 교수께서 번역판으로 발간한 바 있다.

〈이영균 역. 죽음의 정의(心肺死 및 腦死). (죽음의 판정에 있어서의 의학적, 법적 및 윤리적 문제) 1992; 고려의학 〉

이 기준은, 의학지식 및 기술의 계속적인 발달로 주기적으로 개정 되고 있다. 법이 환자의 죽음을 확인하기 위한 특별한 검사를, 의사의 임상적 재량(裁量)에 맡기고 있어서 각개 병원은 병원자체의 지침을 개발해서 병원내 의사들의

죽음의 결정의 지침을 제시하고 있다. 예를 들어, 어떤 병원에서는 죽음의 확인 절차로서 Xenon을 이용한 혈류측정검사를 실시하고 있으나, 이런 검사나 또 다른 특수 검사가 州法이나 연방법으로 규정되어 요구되고 있는 것은 아니다.

일단 죽음의 임상적기준이 되면, 그러면 법적 정의에 이르게 되고, 그러면, 의사는 사망을 선언해야 할 의무를 갖는다.

(1) 환자 본인의 의사결정을 할 수 있는 환자가 연명치료를 거부할 때:

모든, 자기본인의 의사결정이 가능한 성인 환자는, 연명치료의 수용 및 거부하는 것을 포함한 모든 의료시술에 대해서 스스로 결정할 수 있는 환자 권리가 있음에 대해서 세계 어느나라에서나 인정하고 있다.

환자의 자율성의 윤리적 원칙과 자기결정권의 선언(공언)하에, 환자의 선택권은 여러개의 확고한 법적 토대를 갖는다. 즉;

- 미국 헌법 14조 수정조항의, "정당한 법절차(Due Process Clause of the 14th Amendment of the US Constitution)" 에 의해서 보호되는, 환자 권리의 중요성.
- 개별州의 헌법 (state constitutions);
- 주법(州法)과 규정;
- "환자 고지에 입각한 동의(informed consent)" 원칙을 뒷받침하는 신체보전(身體 保全)을 존중하는 관습법의 원칙;

연명치료를 보류하는 것과 시술되고 있는 연명치료를 중단하는 행위 간에는 법적으로 의미 있는 차이가 없다.

유사하게, 미국 대법원은 Cruzan 판결에서 확실하게 다음과 같이 밝힌바 있다. 즉:〈인공적인 영양과 수액공급의 결정은 다른 종류의 의료 행위와 같은 법적기준으로 생각해야 할 것이다.(예를 들어, 인공기계호흡기, 항생제, 투석, 심폐소생술 등과 같은 의료행위에 속한다.)〉〔참고: 제1부 V[2](2)〕

(2) 자격상실된(무능력하게 된) 환자:

정신적이나 육체적으로 무능력해져서 연명치료의 시작 및 계속여부에 대한 이성적 판단을 하지 못하게 된 중환자는, 법적으로 인정된 대리인을 지정할 수 있다.

판례법(case law)과 州정관(定款)에는, 이런 경우를 위한 지침이 마련 되어 있으며; a) 무능력한 환자인 경우 인정된 대리인을 지정하는 것과 b) 대리인이 사용할 수 있는 적정한 실제적인 결정권자의 기준이 있다.

어떤 특정인에게 다른 사람을 위한 의료관련 결정을 하게 하는 대리인으로 역할하게 법적 권한을 줄 수 있는 방법에는 여러 가지 방법이 있다.

그 한 가지 방법이, 법원에 의해서 법적후견인이나 보호자(conservator)를 임명하는 것이고, 자격을 상실하게 된 환자를 대신해서 건강관련 결정의 명시된 책임을 주게 된다.

환자 스스로의 결정권한을 위임하는 문서로 항구성대리위임권(恒久性代理委任權)(durable power of attorney)나 건강관련 대리문서(사전의료지시서 형태)를 실행할 수 있고, 이 규정은 미국의 48개주에서 법적 수단으로 확실하게 인정하고 있다.

보호자나 사전의료지시서, 대리인이 없는 경우에는, 30개州 이상의 법령은 가족과 친지들의 법적 우선순위에 의해서, 연명치료와 관련된 결정을 포함한 모든 건강관련 결정을, 담당의사가 무능력함(자격상실)하다고 진단된 환자를 위해서 할 수 있게 권한을 부여하고 있다.

많은 州법령은 National Conference of Commissioners on Uniform State Law' s Uniform Health-Care Decision Act 에 근거하고 있다.

법령에 규정되어 있는 가족의 우선순위는 州에 따라 약간의 차이는 있으나, Illinois주의 개정법령 ch.755 #40/25이 전형적인 것으로 인용되고 있고, 그 순서는, 환자 보호자, 배우자, 성인이 된 자녀, 부모, 성인 친척, 성인 손자, 가까운 친구 등 순으로 되어 있다.

법적으로 임명된 건강대리인은, 가능한 한에서는, 결정을 위한 '대리인 판단의 기준' 에 의해서 결정 되어야 한다. 이 증거가 되는 기준에 의해서 대리인은,

환자가 스스로 할 수 있고 할 수 있는 선호를 표시한다면 환자 자신의 자주적인 선호가 무엇이겠는가에 따라서 결정해야 한다.

법적인 추정은, 환자가 스스로 자신의 선택을 표명할 수 있을 때 환자에 의해서 계속 명백하게 표명된 환자 선택에 의존하자는 것이 된다.

그러나, 이런 증거가 얻어지지 못할 때는, 대부분의 州는 환자의 선호에 대해서 사전의 환자의 의사표시나 축적된 생활 결정사항 등을 뜯어 맞추어 환자 선호에 대한 합리적인 추정에 근거해서 대리인의 결정을 할 것을 허락하며 권장한다.

그러나 다른 몇 개 州에서는 환자 선호(選好)에 대해서 이런 추정 해석을 제한하고 있다. '미조리' 州법에서는, 지속적식물인간상태 환자에서도, 연명치료 중단의 대리인 결정은, 연명치료의 보류 및 중단이 환자 소망과 일치된다는 확실하고 믿을만한 증거가 있을때에 한해서 법적으로 허용하고 있다.

'뉴욕', '미시간', '위스콘신' 州에서는, 법원은 말기환자이든 지속적식물인간상태 환자이든 간에, 환자의 소망에 대한 '확실하고 믿을만한 의사표시'가 있을때만 연명치료의 보류 또는 중단을 허용하고 있다.

환자의 대리판단의 추정적 증거가 없는 상황에서도, 법정의 입장은 환자 치료의 방향에 대한 결정은 환자의 입장에서 보는 대리인의 의견과 그의 결정에 의존하는입장이 압도적인 견해라고 할 수 있다.

일부 사람들의 주장은, 침습적인 연명치료를 환자가 원한다고 주장함에도 불구하고, 더 많은 의견과 주장은, 환자의 "삶의 질"은 절망적으로 감소 되어 치료받는 부담은 환자가 얻는 이익(benefit)을 능가 함으로서, 죽음의 수용이 선호되고 객관적인 차선의 선택이 된다는 견해가 더 받아들여지고 있다.

환자에게 주어지는 이익(benefits)과 부담(burden)에 대한 각각의 비교검토에서, 그 전의 혼선을 주는 용어인 통상적(通常的)(ordinary)과 비통상적(非通常的)(extra- ordinary) 또는 영웅적(heroic) 치료라는 용어는, 광범위하게 해석하는, 부담(burden)과 이익(benefit)등 표현으로 대치되어 오고 있다.

〈표: 21〉 결정(연명치료중단)을 위한 기준과 입증을 위한 부담

대리인에 의한 결정을 위한 근거들
대리판단 = * 만일 환자가, 스스로 합리적이고 자율적인 결정으로 선택을 할 수 있을 때, 결정을 했다면 다음 중 어떤 것에 의한 결정인가? a. 환자 자신의 명백한 사전 의사표시가 있다.; 또는 b. 환자 자신의 명백한 사전 의사표사가 없는 상황이고, 환자의 사전 정상 생활 중 취한 행동 등에 근거해 추정한 결정. * 무능하게 된 사람이, 대부분의 州에서는, 주변 증거의 우세에 의해서 - 즉, 환자의 소망이 더 그럴만 하다거나 그렇지 않을 것 보다 더 있음직 하다고(즉; 적어도 50% 가능성) 해석되는 우세한 증거 등에 의해서, 그런 선택을 했을것이라는 근거. * '뉴욕'州와 '미조리'州에서는, 환자가 연명치료를 제한하는 소망을, 더 확실하고 신빙성 있는 증거로서 표시해야 한다. (즉; 좀더 있음직한 - 적어도 75% 가능성) 최선의 이해관계 = 대리결정자는, 무엇이 환자를 위한 최선인가를 환자 입장의 판단으로 연명치료의 상대적 위험과 이득을 검토해 결정한다.

환자 치료진은, 환자가 사전에 '사전의료지시서'(예: 48개주에서 사전의료지시서를 인정)를 사전에 준비(집행) 했는지 여부를 확인하는 노력을 해야 한다.

의료전문인은, 각개별 환자가족이 의료진의 치료방침에 동의하지 않고, 또 환자가족과의 대화 및 의료전문 분야에 대한 교육 통고 등 노력이 효과가 없어 환자가족과의 합의(조정합의)가 성취되지 못할 때는 외부기관의 도움을 호소할 수 있다.

'사전대리의료지시서'를 집행하는 주된 이유의 하나는, 법원의 판단에 연루되는 것을 피해보자는데 있다.

(3) 환자 / 환자 가족의 반대에도 연명치료를 계속하는 경우:

중환자실에서 임종하는 환자에게 의료제공자들의 법적 불안은, 치료불충분(under- treatment)에 대한 인지된 위험성에 집중된다.(예: 연명치를 부적절하게 유보하거나 중지하는 행위 등이 해당 된다.)

임종환자에게 과잉치료(overtreatment)를 했음에 대해 담당의사와 병원을

상대로 '의료과오(醫療過誤)(malpractice)' 로 환자 가족이 송사(訟事)를 버리는 일은 있었지만, 법원에 의해서 생명의 질에 불문하고 연명치료의 계속은 불법행위(tort)가 (입안된 종류의 상해나 손실이) 아니라는 판단하에, 법원에 의해서 거부 되었었다.
그럼에도 불구하고, 원하지도 않는 (연명)치료를 계속하고 있다는 불만의 고소사건이 계속 일어남으로서 일부 실질적인 배심원평결이나 의료제공자의 과치료(過治療)(over-treatment)에 대한 화해(和解) 결과를 가져오고 있다. 의료제공자가, 임종환자에의 연명치료의 환자동의(患者同意) 없는 부과(賦課)에 대한 법적 위험도가, 연명치료의 중단 또는 보류와 관련된 위험보다 더 실제적이라는 생각도 작용하고 있다.

(4) 불충분한 완화의료 시술로 인한 법적 책임:

완화의료(palliation) 목적으로 투여되는 약제를 둘러싼 법적 우려가 근거없는 것이 아니다. 예를 들어, 많은 州에서는 특별한 처방양식이나 일부 관리약품에 대해서는 많은 종류의 서류(처방전)을 요구하고 있을 뿐만 아니라, 처방되는 약의 용량과 전체량도 규제하고 있다. 그럼에도 불구하고, 전술한 바와 같이, 대부분의 州에서는, 현재, 州법과 규정 및 지침등으로서 의료제공자에게 그러한 약품을 처방 하는데 대한 형법과 민사 책임에 대해서 면책을 제공하고 있어 말기환자의 통증관리에 적정량을 처방할 수 있게 하고 있다.

미국 AMA와 National Federation of State Medical Boards 는 말기환자의 적정 통증관리에 대해서 시인(是認)(endorse)과 장려(奬勵)(encourage)를 하고 있다.

더욱이, 높은 평가를 받는 법률 주석자(註釋者)는, 미국 대법원은 말기환자가 적정 통증관리를 받을 수 있는 헌법에 보장된 권리를 있음을 인정해야 한다고 제창하고 있다.

(5) 무의미한 치료(Futile treatment)

때로 환자나 환자 가족은 담당의사에게 의사들의 의견으로는 무의미한 치료이거나 환자에게 도움이 않되는 연명치료를 계속 해줄 것을 요구하는 경우가 있다.

그런 침습적인 치료의 요구는, 환자의 참담한 생존이 계속되고 악화된 환자 삶의 질 전망에서도 계속 일어나고 있을 때가 있다.

이런 요구는, 환자의 병상 옆에서, 환자의 자율성과 담당의사 자신의 양심(도의심)간의 충돌을 일으키게 된다.

담당의사가 무의미한 치료라고 판단하는 연명치료의 계속을 요구하는 환자나 가족들의 요구를 수렴 해줄 법적 의무가 담당의사에게 있는냐 여부의 문제는, 현재로서는 분명하지 않다.

이에대한 AMA의 의견은, "의사는 그들의 최선의 전문의학적 판단으로 그들의 환자에게 도움을 주지 못하는 치료를 제공할 윤리적 의무는 없다"라고 하고 있다. 즉, 환자가 요구한다고 해서 그 치료를 제공할 필요는 없다/ 제공하지 말아야 한다.

"무의미한 치료"와 "도움이 되는 치료"에 대한 더 명백한(애매하지 않은) 법적 지침과 사회적 합의가 나올 때 까지는, 연명치료의 중단 여부의 평가에서 환자와 환자 가족 측의 의견을 존중하며 환자에게 이익(도움)이 되게, 담당의사는 법적으로나 윤리적으로 좀 더 조심스럽게 행동해야 한다. (참고: 제1부 II)

[6] 중환자실 환자 사망에 대한 세계 각 국가의 시각

지나간 15년 사이, 개발도상 국가에서 말기환자 치료에 대한 관심이 높아지고 있고, 특히 연명치료의 적정 치료 및 보류/중단에 대한 관심이 시작되고 높아졌다. 평안하고 존엄스러운 죽음을 맞게 해주는 것이 의료 및 간호 전문인의 치료 우선 순위가 되었다. 연명치료에 대한 의료기술 발달로, 개발도상 국가의 의료는 생명을 연장하는 연명 의료기술 쪽으로 치우쳐저, 이는 죽음의 과정과 고통을 연장시키는 쪽으로 유도 되었었다.

ICU에서의 말기임종의료(EOL care)에는 국제간 변이성(變異性)(variability)이 있다. 국가간 변이(變異)가 발생하는 요인으로는, '경제' '문화' '법적 환경'

'의학 교육' 및 종교관계등 다섯 가지 요인이 관계하고 있다.
Vincent의 연구 조사에 의하면, 유럽의 '로마 카톨릭'교 소속의 의사들이 환자의 소망에 불구하고 환자를 끝까지 치료하는 경향을 나타내고 있다.
연명치료의 '중단'은 '이스라엘'에서는 드물고, 그러나 '보류'는 허용되고 있다.
미국의 연구조사는, 유대교 의사가 로마 카톨릭교 의사 보다도 연명치료의 보류 및 중단에 더 적극적으로 관여하는 것으로 나타나 있다.

*법적인 요인(Legal Factors):
말기환자 결정에 대한 입법과 의료적 치료에 대한 법과 법정의 적정역할에 대해서는 쟁점이 되고 있다.
이런 쟁점은, 인간사회의 여러 가지 변수 즉 변호사 수, 변호사의 역할 및 인구집단의 법률계의 접근성 여부 등에 따라 다르게 된다.
법은 말기환자 진료 결정에 있어서 여러 가지 길로 영향을 줄 수 있다.
공식적으로는, 입법을 통해 말기환자진료와 관련된 법을 통과시킬 수 있다.
예를 들어, 미국에서는, National Death Act 가 통과 되여 '뇌사(腦死)' 기준을 포함한 죽음의 정의가 수립 되었다.
또한, 임상(臨床)의 의사(醫師)진료가 기소(고발)대상이 되거나(드믈지만) 민사소송의 대상이 될 수 있다.
이와 같이 의사들의 말기환자의 진료내용이 법정의 검열대상이 된다는 의사의 인식은, 의사의 진료내용에 영향을 미치며, 이런 인식은 다른 의료의 다른 분야에도 영향을 미친다.

〈1〉 교육 (가르침) (Teaching):

말기환자 진료에의 더 큰 영향은 의학교육이다.
중환자실 진료의 연수를 한 외국인 전임의사(fellow)는, 수련 중 배운 말기환자 진료에 대한 가치를 그들 국가의 진료 문화에 적용하게 된다.
Tai and Lew의 경험은 그들이 호주와 미국에서 연수 받은 후, 그들의 국가인 '싱가폴'에 돌아가 그들의 임상 수행에 적용하고 있다.

〈표: 22〉 중환자실의 임종환자 관리에 대한 개발국과 개발도상국가간의 차이 모습:

개발국가	개발도상국가
* 임종환자가료의 질 개선을 위한 노력 계속 * 환자가 침습적치료를 거부하고 평안한 죽음을 선택할 수 있는 환자의 권리를 포함한 환자 자율성의 가치 인정. * 적정의 연명치료술을 받는 것을 원함. * 환자 사망예후 판정의 어려움을 인지하고 있음. * 의료진과 환자 및 환자 가족이 말기임종진료의 결정에 관여해야 함을 수용하며, 환자와 가족의 종교적 및 문화적 배경을 대우 한다. * 약물투여의 이중효과(double-effect of drugs)를 수용하고, 연명치료 중단이 범죄행위의 구성요소가 되지 않는다. * '의사도움자살'과 '안락사'는 위법 행위이다. * 의식불명의 무능상태 환자의 소망을 결정 하려고 노력하는, 의료인과 환자가족을, 사회가 수용(용서) 한다는 믿음. * 의료전문직 쪽 결정의 우려는, 재정상의 유인(誘因)과 병상부족(病床不足)에 근거하고 있음. * 중환자실 사망 환자 중에서, 연명치료중단 및 보류에 의한 사망비율이 증가하고 있음.	* 제한된 접근 * 부유한 사람과 가난한 사람간의 의료시설 접근에 큰 차이가 있으며, 의료재원의 분배에 대한 부유층의 소홀함이 강하게 존재 함. * 적정의 연명치료술을 받는 것을 원함. * 여러 가지 전염성 질환에 의한 사망이 더 많고 문제가 되고 있음. * 말기임종환자에 관한 결정은, 중요한 사회적 문제로 되고 있지 않음.

(주) 우리나라는 위 양자의 중간 위치에 있다고 평가 된다.

7-8개의 연구조사에 의하면, 말기환자에서의 연명치료의 제한은 개발국가에서 더 많이 시행되고 있다.

Sprung의 조사에 의하면, 25년 전에는 중환자실의 대부분의 사망은 침습적인 소생술후 사망했으나, 1996년대에서는 40-87%가 연명치료 중단 후 사망이 있었다.

안락사나 죽음을 앞당기게 하기 위한 의사의 치료는 모든 국가에서 불법이다. 그럼에도 불구하고, 안락사는 일부 국가나 대부분의 국가에서 은밀하게 시행되고 있는 증거가 있기도 하다. 국가 간에는 큰 차이가 있다.

〈2〉 유럽과 각 국가의 말기환자 진료 현황:

Vincent의 연구에 의하면, 유럽에서의 중환자에게는 그들의 상태에 대해서 통고하 는 것이 드물다.

응답자의 10%만이 그들의 환자에게 완전한 정보를 제공하고 있으며, 13%만이 그렇게 해야 된다고 믿고 있다.

두 번째의 연구에서는, 연명치료 중단의 그 전 연구보다 증가하고 있으며, 이런 현상이 유럽의 의료전문직간에 점점 수렴되고 있음을 나타내고 있다.

유럽 중환자실에서의 환자 사망은 대부분 연명치료 중단 이후 발생되고 있다.

미국과는 대조적으로, 대부분의 결정은 담당의사에 의해서 이뤄지고 있고, 연명치료 중단을 요구하는 환자 가족의 영향은 중단결정에 큰 영향을 미치고 있지 않다. 유럽에서는 말기환자 진료에 대해서 불균질(不均質)(heterogeneity)이 있다.

(1) 영국(United Kingdom)

영국에서는, 미국과 호주와 마찬가지로, 안락사와 의사조력자살(PAS)에 대한 지지가 일반인과 환자 사이에 있다.

Urwin 의 조사는, 연명치료중단과 관련된 지침이 미국보다는 덜 쉽게 수집 되고 그런 문제는 비공개적으로 취급되는 경향을 나타내고 있다.

영국상원(The House of Lords)은, 안락사를 유죄판결하고 있으며, 입법을 통해 의식있는 환자치료를 지시하기 보다는 임상규약(code of practice)으로서 할 것을 제안하고 있다.

영국의 판례법(case law)은 살해함(killing)과 고통 완화 목적의 투약이 생명을 단축한 경우간의 법적 차이를 확립하고 있다.

법은 의식이 명료한 환자의 치료의 거부권을 시인 했고, 환자 요구에 의한 인공호흡기의 중단은 의사조력자살(PAS)의 구성요소가 되지 않는다고 시인했다.

최근의 영국에서 많은 관심을 집중시켰던 예로 지속적식물인간상태에 있던 Tony Bland의 인공영양공급 튜부의 제거가, 불법이 아니라는 법원의 결정이 있었다.

이 결정과정이 상위법정에 상고되고, 치료를 중단하는 결정은 두 명의 전문의사의 의견과 환자 가족의 결정으로 할 수 있다는 결정으로 유도 되었다.

로마 카톨릭 교회는 이 결정에 대해서 강한 불만의 견해를 표시했고 이는 1990년의 인공영양공급 '튜부' 제거는 치명적 감염과 같다고 생각하는 Vatican 성명과 Bishop들의 합의성명 내용에 근거 되어 있다.

(2) 일본 :

일본 "요코하마" 에서의 1995년 법정판결은, 말기환자가족이나 그 대리인인의 요구가 있을 때는 연명치료를 중단 할 수 있다는 판결이 있다.

(3) 이스라엘 (Israel):

이스라엘의 종교, 정치 및 법률은 많은 다른 사회에서 보다는 더 상호 관계되여 있다.

유대교 법률에 의하면, 말기환자에서 연명치료를 '보류' 하는 것은 허용되고 있지만 '중단' 함으로서 죽음을 재촉하는 것은 금지 되여 있다.

중한자실에서의 의료는 강한 정통파의 견해가 지배적이고 뇌사나 치료가 무의미함(효과가 없을때)일 때에만 중단할 수 있게 허용하고 있다.

(4) 아일렌드 (Ireland):

'아일랜드' 대법원은, 최근의 판결에서, 만일 환자가 연명치료를 중단하는 것에 대한 자신의 소망을 대리인을 통해서 표출할 수 없다면, 헌법에 보장된 인권의 거부인, 불공정한 결정이라고 판결했다.

(5) 뉴질렌드:

Street와 Judson의 보고에 의하면, 환자 및 환자 가족등과의 협의에서의 합의에 의해서 중단 할 수 있다고 되어 있다.

보통은, 가족에게는 연명치료 관련 결정을 문의하지 않는데, 그것은 의료진은 이것은 의료적 결정이기 때문이라고 생각하고 있기 때문이다.

합의 보다는 허락을 구하는데, 가족은 중단에 동의할 것을 요구 받게 된다.
이것은 '오스트랄리아' 에서도 유사하다.
'뉴질렌드' 에서의 획기적 판례에서, 심한 guiliane-Barre Syndrome 환자에서의 인공기계호흡기의 제거 결정(환자는 그 결정에 참여 못했음)이 법률위반의 구성요소가 되지 않는다고 판시 했고, 인공호흡기를 환자로부터 제거하는 것을 허용 했다.

(6) 홍콩 (Hong Kong):
DNR 처방은 실지로 많이 사용되지 않고 있다. 그리고 의사가 사전의료지시서를 거론 하는 것은 드물다.
환자에게 말기이고 사망할 것이라고 의사가 말하는 것은 조야(粗野)(rude)하고 위험 하다고 인식되고 있다.
연명치료의 중단 결정은 보통 담당의사에 의해서 먼저 거론되며 환자 가족과의 합의하에 이뤄진다.
안락사는 법에 의해서 금지 되어 있고, 그러나 환자의 자율성, 사전의료지시서 또는 연명치료 중단 관련 입법은 없다.
의료소송은 적다.

(7) 미국 (The United States):
말기임종진료(EOL)에 대한 의학적, 법률적, 윤리적 문헌이 미국에서 많이 나오지만, 미국에서의 입장은 혼란스럽다.
특히 미국에서 발표된 SUPPORT 보고서는 아주 교란시켜주는 조사결과이고, 그 이유는, 이보고서는 수용할 수 없는 많은 수의 환자가 고통으로 사망하고 있고 원하지 않는 치료를 받고 있고, 어떻게 관리되고 있는지도 모르게 나타나 있다.
많은 병원에서 의사들은 결정을 피하고 있거나 환자의 소망을 무시하고 있다.
그럼에도 불구하고, 연명치료 중단은 증가하고 있는 조사결과가 나타나 있다.
미국에서는 대부분의 국민과 의사들은 '의사조력자살' 입법에 대해서 찬성하고 있다.

전문가들이 만든 지침과 실지 임상의 현실과는 분명한 양분(兩分)(dichotomy)이 있고, 이는 다른 나라에서도 유사한 현상이 나타난다.

(8) 호주 (Australia):

치료중단건은 유럽과 미국의 중간의 위치에 있다.

호주에서는, 중환자의 가족은 인종이나 사회적 배경에 불문하고, 치료중단에 대한 결정에 대해서 의사의 결정에 따르는 것을, 선호하고 있다.

연구자는 시스템을 옹호하고 있고, 이는 의료제공자는 치료중단의 적정성(합당성)에 대해서 팀내 합의(consensus)에 이른 후, 환자 및 환자 가족과의 합의를 구하는 시스템을 변호하고 있다.

호주는 미국과 유사하게 州법이 다양해서, 뇌사, 대리인 및 사전의료지시서 및 말기 임종진료 결정 등에서 州마다 약간의 차이를 가지고 있다.

South Australia에서는 사전의료지시서가 법적 위치를 갖고 있고, 그러나 아직 그것을 소유하고 있는 환자 수는 적다.

Victoria에서는 임명된 대리인이 법적 권한을 가지며, New South Wales에서는 후견인역위원회(後見人役委員會)(Guardianship Board)가 의식 없는 환자의 연명 치료 결정이나 다른 의료시술 결정 및 임상시험 동의 등등 결정에 법적 대리인 역할을 수행한다.

New South Wale에서는 "죽을권리 입법안"이 공공모임에서 제안된 바 있으나 거부된 바 있다. 이런 결과로, 정부 건강담당부서의 임시 "연명치료 중단지침(Interim Guidelines for Withdrawal of Care)" 이 수립 되었고, 이런 결정이, 의사 환자 및 가족의 합의결정에 일임하게 되어 있다.

Northern Territory에서 잠시 기간 동안 연명치료 중단 및, 안락사(euthanasia)가 합법화 되었으나 연방의회(Federal Parliament)에 의해서 폐기 되었다.

13명의 '빅토리아' 지방 의사들이 호주에서 공개적으로 연명치료를 중단함으로서 환자의 사망을 시켰다고 밝혔지만, 기소(起訴) 고발은 뒤따르지 않았다. 일반적으로 호주의 법률은, 말기임종환자 진료 결정 사항에 대해서 관여 되는 것을 선호하지 않는 것으로 보인다.

(9) 사우디아라비아 (Saudi Arabia):
이 나라에서는 종교적 고려와 전원합의(全員合議)(unanimity) 체제가 의료결정에 중요하게 역할 한다.

(10) 남아프리카 (South Africa):
최근에 South African 정부는 1000 gm 미만 미숙아에게 인공호흡기치료와 surfactant 공급을 제한하는 것을 공개적으로 인정 했다.
그리고 Groote Schur Hospital(최초의 인공심장이식수술이 시행된 병원)에서의 심장이식 프로그램을 경제적인 이유로 정지 시켰다.

(11) 스위스 (Switzerland):
중환자실에서 사망한 환자가 있는 가족의 30%가, 의료진과의 소통(疏通)의 기준에 대해서 불만을 표시했고, 환자 사망 소식을 직접 접하기 보다는 전화 등으로 통고 받는 것등의 불만을 거론 했다.

(12) 인도 (India):
법적 효력이 있는 '사전의료지시서' 제도가 아직 없다.
연명치료 중단은 거의 모든 중환자실에서 실시 되고 있고, 뇌사 없는 상태에서의 연명치료 중단이 법적 제재(制裁) 없이 시행되고, 이것은 증가 되고 있다.
뇌사는 이식수술 목적으로 법적으로 인정되고 있다.

(13) 캐나다 (Canada):
대부분의 환자 돌봄은 의료제공자에 의해서 결정되고 있고 많은 환자는 이에 대해서 불만족을 표시하고 있다고 알려져 있다.
Keenan and colleagues의 연구는, 중환자실의 연명치료 보류(withheld)는

지역병원(community hospital)에서 교육병원(teaching hospital)에서 보다 많이 시행되고 있고, 연명치료 중단(withdrawn)은 교육병원에서 더 많이 시행되고 있다.

의사도움자살을 시행한 한 의사가 유죄판결 받은 전례가 있다.

(14) 네덜란드 (Netherland):

'네덜란드' 는 자의적안락사(voluntary euthanasia)를 공식적으로는 불법인데도 묵인하고 채택하고 있는 특이한 나라 이다.

환자의 남편이 부인의 인공영양공급 튜부를 제거해달라는 법정 송사에서, 그 결정은 의료적인 것이므로 의사들에 의해서 결정되어야 한다고 판시한 바 있다.

Chapter 6

우리나라 의학교육(醫學敎育)에서의 죽음學(Thanatology) 개관(槪觀)

우리나라의 내과학 교과서에는, 아직, 말기환자에 대한 치료나 '완화의료'에 대한 항목이 없으며, 국내 입원환자의 대부분을 차지하는 "노인병" 환자가 증가 일로에 있는데도 노인질환에 대한 항목이 아직 포함되지 못하고 있다.[12,13,14] 다만, 대한내과학회 홈페이지(www.kaim.or.kr)에는 "죽음과 임종" 제목하에 "죽음학 Thanatology"에 대한 소개가 되어 있으며, 우리나라 의과대학 교과과정에, "환자 - 의사 - 사회"와 "의사윤리" 시간에 '존엄사' / '무의미한 연명치료 중단' , 돌보기(완화의료, 삶의 마지막 48시간, 통증관리 등) 강의와 의료윤리 강의가 3,4학년에 배정되어 있다.(서울대학교 의과대학의 경우)

외국의 '가정의학(Family Medicine)' 교과서인, aLANGE Medical Book: Current Diagnosis and Treatment in Family Medicine 2008년도 판 (McGraw-Hill Co.)에는, 큰 항목으로 "Hospice & Palliative Medicine" 이 포함 되어 있으면서, 말기환자 치료에서의 각종 대증요법, 완화의료의 여러 측면, 정신과적 중요성, 말기환자에 대한 처치 및 사전의료지시서(事前醫療指示書)(Advance

Directive)(또는 사전의료지향서)와 임종환자의 영적(spiritual) 분야의 관리 까지 포함 되어 기술하고 있다.

미국의 경우, 죽음학(Thanatology)이 1963년부터 대학의 교과 과목으로 채택된 것으로 알려져 있고, 1976년에 창립된 "죽음교육과 카운슬링을 위한 연합회(The Association for Death Education and Counselling), ADEC)" 와 죽음학회(http://www/adec.org)를 통해서 대규모 학회모임과 각 분야 논문발표와 관련분야 종사자의 자격 인증 등, 활발한 학회 활동이 전개 되고 있다.
ADEC 회원은, 교육자, 카운슬러(counselor), 간호사, 의사, 병원과 호스피스 관련인, 정신과 및 심리학 전문인, 성직자, 장례 관련인, 사회사업가, 철학자, 심리학자, 오락치료(Recreation therapist) 관련인, 복지전문가(wellbeing specialist) 및 자원봉사자 등등 각 분야 요원으로 구성되어 있으며, ADEC가 내세우는 학회 목적은, "to enhance the ability of professionals and lay people to meet the needs of those with whom they work in death education and grief counselling." 으로 되어 있다.
ADEC의 국제학술 모임도 활발하며, 2011년 미국 Miami, Florida에서 개최된 ADEC 33차 년례 모임에서는, 다음과 같은 여러 분야의 중요한 토픽의 "말기환자 돌봄(Terminal Patient Care)" 에 관한 연제들이 발표 되고 있다.

* Being with Dying: Training in Compassionate and Mindful End-of-Life Care. (Keynote Speaker; Roshi Joan Halifax, Ph.D.)
* Introduction to Thanatology: Dying, Death and Bereavement. (Professional Development Course, by William G. Hoy)
* Refining End-of-Life (EOL) Care with Energy Medicine (EM). (Concurrent Sessions, by Laurel R. Barile, MSW, LCSW.)
* Dying Process / End-of-Life (EOL) Decision-Making. (as Courses / Workshop)
* Hospice / End-of-Life (EOL) Care: Yesterday, Today and Tomorrow. (as Concurrent Session)

* Publishing in Thanatology (as Concurrent Session)
* Dying in the Hospital Setting: A Resident's Perspective.
  (Concurrent Sess.)
* The Best Practice Guide to Living and Dying with Dignity.
  (as Concurrent Session, by Sue C. Reed, Ph.D.)
* Experience of End-of-Life Caregiving. An Ecological Approach.
  (by Ceok Ling Lee, Ph.D.)
* Right to Die, Hastened Death or Passive Suicide.
  (by Lous A. Gamino, Ph.D.)
* Facilitating Ethical End-of-Life Decision-Making.
  (as Concurrent Session, by Steve R. Wilson, Ph.D.)
* Teaching That Matters: International Death Education.
  (as Concurrent Session, by Illnene C. Noppe, Ph.D.)
* Advance Car Planning (ACP), by Poster presentation by China Scholar.
* Exploring How Death is Discussed with Children in Japan,
  by Japan Scholar
* What do Thanatology Students need in an online class?
* Dignified Death for Children with Cancer. Nurse's Perceptions.
* Physician Experiences in Ausralian End-of-Life Care 등등.

우리나라의 "죽음학회"는, 2005년도 6월에 한국죽음학회(http://kathana.or.kr)가 창립되어, 월례 모임과 봄 가을 학회를 개최하고 있고, 2010년에는 "한국인의 웰다잉 가이드라인"(Well-Dying Guideline)지침"을 발표한바 있으나, 아직 미급한 상태에 놓여 있다.[153)]

[1] 현재(2011년도)의 우리나라 의과대학 교육과정

서울대학교의 경우를 예시하면, 서울대학교 의과대학의 교육목표는, 서울대학교 설립당시 설정한 본교의 보편적 교육이념이자 목표인 "홍익인간(弘益人間)" (널리 인간 세계를 이롭게 함)에 뿌리를 두고 있으며, 1982년에 처음 제정되어 1995년에 개정 되었다.

의과대학의 교육목표는 전문에 "학구적이고 유능한 의사의 양성" 이라는 바람직한 수행능력을 명확히 제시하고 있으며, 또 아래와 같은 4개항으로 나누어 구체적인 행동용어로 규정하고 있다.

첫 번째 : 의사로서 갖추어야 할 가치관과 태도, 수기 및 지식을 습득하여, 건강 증진, 질환의 예방과 치료 및 재활을 수행한다.

두 번째 : 의사의 전문적 수준을 유지하기 위하여 자기평가와 자기개발을 할 수 있는 태도를 지닌다.

세 번째 : 사회 변천에 따르는 의료 환경의 변화에 능동적으로 대처한다.

네 번째 : 창의적 연구와 교육을 수행할수 있는 기본 능력을 갖춘다.

교육과정은, 기초의학 과정과 임상의학 과정으로 구성되어 있다.

기초의학과정은, 1, 2학년에서 이뤄지고 있고, 해부학, 병리학 등 42학점을 이수하도록 되어 있고, 면역학을 비롯한 13개 과목의 통합과정(Integrated course)을 실시하여, 기초의학과 임상의학의 유기적인 연결을 도모하고 있다.

임상의학과정인, 3, 4학년에서는, 내과학 및 실습등 27개 과목 등 75학점을 이수 해야 하는데, 453시간의 강의와 2,099시간의 임상실습에 참석해야 한다.

임상의학 전과정이 끝나면, 종합임상의학 평가와 임상수행평가를 실시하여, 임상가로서의 자질과 능력을 검증 한다.

의과대학 교육과정은, 의료인문학(醫療人文學)등 학문과 사회 환경의 변화를 교육에 반영하기 위하여, 1950년 부터, 의사학(醫史學)(medical history)과 행동과학(行動科學)(Behavioral science) 과목을 신설하였으며, 2003학년도부터 2006년도에 걸쳐 "환자 - 의사 - 사회(1)(2)(3)(4)(5)(6)" 과목을 위시한, 환경의학(Environmental, Occupational medicine), 의료윤리(醫療倫理), 의료관리(醫療管理), 의학의 새지평 (地坪), 중환자관리(重患者管理) 및 환자 돌보기(Care) 개념의 완화의료와 말기환자진료 등의 새로운 교육과정을 도입 했다.

Irving S. Wright(미국 Cornell 의과대학 내과학 명예교수)에 의한, 의학교육의 새로운 목표(New Goals for Medical Education)에 의하면[32], "죽음학"의 연구는 새로운 학문 분야이다.

지나간 문명에서 Nile강 위 아래, 이란의 Persepolis(이란 남서부에 있는 아케메내스 왕조의 페르시아 유적지), Syria, 그리고 Mexico의 고산에서의 최근의 발굴 등에서의 기록과 조각물 등에 인상깊게 남겨저 있는 것들을 연구하면, 그들의 지도자들이 죽음에 대해서 진지하게 관여했음을 보여주고 있다.

그들은 죽음을 어떻게 대해야 하는 것을 알기 원했고, 죽음 후에는 어디로 가고, 누구와 동행하며, 무엇을 타고 가고 어떤 음식이 필요 한가? 등에 대해서 알고 싶어 했고, 많은 경우, 하인들과 다른 것들이 왕과 함께 매장 되었다. 오늘날에 와서는, 죽음학, 노인병학이 의학교육 프로그램에서 중요한 요소로 인식 되기 시작 했다. Wright IS의 주장은, 이상 두 가지 주제는 공통점이 많고 함께 되는 것이 현명하다고 주장한다.

노인병학은 선두로 나오고 있고, 그 주된 원인은 우리들의 인구가 그런 방향으로 가고 있고 65세 이상 인구가 계속 증가하고 있기 때문이다.

이들 두 학문이 한 동안 의학에서 두드러짐을 나타낼 것이라는 몇 가지 설명이 가능하다.

세기의 전환기에 의과대학 교과과정이 재편성될 때의 사람들의 평균수명은 47세 였다. 그 당시에는 노령 인구까지 생존하는 사람들이 전체 인구에 비교해서 많지 않았다. 지나간 몇 년간 100세 이상 생존한 사람이 많이 증가했고, 이런 현상은 노인병학의 인정이 필요함을 말해 주고 있다.

여러개의 노인학연구소가 설립되었고, 국립보건원에 노화연구소(Institute of Aging)가 설립 된 것이 그 대표적인 예이고, New York Academy of Medicine 에 노인병 분야가 발족되었고, 미국에서 첫 번째의 노인병학 교수가 Cornell 대학교 의과대학에 부여 되었다; 그리고 영국, 스웨덴, 이탤리 그 이외의 나라에서 노인인구 연구에 진보를 나타내고 있다.

이런 경향과 죽음학이 무슨 관계가 있는가?

죽음학은 모든 연령층의 죽음에 대한 학문이지만, 실지로는 젊은 사람이 죽음에 대해서 진지하게 생각하는 경우는 드물고, 반면, 사람이 늙으면, 경험과 지혜로서, 죽음의 실제가 그들에게 압박을 가져오게 된다. 만성질환, 가족의 죽음, 친지의 죽음, 강제된 은퇴 등등이 모든 사람의 종국의 운명에 대해서 수렴할 필요를 강조 하게 되고 그런 것에 대한 계획을 생각하게 한다.

노인병환자들은 죽음에 대해서 어렵지 않게 생각을 하게 되고 수용하는 경향이 있다. 많은 환자들이 죽음을 평정(平靜)을 가지고 대면하지만, 그러나 오래 지속하는 질병이나 장애(障碍)의 전망(예상)에 대해서는 두려워 하고 있다.

그러나 일부 사람들은 노화과정에 대해서 불만(원망)을 표시하며, 늙은이가 젊은 사람들과 같은 옷차림을 하거나 안면 성형수술에 많은 돈을 사용하거나 또는 여러번의 성형수술로 프라스틱 같은 생김새를 초래하는 노인들도 있다.

그러므로, 의과대학 교육 및 의사교육의 구조도 그런 변화에 어떤 형태로든지 짜맞추어져야 한다.

그러므로, 의사들이 선택 여부에 불문하고, 의사들은 노인병학과 죽음학에 대면 해야만 하게 되어 있다.

이 나라에서는 의사들의 가료(care)와 의사들의 사망진단서(사망확인서) 없이는 죽을 수 없게 되어 있다.

그러므로, 어떤 시점에서, 모든 의사는 어떤 죽음의 현실에 직면해야 한다.

세기 초에, 의과대학 교육과정(medical curriculum)은, 여러 가지 질병의 치료술과 관리면의 발달로 변화와 흥분을 가져오기 까지는, 동결 상태였다.

의과대학생들은 이런 변화에 큰 도전을 받기 시작하고 생명연장의 기술을 습득하는 반면, 유감스럽게도 죽음의 과정을 연장시키는 결과를 초래하게 되었다.

많은 의사들이 단일 질병 치료에 전문화 되기 시작되었고, 결과적으로, 의학은 '환자 - 중심' 이라기 보다는 '질병 - 중심' 으로 되었다.

의사는 의료기술자로서, 새로운 분야 전문의는 환자의 문제를 해결하려는 노력 보다는, 새로운 의료기구와 그 기술을 습득하고 발전시키는데 더 많은 노력을 기울이게 되었다. 일부 의사들은, 인간 환자의 치료 문제 해결보다는 의료기계의 문제를 해결하는데 더 많은 재능을 갖는 의사가 있는 반면, 사람의 다장기질환(多臟器疾患)과 질병상태를 잘 이해 하고 대처하는 의사가 노인병학과 죽음학 분야의 주된 역할을 해야만 한다.

일반적으로, 의사에게 단일 질환을 가지고 오는 사람들은 젊은이 들이다.

70세 이상 되는 환자는 5-6개의 질병을 - 시력장애, 청력장애, 관상동맥질환, 고혈압, 당뇨병등 - 가지고 있다. 이런 다양한 질병에 대해 노인들은 많은 종류의 약을 복용하고 있고, 동시에 이로 인한 약물상호작용(藥物相互作用)(drug interaction) 문제는 노인질환의 다른 중요한 문제로서 제시되고 있다. 훌륭한 의사는 한 가지 이상의 병을 가진 사람을 잘 치료할 능력이 있어야 하며, 이런 여러 종류의 약제 투여에 대한 대처도 가능한 의사라야 한다.

의과대학 구조내에서 '노인병학'과 '죽음학' 분야가 가깝게 제휴(提携) 되어야 한다고 생각한다. 아마도 이를 잘 관련 시킬 수 있는 과가 내과가 될 것이다. 왜냐 하면, 내과에서는 여러 가지 질병과 여러 가지 종류의 약으로 질병을 치료하기 때문이다. 물론 그렇게 노인병학과 죽음학이 융합(integration)하는 것은 해당과(科)의 책임자(Department Chairman)가 공감하고 지지할 때 만이 수행 가능한 것이다.

죽음과 생명을 위협하는 질병등의 문제를 다룰수 있는 의사는, 연민(憐憫)(compassion)의 마음과 사람을 이해하는 의사(醫師)이어야 한다. 이런 환자를 치료하는데는, 교육과 감성이 매우 중요하다.

현대의학이 고도의 의학지식과 의료기술을 제공해 젊은 의사들을 유능한 의료기술인으로 만들고, 말기 임종환자의 죽음과 관련된 문제 해결을 위하여 훈련을 받게 할 수 있다는 전제로 출발하더라도, 연민(憐憫)(인정 많음)의 마음 없이는 그 의사는 위대한 의사가 절대로 될 수 없다.

우리를 둘러싸고 있는 지역사회(국가를 포함해)는 지속적으로 그리고 빠르게 변하고 있다. 중요한 것은 현행 교육 및 의과대학 교육이 다가오는 또는 다가온 시대적 요구에 합당하게 변하고 있는지를 우리가 검토하고 수정하면서, 모교에 대한 목소리를 꾸준히 건의해야 할때라고 생각한다.

우리나라의 의학교육을 논하는 "사례로 배우는 의학교육 (김용일. 서울대학교 출판부, 2000)" 에 의하면, 우리나라 醫科大學의 교육과정병(教育課程病)(Diseases of Medical Curriculum)에는 다음과 같은 것이 있다고 소개 되어 있다.

(1) 교육과정 경화증 (Curriculosclerosis): 사회의 의료요구가 변화하는데도 변화를 거부하면서 전통적인 교과목중심 교과과정을 고수하는 것.
(2) 교과과정염 (Curriculitis): 교수들이 독자적으로 자신의 교육(교과목)을 최상의 것으로 편성하다 보면, 교육 자체가 곪아 가는 것도 모르는 것.
(3) 교과과정 비대증 (Curricular hypertrophy): 특정교과목의 교육이 일방적으로 너무 강화되면서 다른 교과목과의 균형이 깨어지고 영역 다툼 같은 현상이 일어나서 대학이 지향하는 교육계획이 말살 되는 것.
(4) 교과과정 위축병 (Curricular atrophy): 교수의 연구나 교수가 진료에 밀려서 교육이 황폐화 되는 것.

이와같이, 의과대학의 교과과정의 개편은, 의과대학의 교육목표와 시대적 사회 변천과 다가오는 시대적 요구에 합당한지 의료 환경 변화에 능동적으로 대처하면서 계속 개편 발전 되어나가야 할 소명을 가지고 있다.

서울의대의 의료윤리교육은 2003년도부터 실시되었으므로, 2003년에 본과 1학년을 대상으로 교육하였고 3-4학년 교육은 2005년 및 2006년에 시작되게 계획 되었다.

2011년도 서울대학교 의과대학의 강의 및 실습교육계획표에 발표 되어 있는, 의과대학 본과 1-4학년 전 학년에 8학점(전체 148학점 중)으로 배정되어 있는 의학윤리 교육과정의 "환자 - 의사 - 사회(1)(2)(3)(4)(5)(6)" 과목은, 1학년의〈의료윤리 1〉은 총 13시간으로 의료윤리의 4원칙을 중심으로, 3학년의〈의료윤리 2〉는 총 8시간으로 임상에서 부딪치는 의료윤리적 문제를 중점으로, 4학년의 〈의료윤리 3〉에서 총 10시간으로 의료분쟁, 연구윤리, 동료의료인과의 관계 등 보다 실질적인 문제에 대해 교육한다.

의료인문학 분야를 의과대학생에게 교육하는 발전적 교육 모델이 될 수 있으며, 사회가 필요로 하고 요구하는 참다운 인성을 가진 의사상(醫師像) 형성에 크게 도움이 될 것으로 판단된다.

다만 신설 학과목 내용의 표준화 책임 교수와 교수진 등 교육 자원(資源)(educational resources) 및 학점관리, 교육내용의 표준화, '의료윤리' 교육내용에 버금가는 "임상(臨床)죽음학(臨死學)(Clinical Thanatology)"분야 교육의 보완, 내과학/노인병학(老人病學)과의 연계문제, 의과대학 4학년 '환자 -의사 -사회(의학의 새지평)의 노인의학(老人醫學) 14시간의 교육계획 구체화 및 임사학(臨死學)내용의 보충 (참고: 서울대학교, 2011년도 강의 및 실습계획표) 및 의사국시와의 연계성 등 취약한 분야의 단계적 보완이 필요하다고 판단되고 있다.

"의사 - 환자 관계" 향상을 위한 지도자 훈련의 기틀을 바로 세우고 지역사회의 의료요구에 합당하도록 모범적인 연수교육에 대한 솔선수범 등으로 아직 정착되지 않고 있는 재충전(再充電) 분위기 이끌기에 앞장서는 일등이 될 것이다.

서울대학교 의과대학 내과학 교육과정에는 임사학(臨死學)(臨床죽음學)(Clinical Thanatology) 관련 교과 과목이 없으며 2000년도에 제 1 판으로 발행된 대한노인병학회 저 "노인병학"에서는, 노인병 총론 24장에 〈말기환자(末期患者)의 관리〉 제목 하에, 임상 현장에서 맞게 되는 임종(말기) 환자의 "완화의료(緩和醫療) (Palliative Care)(hospice)" 에 대한 교육 내용이 등재되어 있다.

[2] 의과대학교육에서의 "교육과정(medical curriculum)" 개선의 필요성 :

현재 (2009년 1월 현재), 우리나라에는 모두 41개의 의학교육기관이 있고, 41개 대학 중 10개는 국립대학이고 31개는 사립대학이며, 그 안에는 14개의 의과대학(College of Medicine)과 15개의 의학전문대학원(Medical School)이 있으며, 2009년 현재 두 개의 대학 트랙을 동시에 운영하고 있는 대학도 12개나 된다.

이런 모든 의학교육기관에서의 교과과정 내용 표준화와, 의사 국가고시에 대비한 교육 내용의 정비가 필요하며, 의사 국가시험에 포함되지 않는 교과과목은 교육 부실과 학생들의 면학 환경을 저해할 수 있어 "의료인문학" 과목도 의사국가고시에 포함시켜야 한다는 주장이 있으며, 의사 국시원장(정명현) 의견(Daily medi)에 의하면, "의료인문학"이 의사 국가고시에 포함되기 위해서는 "의료계-학계-소비자" 의견이 합해져야 한다고 의견 제시를 하고 있다.

한국의료윤리학회(회장:고윤석) 제 18차 춘계학술대회 (2011년 3월)에서도, 이와 관련된 '셋숀(session)'이 마련되어, 〈의료윤리교육 - 방법과 평가〉 주제하에 발표와 토의가 깊게 진행된 바 있기도 하다.

서울대학교 의과대학 교과과정(교육과정)의 "환자 - 의사 - 사회 (patient - doctor - society)" 과목의 내용을 살펴 보면서, 우리나라 의과대학 교육현장에서의 "죽음學(Thanatology) 교육의 현황을 살펴본다.

8 학점 (4년 과정 중 필수)의 "환자 – 의사 – 사회" 교과목 내용

** 1학년 1학기, "환자 – 의사 – 사회 1" (강의:32, 실습:0, 학점: 1)

(1) 역사 : 프롤로그 - 그리스 시대 의학과 히포크라테스 (50분)
(2) 역사 : 중세와 르네상스 시대의 의학 (50분)
(3) 역사 : 생리학 혁명, 임상의학의 개혁 (50분)
(4) 사람 : 인간이란? 진화론적 인간관 (50분)
(5) 역사 : 근대적 외과의 발전 (50분)
(6) 사람 : 인간이란? 사회-문화적 존재로서의 인간 (50분)
(7) 역사 : 프랑스 임상의학파 - 의사, 환자, 병원. (50분)
(8) 사람 : 사람 : 생물학적 발달, 수정 발달. (50분)
(9) 역사 : 근대적 외과의 발달 (50분)

(10) 사람 : 인간이란? 영적 존재로서의 인간 (50분)

(11) 역사 : 우리나라의 전통의료 - 이론과 실제 (50분)

(12) 사람 : 생물학적 발달 : 노화와 발달 (50분)

(13) 역사 : 세균 병인론과 위생운동 (50분) :

(14) 사람 : 심리사회적 발달 : 유소아기 (50분)

(15) 역사 : 우리나라의 근대서양의학 도입과 수용 (50분)

(16) 역사 : 산업화와 건강문제, 의료제도의 발전 (50분)

(17) 사람 : 심리사회적 발달 : 청소년기 (50 분)

(18) 역사 : 인구와 의학 (50 분)

(19) 사람 : 심리사회적 발달 : 성인 노년기 (50분)

(20) 역사 : 우리나라 현대의학의 성장과 발전 (50분)

(21) 사람 : 마음과 행동 : 심리학적 측면 1 (50분)

(22) 역사 : 문학과 의학 (50분)

(23) 역사 : 여성과 의학 (50분)

(24) 사람 : 마음과 행동 : 생물학적 측면 (50분)

(25) 사람 : 인간과 가족 : family cycle (50분)

(26) 역사 : 의사와 정체성 (50분)

(27) 역사 : 의료윤리의 역사 (50분)

(28) 사람 : 마음과 행동 : 사회학습적 측면 (50분)

(29) 사람 : 인간과 가족 : 가족역동 (50분)

(30) 역사 : 우리에게 역사란 무엇인가 - 에필로그 (50분)

(31) 역사 : 기말 시험 (100분)

** 1학년 2학기, "환자 - 의사 - 사회 2 "(강의:32, 실습:0, 학점: 1)

(1) 의사 1 : 새로운 의사상 (50분)

(2) 의료정보 : 의학 문헌 및 임상 정보 검색론 (50분)

(3) 의사 1 : 환자 의사 관계의 재정립 (100분)

(4) 의료정보 : 정보의학의 소개 (50분)

(5) 의사 1 : 전문주의 (50분)
(6) 의사 1 : 평생학습 (50분)
(7) 의료정보 : 의료정보 시스템과 데이터베이스론 (50분)
(8) 의사 1 : 전문주의 토론 (100분)
(9) 의료정보 : 의학용어, 분류, 체계, 표준화, 온토로지 (50분)
(10) 의사 1 : 평생학습 토론 (100분)
(11) 의료정보 : 의학자료 및 지식의 해석과 판단 (50분)
(12) 의료윤리 : 강좌 소개, 영화감상 (100분)
(13) 의료윤리 1 : 의료윤리 4 원칙 (100분)
(14) 의료정보 : 의학적 의사결정 과학 (50분)
(15) 의료정보 : 유전체의학과 바이오정보학 (50분)
(16) 의료윤리 : 악행금지와 선행의 원칙 : 관련 사례 (100분)
(17) 면담 : 인터뷰 : 언어적, 비언어적 대화술 (100분)
(18) 면담 1 : 설명과 고지 (50분)
(19) 면담 1 : 정보조직화와 요약 (50분)
(20) 의료정보 : 전자의무기록과 병원정보시스템 (50분)
(21) 의료정보 : 원격의학 / 컴퓨터 의학교육 (50분)
(22) 면담 1 : 역할극 (설명과 고지) (100분)
(23) 면담 1 : 역할극 (설득과 회유) (150분)
(24) 의료정보 : 진료정보 보호와 법/ 제도/ 윤리적 문제 (50분)
(25) 의료윤리 : 자율성 존중의 원칙 : 관련 사례 (100분)
(26) 의료윤리 : 정의의 원칙 (사회와 의료윤리) : 관련사례 (150분)
(27) 의료윤리 : 전체토론 및 평가 (50분)
(28) 의료정보 : 기말시험 (50분)

** 2학년 1학기, "환자 - 의사 - 사회 3"(강의:16, 실습:24, 학점: 1)
(1) 인문사회의학 : 건강과 질병에 대한 사회적, 경제적, 정치적 이해
(2) 인문사회의학 : 의학지식과 과학기술의 문화사회학

(3) 인문사회 의학 : Rationing of Medical Care
(4) 인문사회의학 : 건강과 질병에 대한 문화적 이해 1
(5) 인문사회의학 : 건강과 질병에 대한 문화적 이해 2
(6) 환자와 질병 (Concept of Health & Disease) :
(7) 환자와 질병 (Health Behavior 1) : 가정의학 교실 담당
(8) 환자와 질병 (Health Behavior 1) : 가정의학 교실 담당
(9) 환자와 질병 (Illness Behavior/ Social Health Behavior)
(10) 환자와 질병 (Sick role Behavior/ Special Issues)
(11) 환자와 질병 (Special Health Behavior)
(12) 환자와 질병 (Illness/ Sick role behavior)
(13) 환자와 질병 (건강취약집단 1)
(14) 환자와 질병 (건강취약집단 2)
(15) 환자와 질병 (Health Behavior 2) : 가정의학 교실 담당
(16) 안전교육
(17) 시험

** 2학년 2학기 "환자 - 의사 - 사회 4 "(강의:16, 실습:24, 학점: 1)
(1) 신체검진 : 유방/피부
(2) 신체검진 : 척추/사지
(3) 신체검진 : 이과 / 비과 / 두경부
(4) 신체검진 : 활력증후 / 심혈관계통
(5) 신체검진 : 호흡기
(6) 신체검진 : 비뇨생식기 / 여성생식기
(7) 신체검진 : 복부
(8) 신체검진 : 눈
(9) 신체검진 : 시험
(10) 면담 2 : 면담의 기본기술
(11) 면담 2 : 의료의 이해 및 실제

(12) 병력청취의 개요

(13) 면담 2 : 환자의 보살핌

(14) 면담 2 : 실습: 기본기술

(15) 면담 2 : 실습: 문제 해결 1

(15) 면담 2 : 실습: 문제 해결 2

(16) 면담 2 : 시험

** 3학년 1학기 "환자 - 의사 - 사회 5 "(강의:12, 실습:12, 학점: 1)

(1) 돌보기 (Introduction to Palliative Medicine) (50분)

(2) 돌보기 (Breaking Bad News) (50분)

(3) 돌보기 (Quality Care Issues) (50분)

(4) 돌보기 (Non-pain Symptom Assessment and Treatment) (50분)

(5) 돌보기 (The Last Forty-eight hours of Life) (50분)

(6) 돌보기 (Pain Assessment and Treatment) (50분)

(7) 돌보기 (Case Discussion) (100분)

(8) 의사 2 : 과목소개 및 부서방문 (100분)

(9) 의사 2 : 조별토론 (100분)

(10) 의사 2 : 조별토론 및 전체토론, 페널토의 (150분)

(11) 면담 3 : 조별 모의환자 면담 (200분)

(12) 면담 3 : 조별 모의환자 면담 (200분)

(13) 의료윤리 2 : 죽음과 관련된 윤리 문제 (사례 학습 및 토의) (100분)

(14) 의료윤리 2 : 소아환자와 관련된 윤리문제 (사례학습 및 토의) (100분)

(15) 의료윤리 2 : 출생과 관련된 윤리문제 (사례학습 및 토의) (100분)

(16) 의료윤리 2 : 장기이식과 관련된 윤리문제 (사례학습 및 토의) (100분)

(17) 종합시험 (100분)

** 4 학년 2학기, "환자 - 의사 - 사회 6"(강의:57, 실습:30, 학점: 3)

(1) 환자안전교육 : 환자안전교육 기본개념 설명 및 소개 (50분)

(2) 환자안전교육 : patient safety and invasive procedures (50분)

(3) 환자안전교육 : Medication safety (증례실습) (200분)
(4) 환자안전교육 : 원내 환자안전교육시스템 (50분)
(5) 환자안전교육 : 국가적입장에서의 환자안전교육 시스템 (50분)
(6) 환자안전교육 : RCA introduction
(7) 환자안전교육 : RCA 실습 및 Group discussion
(8) 의료관리 : 의료제도의 구성과 목표 (50분)
(9) 의료관리 : 바람직한 의료제도 (50분)
(10) 의사 3 : 리더로서의 삶(고 이종욱 총장의 삶) (50분)
(11) 의료윤리 3 : 의사 전문직과 의료윤리 (50분)
(12) 의료법규 : 의료법규개론 : (50분)
(13) 의료법규 : 의료법규의 중요 내용 (50분)
(14) 보완통합의학 : 보완통합의학총론 (50분)
(15) 보완통합의학 : 심신의학 (50분)
(16) 의사 3 : 대학병원 임상교수로서의 삶 (50분)
(17) 법의학 : 법의학의 영역, 검시 (50분)
(18) 법의학 : 사후변화와 사후경과시간 (50분)
(19) 의료관리 : 의료 이용 (50분)
(20) 의료관리 : 의료 자원 (50분)
(21) 보완통합의학 : Homeostasis based medicine (50분)
(22) 의사 3 : 대학병원에서 개원가로. 개원의사로서의 삶 (50분)
(23) 법의학 : 내인사, 급사 (50분)
(24) 법의학 : 둔기손상, 예기손상 (50분)
(25) 의료관리 : 의료제공체계 구성의 원리 (50분)
(26) 의료관리 : 의료전달체계와 우리나라의 현황 (50분)
(27) 한의학 : 한의학의 기본개념과 이론체계 (50분)
(28) 한의학 : 경락 경혈 연구와 침구치료 (50분)
(29) 한의학 : 한약치료에 대한 이해 (50분)
(30) 의료윤리 : 이해갈등관계(사례학습 및 토의) (100분)

(31) 의료관리실습 : 우리나라 의료제도의 현황과 문제점 1 (100분)
(32) 의료관리 : 병원관리 (50분)
(33) 의료의 질 관리 (50분)
(34) 의사 3 : 공중보건정책결정직으로서의 삶 (50분)
(35) 의료관리실습 : 우리나라 의료제도의 현황과 문제점 2 (150분)
(36) 의료윤리 : 의료 환경 변화와 의사의 진로 (50분)
(37) 의료관리 : 의료와 경제 (50분)
(38) 의사 3 : 의학전문기자로서의 삶 (50분)
(39) 의료윤리 3 : 첨단의학과 연구윤리(사례학습 및 토의) (100분)
(40) 법의학 : 법의학과 범죄현황 (50분)
(41) 법의학 : 교통사고 손상 (50분)
(42) 법의학 : 질식사 (50분)
(43) 의사 3 : 해외수련에서 제약회사 까지, 제약의사로서의 삶 (50분)
(44) 의료윤리 3 : 인권과 의사역할(사례학습 및 토의)
(45) 특강 A
(46) 법의학 : 중독 (50분)
(47) 법의학 : 머리손상 (50분)
(48) Social Communication : 자살과 사회적 의사소통 (50분)
(49) 의료관리실습 : 세계의 의료제도 (100분)
(50) 특강 B (50분)
(51) 법의학 : 개인식별, 법과학 (50분)
(52) 법의학 : 의사의 권리와 의무 (50분)
(53) Social Communication : 대중매체와 사회적 의사소통 1 (50분)
(54) 의료윤리 3 : 의사역할의 관계윤리(사례학습 및 토의) (100분)
(55) 한의학 : 토론 (100분)
(56) 의료법규 : 의료분쟁 (50분)
(57) 의료법규 : 진단서 (50분)
(58) Social Communication : 대중매체와 사회적 의사소통 2 (50분)

(59) Social Communication : 존엄사와 사회적 의사소통
(60) 의료관리 실습 : 의료정책페널토론 (150분)
(61) 통합사례 1 : 소그룹토의 (50분)
(62) 통합사례 2 : 소그룹토의 (50분)
(63) 통합사례 3 : 소그룹토의 (50분)
(64) 시험 (50분)

[3] 의과대학 졸업후 의사교육 프로그램(Post-Graduate Educatin Program)[19)]

의사(醫師)가 '의사' 자격 취득 전에 갖추어야 할 요건으로서, 적절한 몸가짐(appropriate attitude), 솜씨(skills), 지식(knowledge) 등의 습득은 매우 중요하다. 그러나, 젊은 의사들이 그들 자신들이 경영(관리)상의 결정을 해야 할 때를 위한 훈련도 중요하다.

지나간 20년 사이, 의과대학을 졸업하고 새로 의사가 된 젊은 의사 (인턴이나 전공의)들의 공통된 의견은, 그들에게 필요한 완화의료(緩和醫療)(palliative care) 담당 의사로서의 역할과 임무수행을 위한 교육이나 준비의 부족함을 느껴 왔다.

이러한 현실을 극복하기 위한 여러 가지 접근이 개발 되었고, 병원 완화의료 부서와 치료팀이 구성되어 임상적 환자 진료 뿐만 아니라 병원 직원을 위한 교육과 훈련을 제공하게 되었고, 다음과 같은 병원이 예시 되고 있다. 즉;

- 미국 뉴욕시의 St. Luke's Hospital Center 의 호스피스 팀,
- '카나다' Montreal의 Royal Victorial Hospital의 완화의료 부서,
- 영국 런던의 St. Thomas Hospital과 St. Bartholomew Hospital의 말기 환자 진료부서.

완화의료 교육자료 내용의 타 전문분야 교육과정으로의 병합은 전문 분야별로 이미 이루어 지고 있다. 즉; '임상종양학(Clinical Oncology)과 마취학(Anesthetics) 등과 같은 겹치는 관심사가 있는 전문 분야에서 그들의 교육과

정에 이제는 완화의료가 포함 되어있다.
그러나, 두 전문 분야 교육과정 어느 쪽에서도, 완화의료 교육 내용은 충분한 내용과 분량을 포함하지 못하고 있다. 그러나, 아마도 더 중요한 것은, 관련 전문 분야의 전문의 시험 문제에 완화의료 주제(제목)가 포함될 것이라는 것을 알게 되는 것이다.

영국에서의 일반내과 '전문의 과정' 전공의(레지던트) 교과과정에는, 완화의료 주제의 학습이 중심 수기로 포함 되어있다. 그중 거론되고 있는 세 분야가 통증 관리, 변비 및 호흡곤란에 대한 치료/처치 이다.

이런 특수 분야의 솜씨 이외에도, 환자와의 소통(疏通)(communication), 나쁜 소식 전하는 것, 서로의 신임 유지, 다른 동료와의 소통 기술 등에 대해서 특별한 강도가 들어가 있다.

대학졸업후 교육과정(Postgraduate courses)에 대해서는, 지나간 수 년간, 여러 가지 교육증서나 학위과정, 석사 박사 과정등이 완화의료학 분야에 개설 되었다.

이런 교육과정은 장차 완화의료학 전문의 육성에 목적을 두고 있으나, 완화의료학 전문의 이외의 전문 분야 의료인 교육 요구를 채우고 있기도 하다.

영국과 기타 다른 지역의 대학원 교육은 여러 종류의 전문분야를 포함하고 있고, 학위 및 석사 과정이 Kings College, London, Shefield, Bristol, Glasgow, Dundee, Cape Town, Adelaide, Sydney, Austalia 그리고 Canada 등에 설치 되었있다.

[4] 서울 2013년 세계 노인병 노년학 대회(IAGG) 회장심포지엄 발표 초록.

(Abstract for Presidential Symposium of the Section of Social & Behavioral Science of The 20th International Association of Geriatrics and Gerontology, Seoul Congress, June 2013)

<'End-of-Life(EOL) Care Medicine' and 'Medical Education'> (Korean Perception)

KeunYoul KIM, M.D.,MPH,Ph.D.
Emeritus Prof. of Respiratory Medicine
Seoul National Univ. & Dankook Univ.
Seoul, KOREA

Since the start of medicine, historically, it has been viewed as ethical to withdraw medical treatment from the terminally ill patients and let the nature takes its course. Hippocrates, the Father of Medicine, argued that physicians should refuse to treat those patients who are overmastered by their disease.

The contemporary debate on terminating life-sustaining treatment began in 1976 with the Karen Ann Quinlan Case of U.S., in which the New Jersey Supreme Court ruled that patients had a right to refuse life-sustaining interventions on the basis of a right of privacy and that the family could exercise the right for a patient in a Persistent Vegetative State (PVS). In the 1990 case of Nancy Cruzan and in the subsequent Physician-Assisted Suicide cases (Death with Dignity), the U.S. Supreme Court affirmed that there is a "Constitutionally protected right to refuse life sustaining hydration and nutrition, and all patients have a constitutional and an ethical right to refuse medical interventions." These rulings were the basis of the U.S. consistent State and Federal court ruling to permit the husband to terminate wife's artificial nutrition and hydration in the Mrs. Terri Schiavo case of 2005.

The advances in medical science and the newer development of Life-Sustaining Medical Treatment Technology in ICU (Intensive Care Unit), have lead to difficult new clinical, legal and ethical decisions, such as whether to withdraw ventilatory support in situations in which these technologic interventions seem to prolong or contribute to suffering without offering clear benefit to the patient. Such decisions constitute some of the most difficult judgement in medical practice in terms of ethical, legal and medical perceptive and can only become more frequent and complex in the future as the medical ability to forestall death improves.

'Death' has been medicalized in Korean society and communities and even now, few patient with one of the chronic fatal illness that cause most death in Korea, can die without some judgement being made by the physician about whether to prolong dying by providing cardiopulmonary support, hospitalization, intensive care, blood products, antibiotics, nutritional support or fluid, and vasopressure etc. About a quarter of death now occur in ICU, and one study of ICU deaths, 90% involved the withholding and withdrawing of life support. Complicating matters further, studies of decision making in ICU reveal conflicts between medical staff and family in half of such cases with such conflicts centering primarily on decisions to limit life-sustaining treatment.

Clinicians experiences and studies indicate the high rate of difficulties and dissatisfaction about the burdensome treatment of End-Of-Life Care, as well as of defensive medical practice of physician for avoiding criminal indictment. And this is incurred due to the lack of adequate and proper medical education for such circumstances and situations.

Increasing population of aged senile patients in every large hospitals with multiple degenerative incurable diseases including various kind of malignant diseases, make the clinical decision problem much difficult and worse than before and former centuries era.

The Changing culture of ICU management and the object of terminal care for dying patients is evolving in recent years as from 'Cure medicine' to 'Comfort Medicine', under the new medical practices format of "Procedural Fairness" (절차적정당화, 節次的正當化)(Due Process of Law, U.S. Constitutional Law, Section 5th & 14th), based on the sincere and honest mutual communication for consensus between physicians and patient (patient's family). These procedural fairness practices of medico-clinical situation are exemplified by the Report of Council & Judicial Affairs of AMA (American Medical Association), Texas Advance Directive Act (TADA) and Florida Futility Guideline of USA and etc.

Korea experience in recent years (2009 & 2004 year) of two such cases of Korean Supreme Court's decision of "Futile life-sustaining treatment withdraw cases", after many years of legal dispute via Seoul District Court and Seoul Superior Appeal Court's decisions, which have stirred the Korean society with a surprise and new insight of death culture. 2004 Borame Hospital case (60 years old man with Extradural hematoma surgery, post-operative Respiratory failure and Disseminated Intravascular Coagulation) and 2009 Severance Hospital case (77 years old women with Respiratory failure), drew a national attention as a big legal dispute and as one of the big socio-medical issue of 'End-of-life care' / 'the termination of life sustaining treatment' problems in terminal patients.

The issue of "Medical Futility" was quoted in the text of decision (sentence) of 2009 Korea Supreme Court Decision of Severance hospital case, quoting; 〈Life-Sustaining treatment can be withdrawn when the medical team establish the clinical diagnosis of "pending life-sustaining treatment is futile."〉.

The supreme high court of Korea legal authority have endorsed the legality of 'life-sustaining treatment withdrawal', when medical doctors (team) could be able to establish the clinical diagnosis of "Medical Futility".

Now, as of 2012 year, Korean medical community and medical educators of 41 medical Colleges in Korea, need to establish " the definition of medical futility" to teach for their medical graduates (new medical doctors) for dealing with their clients of terminal patients, which should be with the consent of society and legal communities, though it is quoted that the term of 'medical futility' cannot be determined by physician nor medically alone but patient's view and their individual and social value of life must be included for judgement and decision. It has been argued for long time that "to try to define the 'medical futility' is itself futile, and futility concept should not be and cannot be applied for the decision of 'withdrawing of life-sustaining treatment' ".

Due Process Law of Korea Constitutional Law is to be initiated, implemented, activated and be educated for the medical college and medical personnel along with Palliative Medicine and communication skills in their undergraduate and post-graduate education for the proper care of their clients of terminal diseases. Fair Procedure of their medical practice which includes communication skills with their clients, consultation to the hospital ethic committee and proper coordinate with allied specialties and the AD (Advance Directive) related knowledge, are to be furnished with for the good and proper care of their inevitably dying patients due to incurable diseases.

Death Education in Korea is still primitive stage not only in public and college education, but also in the curriculum of medical college and post-graduate medical education as well. Most recent publication of Medical Textbook of Korean version (2006 ed.) did not even include "End-of-Life Care medicine" section nor the concept of "Palliative care medicine", yet.

As of 2011-12, bills of three different names as, "Dying with Dignity Law" / "The Natural Death Act" / "Palliative Care Medicine Law", were submitted to the National Congress but failed to pass none of them to be the legitimation until this year of 2012.

As a conclusion, Korea is now on the move of legitimacy of " Introducing of Palliative Medicine", "Dying with Dignity" movement, and accepting the "natural death" as a process of human living. However, death education, public and professional as well, are far behind the need of society and legal demand, particularly in medical community with a short of devoted and qualified educators yet to meet social, ethical and legal need of the society.

The changing view of medical educators for End-of-Life Care medicine and curriculum change of medical school and post-graduate medical education are to be needed as prime importance, for the improvement of EOL care in Korea.

Keun-Youl KIM, M.D
Keunkim@kornet.net
Mobile: o11-9891-3992
서울강남구청담동 64-1, 청담파크빌라 102(우:135-953)

부 록

죽음에 관한 금언

〈노년에게 필요한 죽음의 상식〉

(lhs341001@empas.com)

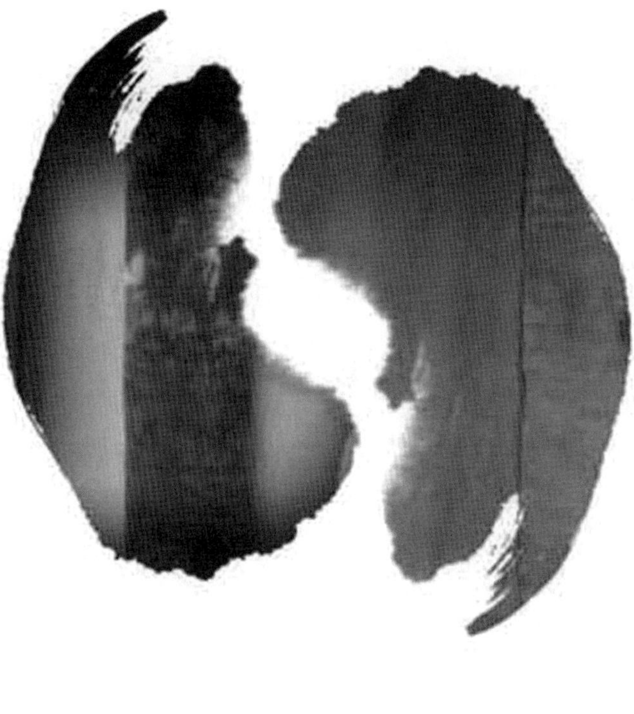

(1) 톨스토이 :

- 사람은 누구나 모든 사람들이 다 죽는다고 하면서도 자신은 죽지 않을 것처럼 생각 한다.
- 사람들은 죽는것을 다 알고 있다. 그럼에도 불구하고 마치 그것을 알지 못하는 듯 미친 듯이 산다.

(2) 리차드 박스터 :

- 죽음은 사람을 슬프게 한다. 삶의 3분지 1을 잠으로 보내면서도.

(3) 바이런 :

- 죽은 자를 위해 울지 말라. 그는 휴식을 취하고 있기 때문이다.

(4) 레오나르도 다빈치 :

- 잘 보낸 하루가 행복한 잠을 가져오듯이 잘 산 인생은 행복한 죽음을 가져온다.

(5) 요한복음 :

- 한 알의 밀알이 땅에 떨어져 죽지 않으면 한 알인 채로 남는다. 그러나 죽으면 많은 열매를 맺는다.

(6) 스탈린 :

- 한 명의 죽음은 비극이요, 백만 명의 죽음은 통계이다.

(7) 명심보감 :

- 황금이 귀한 것이 아니다. 편안하고 즐거운 삶이 값진 것이다.

(8) 토마스 풀러 :

- 훌륭하게 죽는 법을 모르는 사람은 한 마디로 살았을 때도 사는 법이 나빴던 사람이다.

(9) 제이메이 :

- 참된 삶을 맛보지 못한자 만이 죽음을 두려워하는 것이다.

(10) 법구경 :

- 잠 못 드는 사람에게는 밤이 길고 피곤한 사람에게는 길이 멀다.
  바른 법을 모르는 어리석은 자에게는 삶과 죽음의 길 또한 길고 멀다.

(11) 함마슐드 :

- 죽음을 찾지 말라. 죽음이 당신을 찾을 것이다. 그러나 죽음을 완성으로 만드는 길을 찾아라.

(12) 소크라테스 :

- 죽음이란 영원히 잠을 자는 것과 같다.

(13) 에픽테투스 :

- 정당하게 사는 자에게는 어느 곳이든 안전하다.

(14) 부처 :

- 진실로 삶은 죽음으로 끝난다.

(15) 논어 :

- 아직 삶을 모르는데 어찌 죽음을 알겠는가.

(16) 루소 :

- 산다는 것은 호흡하는 것이 아니라 행동하는 것이다.

(17) 에머슨 :

- 내가 아직 살아있는 동안에는 나로 하여금 헛되이 살지 않게 하라.

(18) 채근담 :

- 봄철이 찾아들어 시절이 화창하면 꽃들도 한결 빛을 땅에 깔고 새들도 또한 아름답게 지저귀나니, 선비가 다행히 이 세상에 두각을 나타내여 편안하게 지내면서도 좋은 말과 좋은 일을 할 생각조차 하지 않는다면 비록 이 세상에서 백 년을 산다해도 하루도 살지 않음과 같으니라.

(19) 위고 :

- 오늘의 문제는 싸우는 것이요, 내일의 문제는 이기는 것이며, 모든 날의 문제는 죽는 것이다.

(20) 명심보감 :

- 석자 흙 속으로 돌아가지 않고서는 백 년의 몸을 보전하기 어렵고, 이미 석자 흙 속으로 돌아간 뒤에는 백년의 무덤을 보전하기 어렵다.

(21) 무량수경 :

- 사람은 혼자 나서 혼자 죽고, 혼자 가고 혼자 운다.

(22) 토마스 풀러 :

- 인간은 울면서 태어나서, 불평하면서 살고, 실망하면서 죽어가는 것이다.

(22) 톨스토이 :

- 삶을 깊이 이해하면 할수록 죽음으로 인한 슬픔은 그만큼 줄어들 것이다.

(23) 동유럽 유대인 격언 :

- 하나님이 부르실 때는 당신의 모든 소유를 버려야 한다.
- 수의(壽衣)에는 호주머니가 달려 있지 않다.
- 죽음은 높은 자나 낮은 자를 평등하게 만든다.

(24) 이솝 우화 :

- 우리는 벌거숭이로 이 세상에 왔으니 벌거숭이로 이 세상을 떠나리라.

(25) 소크라테스 :

- 명예스런 죽음은 불명예스런 생보다 나은 것이다.
- 이별의 시간이 왔다. 우린 자기 길을 간다. 나는 죽고 너는 산다.
  어느 것이 더 좋은가는 하나님 만이 안다.

(26) 프로우먼 C. :

- 왜? 죽음을 두려워하는가? 죽음은 인생의 가장 아름다운 모험이다.

(27) 에드먼드 스펜서 :

- 죽음은 선에도 악에도 평등한 운명이요, 공동의 휴식처이다.

(28) 사무엘 푸드 :

- 죽음과 주사위는 모두에게 공평하다.

(29) 장 파울 리히터 :

- 죽음의 긴 잠은 마음의 상처를 아물게 해주고, 인생의 짧은 잠은 육체의 상처를 아물게 해준다.

(30) 마르쿠스 툴리우스 키케로 :

- 죽음이란, 노고와 고통으로부터의 휴식이다.

(31) 제임스 메튜 배리경 :

- 훌륭히 죽는 것은 으뜸가는 덕성이다. 그러나 단두대에 높이 서 있든, 전쟁터의 앞장에 서 있든, 사람이 죽을 수 있는 최적의 장소는 인류를 위해 죽

는 것이다.

(32) 루시우스 아나이우스 세네카 :

- 죽음은 때로는 벌이오, 때로는 선물이며, 수 많은 사람에게 은혜였었다.

(33) 마르쿠스 툴리우스 키케로 :

- 나는 나의 집을 떠나듯이 인생을 하직하는 것이 아니라, 여인숙을 떠나듯이 인생을 하직한다.

(34) 성상문 :

- 돌아오니 서산에 해지려는데 북소리 둥둥 내 목숨을 재촉하네. 황천 가는 길엔 술집도 없다는데 오늘밤은 뉘 집에서 쉬어서 가리.

(35) 장자 :

- 새는 죽음을 당하면 그 소리가 슬프고, 사람은 죽음을 당하면 어진 말을 남긴다.
- 삶은 죽음의 동반자요, 죽음은 삶의 시작이니 어느 것이 근본인지 누가 알까?

삶이란 기운의 모임이다. 기운이 모이면 태어나고, 기운이 흩어지면 죽는다. 이와 같이, 죽음과 삶이 같은 짝임을 안다면 무엇을 근심하랴.

(36) 송 드 샹세유 :

- 나온다. 운다. 그것이 인생이며, 하품한다. 간다. 그것이 죽음이다.

(37) 제임스 보즈웰 :

- 사람이 어떻게 죽느냐가 문제가 아니라 어떻게 사느냐가 문제다.

(38) 아우렐리우스 안토니우스 :

- 사망은 출생과 마찬가지로 자연의 비밀이다.

(39) 기화 :

- 생이란 한 조각 뜬 구름의 일어남이요, 죽음이란 그 한 조각 뜬 구름이 살아지는 것이다.

(40) 조셉 제퍼슨 :

- 우리는 단지 소작인에 불과하다. 조만간에 대지주는 계약기간이 만기되었음을 통보할 것이다.

(41) 마닐리우스 :

- 우리는 태어나자 마자 죽기 시작하고, 그 끝은 시작과 연결되어 있다.

(42) 존 밀턴 :

- 죽는 것보다는 고통받는 것이 더 낫다. 이것이 범인의 인생관이다.
- 매 분마다 한 사람이 죽고, 매 분마다 한 사람이 태어난다.
- 죽음은 영원한 궁정의 문을 여는 황금 열쇠이다.

나오며 …

책을 마무리 하고 있던 시기에, 세계 시사 주간지 타임 TIME지(2012년 3월 26일) 끝 페이지의 유명한 고정난, "열가지 질문 (10 Questions)" 에, "환자의 죽음에 대한 중요한 질문과 답변내용" 이 게재 되어 있음을 발견했다.

'TIME' 이 제기하는 환자의 죽음과 관련되는 중요한 질문과 답변은, 미국 '오래곤' 州에서 합법적으로 시행되고 있는, 불치병환자의 죽을 권리(The Right to Die)를 인정한 "존엄사법(尊嚴死法)(The Oregon Death with Dignity Act)" (1994년부터 발효)에 관한 것으로서, TIME 의 10가지 질문에 답변하는 사람은 Dr. Peter Goodwin이라는 '오래곤' 州에 거주하는 의사(醫師)이다.

Goodwin 박사는, 1994년 "오래곤州 존엄사 법"이 입법될 당시 그 법을 추진하는데 핵심적 역할을 했던 의사로서, 기록에 의하면, '오래곤' 州에서는, 1997년 이후, 930명 이상의 불치병환자가 법의 '절차적 정당화' 과정을 밟고 '사람답고 존귀하게 내 생명을 끝내는 약처방' 을 받아 존엄스러운 죽음을 택했고, Goodwin 자신도 그 중 세 명의 환자에게 그런 약 처방을 합법적인 절차에 따라 발행 해준 의사이다.

그런 의사 자신이 이제 불치의 뇌질환을 앓고 있으면서, "존엄사 법"에 의한 스스로의 죽음을 선택하면서, 남은 세계, 후세의 사람들에게 죽음에 대하여 많은 깊은 생각을 하는 계기를 주고 있다. 이하 10가지 질문과 답변을 저자의 번역으로 소개하면 다음과 같다.

질문(1): 귀하는, '오래곤' 州의 선구적 "존엄사 법(尊嚴死法)(Death with Dignity Act)" 입법운동에 큰 역할을 하셨습니다. 어째서 환자 죽음의 문제를?

답: 1972년에, 지금과 같이 '호스피스' 제도가 없던 시절인 30년 전, 내가 개원의로 일 했을 때였는데, 나는 한 환자의 죽음을 도운 일이 있었습니다. 그 남자환자와 부인이 나를 찾아 와서, 그의 불치병에 대한 한 다발의 자료 서류를 내밀면서 말하기를, '의사님, 의사께서 내가 좀 죽을 수 있게 도와주시기 바랍니다' 라고 간청 했습니다. 나는 환자의 그런 간청을 받고 처음에는 거부하고 주저 했었지만, 그 환자의 집요한 간청과 그 처지가 너무 비참하다고 판단 되여 나는 치사량의 약처방을 해 주었습니다. 그 후 나는 몇 달 동안이나 겁먹고 살았고, 나의 의사경력이나 가족의 생계가 위험(유죄)한 처지였습니다.

질문(2): 오래곤州의 '존엄사법'은, 불치병으로 6개월 이내의 시한부 삶을 진단 받은 정신력(精神力) 있는 환자가, 죽음을 촉진 시킬 수 있는 처방을 받을 수 있게 법적으로 허용하고 있습니다. 이것은 "의사조력자살(醫師助力自殺)" 인가요?

답: 전형적인 자살은, 그것은 충동적(衝動的)(impulsive)이고, 때로 폭력적이고, 거의 언제나 격리(隔離) 은둔(隱遁) 상태에서 이루어 집니다. 그러나 오래곤州의 '존엄사' 는 가족의 협의/도움과, 여러 가지 주변 여건의 숙고와 전문인들과의 전문적 진단 및 협의 끝에 이루어지는, 온건하고 평온한 죽음입니다.

질문(3): 귀하는 이 '존엄사법' 의 남용될 가능성에 대해서 염려 하지는 않습니까? 환자가 맑은 정신하에 약처방을 받으며, 환자가 부담스러워 질 때 다른 사람이 그 약을 투약할 수 있게도 되지 않습니까?

답: 이론적으로는 그럴 가능성이 있을 수 있습니다. 대부분의 경우는, 만일

환자가 그런 경향을 보일 때는 가족이 더 관심을 가지고 환자의 복지를 챙기며 도움의 길을 찾아주고 합니다.

질문(4): 말기환자가 이런 것을 가능케 하는 곳은, Washington州와 Montana州인 바, 어째서 더 넓은 州 영역으로 확대 되지 않는다고 생각 하십니까?

답: 종교계에서 많은 반대가 있어왔고, 그런 이유를 나는 수긍합니다.

그리고 의료직(醫療職) 안에서도 "붙박이 반대(built-in antagonism)"가 있습니다. 의사로서, "나는 내가 할 수 있는 것은 다 했다고 생각하고 있고, 더 이상은 할 것이 없다/하지 않겠다" 라는 말은, 의사가 할 말이나 생각은 아니라고 생각합니다. 그리고 환자와 그의 가족들은, 질병의 치유적 측면에서 그 치료 한계를 넘었다는 의료적 진단(결정)을 받아들이기가 몹시 어려운 것입니다.

질문(5): 이 '오래곤' 州 "존엄사법"이, 귀하에게 매우 일신상의 문제가 된 이유는 무엇입니까 ?

답: 그것은 내가 앓게 된 뇌질환 때문입니다. "뇌피질기저신경절퇴행증(腦皮質基底神經節退行症)(Corticobasal ganglionic degeneration)"이라는 뇌질환인데, 그 병으로, 나의 바른 손의 모든 기능이 소실되었고 왼쪽의 많은 기능도 소실된 상태입니다. 나는 혼자서는 도저이 식사도 못하며, 나의 균형감각도 악화 일로에 있습니다. 나의 담당의사 세 사람이 내 여명(餘命)은 6 개월 이내의 생명이라는 진단을 내린바 있습니다. 그리고 내 주치의사는 내게 내 생명을 끊을 수 있는 약을 처방해 준 바 있습니다. 나는 그리고 그 약을 조제 받아 가지고 있습니다.

질문(6): 이런 사실을 자녀들에게 말할 때, 자녀들의 반응은 어떠 했습니까?

답: 우리 자녀는 유감스러운 일이지만, 내 생명의 끝이 가까워 있음을 받아 드렸습니다. 그리고 함께 많이 울었습니다.

질문(7): 왜? 그냥 "호스피스" 시설로 가서 말기 완화의료(緩和醫療)를 받지 않으십니까? 왜? 완화의료 시설 이용을 못하게 하십니까?

답: '호스피스(hospice)' 가료(加療)는, 훌륭한 시설입니다. 그러나 나의 생

각은, 환자 자신이 질병의 그런 경과를 제어(관리)하는 입장이어야 한다고 생각 합니다. 그러면 나 환자 스스로, 가족이 있을 때 작별인사를 나누고 내가 떠날 시간을 선택할 수 있게 됩니다.

질문 8: 지난해 '사람답고 존귀하게 내 생명을 끝내는 약 처방'을 받은 71명의 불치병 환자들 중에, 단 하 사람 만이 정신과 전문의사에게 의뢰되었습니다.

"우울증"은 문제가 아니 되는 것인가요?

답: 나는 나의 모든 자녀를 잃게 되어 슬픕니다. 우울증은 아주 다릅니다. 이런 환자를 정신과의사에게 의뢰하는 것은 하나의 모욕일 수 있습니다.

질문 9: 의사(醫師)로서 이런 결정이 쉬었습니까? 어려웠습니까?

답: 의사들의 죽음은 그들의 대부분의 환자와는 다른 방식으로, 대량의 화학 요법을 받기 오래 전에, 사망합니다. 그들은 그들의 여력을 알고 있고 탈진한 때를 알고 있다고 생각합니다.

질문 10: 죽음 이후의 바람으로 무엇이 있습니까?

답: 선택이 있다면, 나보다 먼저 간 내 처와 합치는 것이 으뜸가는 소망입니다. 그리고는 가능한 한 배움을 계속 이어갔으면 합니다.

(Goodwin은 그의 생명을 2012년 3월 11일에 끝맺었다.)

이상은 "의사조력자살법(醫師도움自殺法)(Physician Assisted Dying Law)"이라고도 인용되는 '오래곤' 州의 尊嚴死法에 의거해서, 의사 한 사람이 불치병의 시한부 생명 진단을 받고, 가족의 애도 속에 스스로의 선택된 시간에, 존엄사법 절차에 따라 처방된 약을 복용하고 사망하는 합리성(합법성)을 서술하고 있다.

'오래곤' 州의 존엄사법의 절차적 정당성은, "한 사람의 생명을 사람답고 존귀하게 마감할 수 있는 약 처방의 서면요구" 절차를 규정하고 있고, 이 법령에 의한 약 처방을 위한 절차와 수순은, 환자 스스로의 결정과 가족의 합의로서, 주치의사의 책임으로서 환자가 불치의 종말기 질환에 이환 되어 있음이 확인되고 또 전문의(자문의)들의 재확인이 있어야 하고, 처방 요청을 철회할 기회와 대기 기간 15일간을 두어, 스스로의 결정을 재확인 하는 절차를 취하고 있다.

이렇게 앞서가는, 불치병환자의 죽을 권리를 인정한〈 '오래곤' 州의 존엄사〉법에 비하면 우리나라에서의 2005년과 2010년의 두 번에 걸친 연명치료 중단 관련의 대법원 판결은, 환자가 의식불명의 회복불가능한 말기환자라는데서, 환자 자신의 의사표시만 사전에 표시 되어 있었다면, 그 연명치료 중단의 정당성(합법성)이 수용될 수 있는 불치병 말기환자의 "의료적 죽음(醫療적死亡)" 이라고 할 수 있다.

다만 의료적 말기환자의 죽음을 결정하는 연명치료 중단과 완화의료로의 이행(移行) 시기에 대한 전문의료진의 결정과정과 수순이, 의료진의 단독 결정이 아닌 환자측(환자 가족)과의 진솔한 소통과 합의 끝에, 환자의 소망과 환자의 복지를 위해 이뤄져야 한다는 "절차적정당화" 수순에 따라 이뤄져야 하는, 윤리적 사회적 법률적 정당성이 갖추어져야 하게 되어 있다.

이렇게 변화되고 있는 오늘날의 사회 규범(規範)의 한 축이, 우리나라 의과대학의 교육과정에서는 교육항목으로 다뤄지지 않고 있음으로서 우리나라의 의료진은, 환자 죽음 앞에서 머뭇거리고 뒤로 물러서는, 임종하는 환자에게 도움을 주지 못하는 부족한 의사의 입지에 머물고 있는 현실에 처해 있다.

병의원(病醫院)에서의 의사들의 의료행위는, 단순한 '의사 - 환자' 간의 관계에 국한되는 것이 아니고, 그 환자가 속한 가족 가정, 지역사회 공동체의 사회문제와 연결되어 있다. 지역 사회가 원하는, 지역사회에 역할 하는 보다 낳은, 사람 사는 사회에 필요하고 보탬이 되는 의료인이 되기 위해서는, 의료인은 계속 사회와 소통하는 전문인이어야 한다고 믿고 있으며, 이는 특히 사람의 죽음 앞에서는 더욱 그렇다고 믿고 있다.

나는 지나간 7-8년 동안, 우리나라의 "사전의료지시서(事前醫療指示書)/사전의료 지향서(事前醫療指向書)" 보급과 홍보에 많은 노력을 해왔고, 우리 내외는 내가 의식 (意識)이 없어지는 중병에 이환 되었을 때를 대비해서, '사전의료지시서' 를 써서 공증을 받아 영정(影幀)밑에 비치하고 자식들에게 알려놓고 있고, 모든 사람이 특히 연만 하신분들은 누구나 '사전의료지시서' 를 준비하는 것이 좋은 일이라고 설파 하며 기회가 있을 때 마다 강연도 하면서 지내왔다.

2012년 3월 28일은 나와 내 아내(이옥희)와 집안 자녀들에게는 축복의 날이였고, 집안의 애들이 마련해 주는 금혼식(金婚式) 가족모임을 가진 날이였다.

50년을 함께 한 아내가, 육신은 병들고 부실해 있지만 (뇌출혈 후유증에 여기 저기 골절상에 치아 시력 부실 등등) 아직 맑은 정신으로 집안의 크고 작은 일을 챙기고 나의 식음 생활을 관리한다고 애를 쓰고 강한 정신력을 발휘하며, 다가오는 남아 있는 여생을 꽉 쥐고 살아가고 있어, 부실한 육신으로 고통받고 있는 나에게 힘을 보태주고 있다. 나도 육신의 병쟁이인 것은 마찬가지, 여기 저기 아픈 곳이 많아서 아침에 침상에서 일어나는 것조차 그리고 일상의 제 몸 하나 제대로 챙기지 못하는 부실한 육신을 끌고 살아가고 있다. 그래도 정신력과 컴퓨터 키 보드 치는 힘은 남아 있어 간직했던 자료를 정리하며 나의 마지막 책을 완성하는 여력을 소진 했다. 아내와 가족 및 친지에게 감사하며, 이 책을 그들에게 금혼식 기념으로 증정 한다.

이제는 내가 할 수 있는 일이라고 생각해 오던 일은 마치고, 쉬어야 할 때가 되었다고 생각하면서, 그 동안 많은 사랑을 나눠주신 모든 분께 감사하고, 함께 한 귀한 시간과, "평온하고 존엄스러운 죽음을 위한 장정(長程)" 운동에 동참해 줌에 감사 하며 감읍(感泣) 하고 있다.

김 건 열 (2012년 3월 28일)

인용 참고문헌

1. 김건열. '보라매병원사건'의 재발방지를 위한 의료인의 대비. 2004; 최신의학사.
2. 김건열. 존엄사(尊嚴死)(회복가능성이 없는 환자에 대한 연명치료중단).2005;최신의학사.
3. 김건열. 존엄사(尊嚴死)-II (죽음의 바른길을 성경에 묻다). 2011; 최신의학사
4. 김건열. 연명치료적 인공기계호흡요법의 보류/중지를 전후한, 법의학적 및 윤리적 문제점과 그 대처방안. 결핵 및 호흡기질환. 2005;58:213-229.
5. Kubler-Ross E. On Death and Dying. 1969; Macmillan Pub. N.Y.
6. Kubler-Ross E. Living with Death and Dying. 1997; Touchstone Ed.
7. Kubler-Ross E. Working It Through. 1997; Touchstone Ed.
8. Kubler-Ross E. The Death, the final stage of Growth. 1975; Spectrum Book, Prentice-Hall., New Jersey, U.S.
9. Kubler-Ross E. On Life after Death. 1991; Celestial arts, Berkely Ca. U.S.

10. 국문번역판. 최준식 옮김: 사후생(死後生). 2002; 대화출판사
11. DeSpelder LA, Strickland AL. The Last Dance (Encountering Death and Dying), Fifth ed. 1983; Mayfield Publishing Co. London, Toronto, California.

〈임종말기환자 진료 (End-of-Life Care, EOL Care) 관련 교과서 탐구〉
12. 서울대학교의과대학 내과학교실. 임상내과학(제1판). 2004;고려의학
13. 서울대학교의과대학 내과학교실. 내과학(최신지견). 2005;고려의학
14. 서울대학교의과대학 내과학교실 편. 내과학 강의록. 2003년 및 2005년; 고려의학.
15. Cecil Medicine 23rd ed. 2008; Saunders.
16. Cecil Medicine 18th ed. (1988) - 23rd ed. (2008); Saunders.
17. Harrison' s Principles of Internal Medicine 17th ed. 2008; McGraw Hill.
18. Harrison' s Principles of Internal Medicine 10th ed.(1987) - 17th ed. (2008); MnGraw Hill.
19. Oxford Textbook of Palliative Medicine 3rd ed. 2004; Oxford Univ. Press.
20. Palliative Care & Supportive Oncology, 2nd Ed. (Editors: Berger AM, Portenoy RK, Weissman DE). 2002; Lippincott Williams & Wilkins.
21. 대한내과학회 편. Harrison' s 내과학 (제16판)(한국어 번역판). 2006; 도서출판 MIP.
22. 대한내과학회 편. Harrison' s 내과학 (제15판)(한국어 번역판). 2003; 도서출판 MIP.
23. Warell DA et al. Oxford Textbook of Medicine 5th ed. 2010; Oxford Univ. Press.
24. Andreoli and Carpenter' s Cecil Essentials of Medicine (8th ed). 2010; Saunders.
25. Hazzard WH et al (editors). Principles of Geriatric Medicine &

Gerontology. 2003; McGraw Hill.

26. Enright DJ (Editor). The Oxford Book of DEATH. 1983; Oxford Univ. Press.
27. Gutgasell TL et al. Hospice & Palliative Medicine. LANGE Medical Book. Current Diangosis & Treatment in Family Medicine. 2008; McGraw Hill Co.
28. Balk D. (Editor in Chief). Handbook of Thanatology (The Essential Body of Knowledge for the Study of Death, Dying, and Bereavement). 2007; Routledge. N.Y., London.
29. Curtis JR, Rubenfeld GD (Editors). Managing Death in the Intensive Care Unit. (The Transition from Cure to Comfort). 2001; Oxford Univ. Press.
30. Blacher RS (editor). A Primer of Death & Dying for Medical Students & House Officers. 2003; The American Institute for Life-Threatening Illness and Loss, New York, N.Y., Produced and Distributed by the Center for Thanatology Research Foundation, Inc. Brooklyn N.Y. 11217, USA.
31. Ham RJ et al. Primary Care Geriatrics. A Case-Based Approaches (5th ed). 2007; Mosby Publishing Co.
32. Scheonberg B, Carr AC, Kutscher AH, Mark LC, BeBellis R, Peretz D, Gerver I. (editors). Education of the Medical Student in Thanatology. 1981; ARNO PRESS, A New York Times Company, N.Y.
33. Stevenson RG, Sevenson EP (Editors). Teaching Students about Death (A Comprehensive Resource for Educators and Parents. 1996; The Charles Press, Publishers, Philadelphia, USA.
34. Szabo JF. Death and Dying. (An Annotated Bibliography of the Thanatological Literature). 2010; The Scarecrow Press, Inc. Lanham, Toronto, Plymouth, UK.
35. Selder FE, Barrett VW, Rawnsley MM, Kutscher AH, Lambert CA,

Fishman M, Kachoyeanos M. Nursing Education in Thanatology (A Curriculum Continuum). 1990; The Haworth Press, New York, London.
36. Billing JA, Block S. Palliative Care in Undergraduate Medical Education (Review). JAMA. 1997;278:733-739.

〈의학적으로 무의미한 치료(Medical Futility, Futile treatment) 지침 관련 문헌〉

37. AMA Ethical and Judicial Affairs. Medical Futility in End-of-Life Care (Report of the Council on Ethical and Judicial Affairs). JAMA. 1999;281:937-941.
38. Fine RL, Mayo. Resolution of Futility by Due Process: Early Experience with the Texas Advance Directive Act. Ann Intern Med. 2003;138:743-746.
39. Truog RD, Brett AS, Frader J. The Problem with Futility. NEJM. 1992;326:1560-64.
40. Truog RD. Tackling Medical Futility in Texas. NEJM. 2007;357:1-3.
41. Truog RD. Counterpoint: The Texas Advance Directives Act is Ethically Flawed: Medical Futility Dispute Must be Resolved by a Fair Process. CHEST. 2009;136:968-971.
42. Schneidermann LJ. Defining Medical Futility and improving Medical Care. J Bioeth Inq. 2011;8(2):123-131.
43. Schneiderman LJ, Jecker NS, Jonsen AR. Medical Futility: Its meaning and ethical implications. Ann Intern Med. 1990;112:949-954.
44. Schneidermann LJ, Jecker NS. Futility in practice. Arch Intern Med. 1993;153:437.
45. Schneiderman LJ et al. Medical Futility. Response to Critique. Ann Intern Med. 1996;125:669.
46. Council on Ethical and Judicial Affaris, American Medical Association.

Guidelines for the appropriate use of do-not-resuscitate orders. JAMA. 1991;265:1868-1871.

47. American Thoracic Society. Withholding and withdrawing life-sustaining therapy. Ann Intern Med. 1991;115:478-485.
48. The Ethic Committee of the Society of Critical Care Medicine. Consensus statement of the Society of Critical Care Medicine Ethic Committee regarding futile and other possibly inadvisable treatment. Crit Care Med. 1997;25:887-891.
49. The Society of Critical Care Medicine (Task Force Report on Ethics). Consensus Report on the ethics of foregoing life-sustaining treatments in the critically ill. Critical Care Medicine. 1990;18:1435-1439.
50. Caplan AL. Odds and Ends. Trust and the Debate over Medical Futility. 1996; Ann Intern Med. 125:688.
51. Curtis JR, Park DR, Krone MR, Pearlman RA. Use of the medical futility rationale in do-not-attempt-resuscitate orders. JAMA. 1995;273:124-128.
52. Curtis JR, Patrick DL, Caldwell ES, Collier AC. The Attitudes of Patients With Advanced AIDS Toward Use of the Medical Futility Rationale in Decisions to Forgo Mechanical Ventilation. Arch Intern Med. 2000;160:1597-1601.

〈말기환자 진료(End-of-Life Care, EOL Care)에 관한 지침관련 문헌〉

53. AMA Report of the Council on Ethical and Judicial Affairs. Medical Futility in End-of-Life Care. JAMA. 1999;281:937-941.
54. The Hasting Center. Guidelines on the Termination of Life-Sustaining Treatment and the Care of the Dying. Bloomington, Ind: Indiana University Press; 1987.
55. Baron CH. Medicine and human rights: emerging substantive standards and procedural protections for medical decision making within the

American Family. Fam Law Q. 1983;17:1-40.
56. Brody H, Campbell ML, Faber-Langendoen K, Ogle KS. Withdrawing Intensive Life-Sustaining Treatment - Recommendations for Compassionate Clinical Management. NEJM. 1997;336;652-658.
57. Faber-Langendoen K. A Multi-institutional Study of Care Given to Patients Dying in Hospitals. (Ethical and Practice Implication). JAMA. 1996;156;2130-2136.
58. Knaus WA, Draper EA, Wagner DP, Zimmerman JE. APACHE II: A severity of disease classification. Critical Care Medicine. 1985;13:818-829.
59. Meisel A, Grenvick A, Pinkus RL, Snyder JV. Hospital guidelines for deciding about life-sustaining treatment: dealing with health limbo. Crit Care Med. 1986;14:239-246.
60. Meisel A. Legal Myths About Terminating Life Support. Arch Intern Med. 1990;151:1497-1502.
61. Miles SH, Cranford R, Schultz AL. The do-not-resuscitate order in a teaching hospitals: considerations and suggested policy. Ann Intern Med. 1982;96:660-64.
62. Ruark JE, Raffin TA. Stanford University Medical Center Committee on Ethics. Initiating and withdrawing life support: Principles and practice in adult medicine. NEJM. 1988;318:25-30.
63. SUPPORT principal investigators. A Controlled Trial to improve Care for Seriously Ill Hospitalized Patients. (The Study to Understand Progresses and Preferences for Outcomes and Risks of Treatment (SUPPORT). JAMA. 1995;274;159-1267.
64. Wolf SM, Boyle P, Callahan D. et al. Sources of concern about the Patient Self-Determination Act. NEJM. 1991;325:1666-1671.
65. Meisel A. Legal myths about terminating life support. Arch Intern Med.

1991;151:1497-1502.

〈인공영양공급에 관련된 문헌, 지침〉

66. Lynn J, Childress JF. Must patients always be given food and water? Hastings Center Rep. 1983;10:17-21.
67. Andrew MR, Levine AM. Dehydration in the terminal patient: perception of hospice nurses. Ame J Hospice Care. 1989;6:31-34.
68. Finncone TE et al. Tube feeding in patients with advanced dementia, a review of the evidence. JAMA. 1999;282:1365-1370.
69. Gillick MR. Rethinking the Role of tube feeding in patients with advanced dementia. NEJM, 2000;342:206-210.
70. Zerwekh JV. Should fluid and nutritonal support be withheld from terminally ill patients? Am J Hospice Care. 1987;4:37-38.
71. Miller RJ, Albright PG. What is the role of nutritional support and hydration in terminally cancer patients ? Am J Hospice Care. 1989;6:33-38.
72. McCann RM, Hall WJ, Groth-Juncker A. Comfort Care for Terminally Ill Patients. (The Appropriate Use of Nutrition and Hydration). JAMA. 1994;272;1263-67.
73. Hallenbeck JL. Palliative Care Perspective. 2003; Oxford Press, UK.

〈의학교육학 관련 참고 문헌〉

74. 백상호 외. 의학교육학. 2006년 3월. 한림대학교출판부.
75. 백상호. 의학교육과 함께(http://blog.naver.com/shbaik) 의학교육(Medical Education), 의학교육의 변화동향, 새로운 의학교육 변화 주제.
76. 세계보건기구(WHO). 의학교육의 새로운 방향(늘원보건문고 26). 1999; 한울.
77. 전우택, 양은배. 인문사회의학과 의학교육의 미래. 2003. 연세대학교 출

판부.
78. 리처드 건더맨(기창원 김경비 옮김). 의학교육의 새로운 방향(Achieving Excellence in Medical Education). 2006; Springer Verlag London) (한국어 번역판 2009년; 성균관대학교 출판부)
79. 천경희, 강이척. 의학교육을 위한 의사역량 모델링(A Competency Modeling for Medical Education). 한국교육공학회. 교육광학연구. 2011;27:341-364.
80. 대한의사협회. 2002; 세계의사회 윤리선언문.
81. 대한중환자의학회. 중환자의학(Critical Care Medicine)(제2판). 2010;군자출판사.
82. 대한노인병학회. 노인병학(초판). 2000; 의학출판사.
83. 대한노인병학회. 노인병학(개정판). 2005; 의학출판사.
84. KAME RL et al.(이경자 외 15인 번역), 핵심 임상노인병학(Essentials of Clinical Geriatrics). 2007; 군자출판사.
85. 의학교육연수원. 노인의학. 의학교육연구원총서(제6집). 1997; 서울대학교출판부.
86. 서울대학교출판부. 임상윤리학(개정판). 2005;서울대학교출판부.
87. 한국의료윤리학회 편. 의료윤리학(의과대학 학습목표에 기초한). 2001; 계축문화사.
88. 서울대학교의과대학 가정의학과 편. 가정의학(Family Medicine). 2005; 고려의학.
89. 서울대학교 의과대학 의학연수원. 임상윤리학(의료윤리교육을 위한 접근). 1999. 서울대학교출판부.
90. 대한의학회. 임종환자의 연명치료 중단에 관한 대한의학회 의료윤리지침 제1보. 2002; 대한의학회.
91. 대한의학회. 2001년 임상의학 심포지엄(안락사 존엄사에 대한 의학적 접근). 2001.11.10. 서울대학교병원 임상의학연구소 강당.
92. 대한의학회. 연명치료 중단의 법. 정책적 대토론회(보라매병원 사건을 중

심으로). 2002년2월29일. 세종문화회관 3층 컨벤션센타.
93. 대한의사협회. 연명치료 중단의 정책적 대토론회(보라매병원 사건을 중심으로). 2004년8월25일. 국회의원회관 소회의실.
94. 대한의사협회. 중앙윤리위원회. 의사윤리지침 내용과 실천방안 토론회. 2004년12월4일. 가톨릭대학교 의과학연구원 1002호실.
95. 문국진. 생명윤리와 안락사. 1999; 여문각.
96. 문국진. 주검이 말해주는 죽음. 2000;오픈하우스.
97. 이상돈. 치료중단과 형사책임(치료와 법의 합리적 소통과 책임 귀속). 2002; 법문사.
98. 이상돈. 의료형법. 법문사 1998.
99. 최재천, 박영호, 홍영균. 醫療刑法. 2003; 육법사.
100. 고윤석. 치료의 유보와 중지. 중환자의학(10장). 2010;군자출판사.
101. 고윤석. 연명치료중지시 의사의 역할과 의무. 대한의사협회지. 2009;52(9):871-879.
102. 고광욱. 의과대학 교육과정. 대한의학협회지. 1974;17:701.
103. 국립암센터(심포지엄 2005). 호스피스 완화의료 제도화 방안. 2005.1.18. 한국언론재단.
104. 국립암센터(현안토론회). 호스피스 완화의료 토론회(호스피스 완화의료법의 제도적 검토와 쟁점들). 2008년7월 20일. 국회의원소회의실.
105. 권이혁. 우강(又岡) 에세이 VII 집. 인생의 졸업과 시작. 2012; 신광출판사.
106. 권복규 외. 우리나라 일부 병원에서 환자, 보호자, 의료진의 연명치료 중지관련 의사결정에 관한 태도 연구. 한국의료윤리학회지. 2010;13:1-16.
107. 김건열. 의료현장 현실 간과한 비합리적 판결(보라매병원사건 대법원판결에 대한 평석). 의사신문 제4307호, 2004년12월20일.
108. 김건열. 법이 목 죄고 있는 존엄사 혼선. 의사신문 제4741호 - 4743호, 2009년8월.
109. 김문정. 죽임과 죽게 내버려둠 (죽음을 감수하는 의도적인 행위에 관해).

한국의료윤리학회지. 2009;12:143-152.

110. 김소윤 외. 연명치료중단과 유보결정에 대한 한국 중환자 전담의사 인식과 실행. 한국의료윤리학회지. 2009;12:15-28.

111. 김신미 외. 사전의사결정 제도의 국내외 현황. 한국의료윤리학회지. 2010;13:193-204.

112. 김신미. 사전의사결정(Advance Directive)의 속성-대리인 지정을 중심으로. 한국의료윤리학회지. 2010;13:294.

113. 김옥주 외. 서울대학교 의과대학의 의료윤리 교육 경험. 생명윤리. 2004;5:3-18.

114. 김일순/N. 포션 편역. 醫療倫理(삶과 죽음, 그 영원한 숙제). 1982; 연세대학교출판부.

115. 김장한. 연명치료중지에 관한 외국의 입법례. 대한의사협회지. 2009;52(9):856-864.

116. 김준석. 우리나라 호스피스 완화의료의 현주소와 전망(논평). 대한내과학회지. 2004; 제67권제4호.

117. 김진경. 연명치료중단결정에서 의학적무의미함(medical futility). 한국의료윤리학회지. 2010;13:123-136.

118. 대한의학회. 임상의학 심포지엄 - 안락사 존엄사에 대한 의학적접근. 2001년11월10일 서울대학교병원 임상의학연구소 강당.

119. 대한의학회. 연명치료중단의 법,정책적 대토론회 - 보라매병원사건을 중심으로 -. 2002년3월29일. 세종문화회관 3층 컨벤션센타.

120. 대한의학회. 임종환자의 연명치료 중단에 관한 대한의학회 의료윤리지침 제1보. (안락사, 존엄사에 관한 심포지엄 종합보고서) 2002년9월.

121. 대한의사협회. '호스피스.완화의료' 특집(이경식, 김준석, 김남초, 홍영선, 허대석). 대한의학협회지. 1998;제41권 제11호.

122. 디팩 초프라 (정경한 옮김). 죽음 이후의 삶. 2007;행복우물.

123. 레이몬드 A.M. 주니어 (주진국 옮김). 다시 산다는 것. 2007; (주)행간.

124. 로빈 길 (김승호 옮김). 존엄한 죽음인가, 살인인가? (교회, 안락사를 말

하다). 2011;한국장로교출판사
125. 문동호 외. 말기암환자의 호스피스 완화의료에 대한 의사들의 태도. 한국호스피스 완화의료학회지. 2007;9:93-100.
126. 문동호 외. 호스피스 병동에서 임종 말기암 환자의 임상적 고찰. 대한내과학회지. 2004;제67권 제4호.
127. 문시영 외 5인 공저. 존엄사, 교회에 생명의 길을 묻다(존엄사, 그 진실과 신앙적 성찰의 가이드). 2009; 북코리아.
128. 박형욱. 세브란스병원 사건의 경과와 의의. 대한의사협회지. 2009;52(9):848-855.
129. 백승완. 사전의사결정. 중환자의학(9장). 2010;군자출판사.
130. 서상연. 말기암 환자의 여명예측. 한국호스피스완화의료학회지. 2007;10:171-177.
131. 서정돈. 21세기 의학교육의 방향. 매일경제신문(매경춘추) 1998.04.29.
132. 서정돈 역(윌리스 허스트 지음). 의학교육론. 1994; 사계절출판사.
133. 신재신. 간호학과의 성인간호학 교과과정 현황. 부산의대잡비. 1986;26:151-157.
134. 손덕승 외. 호스피스병동 말기 암환자 및 내과의사의 사전의료지시(서)에 대한 인식. 한국호스피스완화의료학회지. 2009;12:20-26.
135. 아이라 바이오크(곽명단 옮김). 아름다운 죽음의 조건(죽음 직전의 사람들에게 배우는 삶의 지혜). 2010;도서출판 물푸레.
136. 안용항, 김혜정. 무의미한 연명치료 중단결정에서 의료의 한계. 한국의료윤리학회지. 2010;13:17-28.
137. 오승민 외. 일개 의과대학생의 말기환자 치료결정에 대한 태도. 한국 호스피스완화의료학회지. 2008;11:140-146.
138. 오진탁. 성숙한 죽음문화의 모색. 소극적안락사의 3가지 대안. 불교연구. 2006;제15호.
139. 윤영호. 임종환자관리의 윤리적 해결방안. 한국호스피스 완화의료학회지.2004;277-288.

140. 윤영호. 바람직한 임종을 위한 호스피스 완화의료 및 사회적 대책. 대한의사협회지. 2009;52(9):880-885.
141. 이경식. 말기환자의 진료와 호스피스. 임상윤리학. 서울대학교출판부 2005;371-384.
142. 이영주. 중환자 중증도 분류. 중환자의학(3장). 2010; 군자출판사.
143. 이유복. 의과대학 교육과정. 대한의학협회지. 1974;17:697.
144. 이영균. 죽음의 정의(심폐사 및 뇌사). 1992; 고려의학.
145. 제랄드 드워킨 외(석기용. 정기도 옮김). 안락사논쟁. 2002; 책세상.
146. 조선대학교법학연구원. 존엄사에 대한 입법론적 고찰. 법학논총. 17권 1호,217-247.
147. 최은숙 외. 간호사를 위한 호스피스 완화의료 교육과정 개발. 한국 호스피스 완화의료학회지. 2006;9:77-85.
148. 최재천, 박영화, 홍영균. 의료형법. 2003 유법사.
149. 최지윤, 권복규. 안락사와 연명치료중단에 관한 우리나라의 최근 동향. 한국의료윤리학회지. 2009;12:127-142.
150. 한국의료윤리학회. 의료윤리학. 2001; 계축문화사
151. 한국의료윤리학회. 제 18차 춘계학술대회(2011년 3월). Session 4: "의료윤리교육의 방법과 평가".
152. 한국의료윤리학회, 근거창출임상연구국가지원단. "새로운 의료기술의 임상적용시 윤리적 절차에 관한 지침(안)" 공청회. 2012.2.17. 가톨릭대학교 의과학연구원 강당.
153. 한국죽음학회. 한국인의 웰다잉 가이드라인. 2010; 한국죽음학회.
154. 한국죽음학회. 죽음연구. 2006년 제1호. 2005년 11월 26일 발행.
155. 한국가톨릭 의사협회 현. 醫學倫理. 1984;수문사.
156. 한국호스피스 완화의료학회. 2010년 한국호스피스 완화의료학회 세미나(연명치료 중단의 대안으로 완화의료 바라보기). 2010년 10월8일.
157. 한국호스피스 완화의료학회. 평안한 임종(호스피스 안내). 한국의학원 총서(6). 2003; 대한의사협회.

158. 허대석. 환자의 자기결정권과 사전의료지시서. 대한의사협회지. 2009;52(9):865-870.

159. 허대석. 무의미한 연명치료를 거부할 권리. 대한의사협회지. 2008;51(6):524-529.

160. 허대석. 무의미한 의료행위의 중단과 안락사. 임상윤리학(개정판). 서울대학교출판부 2005;359-370.

161. 허대석. 사전의사결정의 필요성. 한국호스피스 완화의료학회 동계학술대회. 2006;S33-37.

162. 홍영선, 이동익. 호스피스와 윤리(사전의료지시서를 중심으로). 한국호스피스완화의료학회지. 2008;11:73-77.

163. 국립암센타. 호스피스완화의료법토론회(호스피스완화의료법의 제도적 검토와 쟁점들) 현안토론회. 국회의원회관. 2008.7.29.

164. 국립암센타. 호스피스완화의료 제도화 방안(국립암센타심포지엄 2005). 2005.01.18. 한국언론재단(프레스센타) 국제회의장.

165. 한국호스피스 완화의료학회. 편안한 임종(호스피스 안내). 2004; 한국의학원총서.

166. 한국 호스피스 완화의료학회. 2011 동계학술대회(호스피스 완화의료 제도의 활성화) 2011년 12월 2일. 가톨릭대학교 의학연구원 대강당.

167. 한림대학교 생사학연구소. 성숙한 죽음문화가 필요하다(웰다잉, 존엄사 그리고 호스피스) 2008년6월20일, 한림대학교 고령사회교육센타 국제회의실.

168. Beck DH, Smith GB, Pappachan JV, Millar B. External validation of the SAPS II, APACHE II and APACHE III prognositic models in South England: a multi-center study. Intensive Care Med. 2003;29:249-256.

169. Bone RC (Society of Critical Care Medicine Ethic Committee). Consensus Statement on the Triage of Critically Ill Patients. JAMA. 1994;271:1200-1203.

170. Bulow HH, Sprung CL, Reinhart K, Prayag S, Du B, Armaganidis A,

Abroug F, Levy MM. The World's major religions' point of view on end-of-life decisions in the intensive care unit. Intensive Care Med. 2008;34:423-430.

171. Cameron NMS, Schiedermayer DL. Bioethics and the Future of Medicine (A Christian appraisal). 1995; William B Eerdmans Pub. Co. Michigan USA.

172. Cohen S, Sprung C, Sjokvist P, Lippert A, Ricou B, Baras M, Hovilehto S, Maia P, Phelan D, Reinhar K, Werdan K, Bulow HH, Woodcock T. Communication of end-of-life decisions in European intensive care units. Intensive Care Med. 2005;31: 1215-1221.

173. Ring K. Life at Death (A Scientific Investigation of the Near-Death Experience) 1982; Quill, New York.

174. Downing AB. Euthanasia and the Right to Death (the case for voluntary euthanasia). 1969 & 1977; Peter Owen Limited.

175. Cox GR, Fundis RJ (editors). Spiritual, Ethical and Pastorol Aspects of Death and Bereavement. 1992; Baywood Publishing Company, N.Y.

176. Dubler NN. Commentary: Balancing Life and Death- Proceed with Caution. Ame J Public Health. 1993;83:23-25.

177. Gordin MA. Religious Advance Directives: The Convergence of Law, Religion, Medicine, and Public Health. Ame J Public Health. 1993;83:899-904.

178. Groopman J. The Measure of Our Days. 1997; Penguin Books, N.Y.

179. Halevy A, Brody BA. A Multi-institution Collaborative policy on Medical Futility. JAMA. 1996;276:571-574.

180. Helft PR, Siegler M, Lantos J. The Rise and Fall of the Futility Movement. NEJM. 2000;343:293-296.

181. Holler SA. The Gnostic JUNG and the Seven Sermons to the Dead. 1982; Quest Books (Theosophical Publishing House) Illinois, USA.

182. Knaus WA, Drapper EA, Wagner DP. Prognosis in Acute Organ-System Failure. Ann. Surg. 1985;202:685-693.

183. Karlawish JH, Hall JB. Managing Death and Dying in the Intensive Care Unit. Ame J Respir Crit Care Med. 1997;155:1-2 (Editorial).

184. Larue GA. Playing God (Fifty Religions' Views on Your Right to Die). 1996; Moyer Bell, Rhode Island, USA.

185. Lann IS et al. Strategies for Studying Suicide & Suicidal Behavior. 1989; The Quiford Press, New York, London.

186. Metnitz PGH, Fieux F, Jordan B, Lang T, Moreno R, Gall JR. Critical ill patients readmitted to intensive care units - lessons to learn? Intensive Care Med. 2003;29:241-248.

187. Nuland SB. How We Die (Reflections on Life's Final Chapter). 1993; Knopf, Inc.

188. Pellegrino ED. Hospice (A New Approach to Humane and Dignified Care for the Dying). 1977; Parker Press.

189. Prendergast TJ, Luce JM. Increasing Incidence of Withholding and Withdrawal of Life Support from the Critically ill. Ame J Respir Crit Care Med. 1997;155:15-20.

190. Prendergast TJ. Futility and the Common Cold. (How Requests for Antibiotics Can Illuminate Care at the End of Life. CHEST. 1995;107;836-844.

191. Singer P. Rethinking Life & Death (The Collapse of Our Traditional Ethics). 1994; St. Martin's Press, New York.

192. Solomon MZ, O'Donnel L, Jennings B, Guilfoy V, Wolf SM, Nolan K, Jackson R, Kock-Weser D, Donnelley S. Decisions Near the End of Life: Professional Views on Life-Sustaining Treatments. Ame J Public Health. 1993;83:14-23.

193. Sprung CL, Cohen SL, Sjokvist P, Baras M, Bulow HH, Hovilehto S,

Ledoux D, Lippert A, Maia P, Phelan D, Schobersberger W, Wennberg E, Woodcock T. End-of-Life Practices in European Intensive Care Units (The Ethicus Study). JAMA. 2003;290:790-797.

194. Sprung CL, Maia P, Bulow HH, Ricou B, Armaganidis A, Baras M, Wenberg E, Reinhart K, Cohen SL, Fries DR, Nakos G, Thijs LG. The importance of religious affiliation and culture on end-of-life decisions in European intensive care units. Intensive Care Med. 2007;33:1732-1739.

195. Tobin DR. Peaceful Dying. 1999; Perseus Publishing, Books Group,

196. Vincent J. Forgoing life support in western European intensive care units: The results of an ethical questionnaire. Crit Care Med. 1999;27;1626-1633.

197. Weisman AD. On Dying and Denying (A Psychiatric Study of Terminality). 1972; Behavioral Publication, Inc. New York.

198. Williams RH. To Live and To Die: When, Why, and How.1950; 1973; Springer -Verlag New York Inc.

199. Youngner SJ. Who Defines Futility? JAMA. 1988;260:2094-2096.

200. World Wide Web Sites:

http://www.ksmed.or.kr

http://lastacts.rwjf.org

http://en.wikipedia.org

http://www.deathwithdignity.org

http://www.finalexit.org/dhumphry

http://www.dignitydying.org.uk/index.html

http://www.christiantoday.co.kr

www.abcd-caring.org

www.medicaring.org

www.hospiceworld.org

www.hospicefoundation.org.

www.nho.org

www.alz.org

www.cancer.org

www.nci.nih.gov

찾아보기

ㄱ

ㄴ

ㄷ

ㄹ

ㅁ

ㅂ

ㅅ

ㅇ

ㅈ

ㅊ

ㅎ

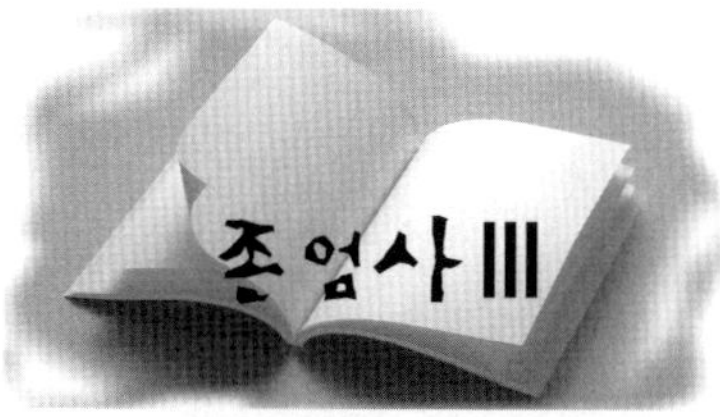

인쇄일 | 2012년 8월 20일
발행일 | 2012년 8월 25일

지은이 | 김건열
발행인 | 엄　철
발행처 | 최신의학사
등　록 | 1995년 8월 7일 제 2-2019호
주　소 | 서울특별시 중구 장충동 2가 187-30 최신빌딩
전　화 | 02-2263-4723
팩　스 | 02-2263-4726
e-mail: newmedj@korea.com

ISBN: 987-89-88159-35-4
값: 25,000원

* 잘못된 책은 교환해 드립니다 *